全国高等卫生职业教育护理专业"双证书"
人才培养纸数融合"十三五"规划教材
供护理、助产等专业使用

附数字资源增值服务

生理学

SHENGLIXUE

主　编　杨爱娟　　姚丹丹

副主编　李安娜　吴春生　杨雅迪

编　委　（以姓氏笔画为序）

李安娜　枣庄科技职业学院

杨爱娟　枣庄科技职业学院

杨雅迪　铁岭卫生职业学院

吴春生　安徽省淮北卫生学校

陈改英　上海思博职业技术学院

姚丹丹　广州卫生职业技术学院

谭秋婵　广州卫生职业技术学院

华中科技大学出版社
http://www.hustp.com
中国·武汉

内 容 简 介

本教材为全国高等卫生职业教育护理专业"双证书"人才培养纸数融合"十三五"规划教材。

本教材分为十二章,内容包括绪论、细胞的基本功能、血液、血液循环、呼吸、消化和吸收、能量代谢和体温、肾脏的排泄功能、感觉器官、神经系统、内分泌和生殖。实训部分还提供了部分生理学实验。

本教材可供护理、助产等专业使用。

图书在版编目(CIP)数据

生理学/杨爱娟,姚丹丹主编.—武汉:华中科技大学出版社,2019.8(2020.8重印)
全国高等卫生职业教育护理专业"双证书"人才培养纸数融合"十三五"规划教材
ISBN 978-7-5680-5570-3

Ⅰ.①生… Ⅱ.①杨… ②姚… Ⅲ.①人体生理学-高等职业教育-教材 Ⅳ.①R33

中国版本图书馆 CIP 数据核字(2019)第 181064 号

生理学
Shenglixue

杨爱娟　姚丹丹　主编

策划编辑:居　颖
责任编辑:郭逸贤　丁　平
封面设计:刘　婷
责任校对:李　琴
责任监印:周治超
出版发行:华中科技大学出版社(中国·武汉)　　电话:(027)81321913
　　　　　武汉市东湖新技术开发区华工科技园　　邮编:430223
录　　排:华中科技大学惠友文印中心
印　　刷:武汉科源印刷设计有限公司
开　　本:889mm×1194mm　1/16
印　　张:13.25
字　　数:414千字
版　　次:2020 年 8 月第 1 版第 2 次印刷
定　　价:48.00 元

全国高等卫生职业教育护理专业"双证书"
人才培养纸数融合"十三五"规划教材
编委会

网络增值服务使用说明

欢迎使用华中科技大学出版社医学资源服务网yixue.hustp.com

1.教师使用流程

（1）登录网址：http://yixue.hustp.com（注册时请选择教师用户）

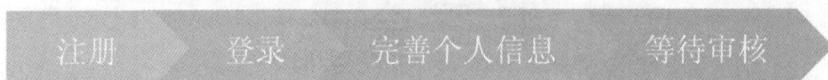

注册 → 登录 → 完善个人信息 → 等待审核

（2）审核通过后，您可以在网站使用以下功能：

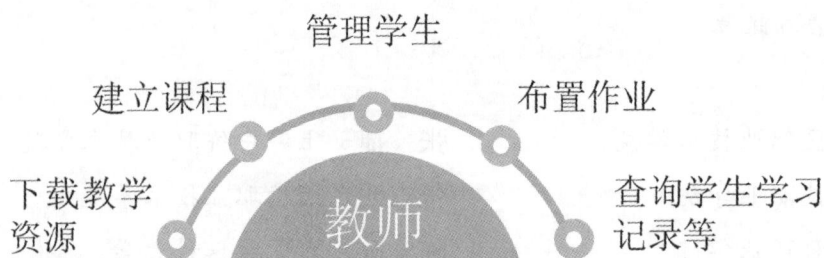

建立课程　　管理学生　　布置作业

下载教学资源　　教师　　查询学生学习记录等

2.学员使用流程

建议学员在PC端完成注册、登录、完善个人信息的操作。

（1）PC端学员操作步骤

①登录网址：http://yixue.hustp.com（注册时请选择普通用户）

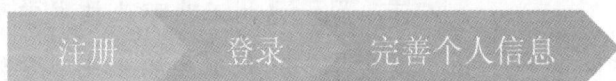

注册 → 登录 → 完善个人信息

②查看课程资源

如有学习码，请在个人中心-学习码验证中先验证，再进行操作。

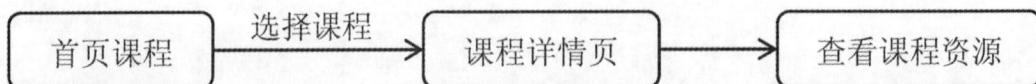

首页课程 —选择课程→ 课程详情页 → 查看课程资源

（2）手机端扫码操作步骤

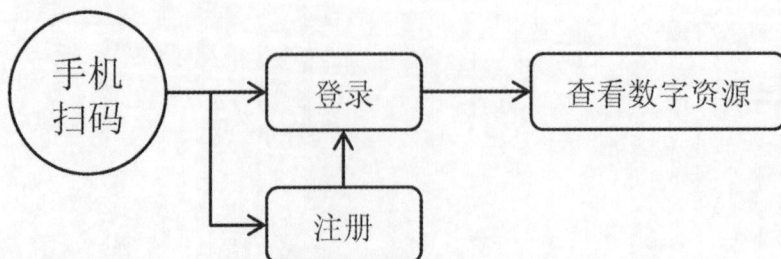

手机扫码 → 登录 → 查看数字资源

手机扫码 → 注册 → 登录

近年来,我国将发展职业教育作为重要的国家战略之一,高等职业教育已成为高等教育的重要组成部分,与此同时,作为高等职业教育重要组成部分的高等卫生职业教育的发展也取得了巨大成就,为国家输送了大批高素质技能型、应用型医疗卫生人才。截至 2016 年,我国开设护理专业的高职高专院校已达 400 余所,年招生规模近 20 万人,在校生近 65 万人。

医药卫生体制的改革要求高等卫生职业教育也应顺应形势调整目标,根据医学发展整体化的趋势,医疗卫生系统需要全方位、多层次、各种专业的医学专门人才。护理专业与临床医学专业互为羽翼,在维护人民群众身体健康、提高生存质量等方面起到了不可替代的作用。当前,我国正处于经济社会发展的关键阶段,护理专业已列入国家紧缺人才专业,根据国家相关机构颁布的《“健康中国 2030”规划纲要》《关于深化医教协同进一步推进医学教育改革与发展的意见》《全国护理事业发展规划(2016—2020年)》等一系列重要文件,到 2020 年我国对护士的需求将增加至约 445 万人,到 2030 年我国对护士的需求将增加至约 681 万人,平均每年净增加 23.6 万人,这为护理专业的毕业生提供了广阔的就业空间,也对高等卫生职业教育如何进行高素质技能型护理人才的培养提出了新的要求。

教育部《关于全面提高高等职业教育教学质量的若干意见》中明确指出,高等职业教育必须“以服务为宗旨,以就业为导向”。《中共中央国务院关于深化教育改革全面推进素质教育的决定》中再次强调“在全社会实行学业证书、职业资格证书并重的制度”。上述文件均为新时期我国职业教育的发展提供了具有战略意义的指导意见。为了全面落实职业教育规划纲要,更好地服务于高等医学职业教育教学,创新编写模式,服务“健康中国”对高素质创新技能型人才培养的需求,变“学科研究”为“学科应用与职业能力需求对接”。2018 年 8 月在全国卫生职业教育教学指导委员会专家和部分高职高专院校领导的指导下,华中科技大学出版社组织全国 30 余所高等卫生职业院校的近 200 位老师编写了本套全国高等卫生职业教育护理专业“双证书”人才培养纸数融合“十三五”规划教材。

本套教材充分体现新一轮教学计划的特色,强调以就业为导向、以能力为本位、贴近学生的原则,体现教材的“三基”(基本理论、基本知识、基本实践技能)及“五性”(思想性、科学性、先进性、启发性和适用性)要求,着重突出以下编写特点。

(1) 紧跟教改,接轨“双证书”制度。紧跟教育部教学改革步伐,引领职业教育教材发展趋势,注重学业证书和执业资格证书相结合,紧密围绕执业资格标准和工作岗位需要,提升学生的就业竞争力。

(2) 创新模式,理念先进。创新教材编写体例和内容编写模式,迎合高职高专学生思维活跃的特点,体现“工学结合”特色。教材的编写以纵向深入和横向宽广为原则,突出课程的综合性,淡化学科界限,对课程采取精简、融合、重组、增设等方式进行优化,同时结合各学科特点,加强对学生人文素质的培养。

(3) 优化课程体系,注重能力培养。内容体系整体优化,注重相关教材内容的联系和衔接,避免遗漏和不必要的重复;重视培养学生的创新、获取信息及终身学习的能力,实现高职教材的有机衔接与过渡作用,为中高衔接、高本衔接的贯通人才培养通道做好准备。

(4) 紧扣大纲,直通护考。密切结合最新的护理专业课程标准,紧扣教育部制定的高等卫生职业教育教学大纲和最新护士执业资格考试大纲,随章节配套习题,全面覆盖知识点与考点,有效提高护士执业资格考试通过率。

(5) 全套教材采用全新编写模式,以扫描二维码形式帮助老师及学生在移动终端共享优质配套网络资源,使用华中科技大学出版社提供的数字化平台,将移动互联、网络增值、慕课等新的教学理念和教学技术、学习方式融入教材建设中,全面体现"以学生为中心"的教材开发理念。

这套规划教材作为秉承"双证书"人才培养编写理念的护理专业教材,得到了各学校的大力支持与高度关注,它将为新时期高等卫生职业教育护理专业的课程体系改革做出应有的贡献。我们衷心希望这套教材能在相关课程的教学中发挥积极作用,并得到读者的青睐。我们也相信这套教材在使用过程中,通过教学实践的检验和实际问题的解决,能不断得到改进、完善和提高。

全国高等卫生职业教育护理专业"双证书"人才培养
纸数融合"十三五"规划教材编写委员会

前言

Preface

为满足高职高专教育教学改革需求,华中科技大学出版社组织编写了全国高等卫生职业教育护理专业"双证书"人才培养纸数融合"十三五"规划教材。本教材主要供高职高专护理、助产等专业使用,也可作为从事医务工作的医师、护士及从事药物、康复、中医等工作者的参考书。

本教材遵循"三基"(基本理论、基本知识、基本实践技能)、"五性"(思想性、科学性、先进性、启发性、适用性)、"三特定"(特定的对象、特定的学制和特定的学时限制)的原则,以医学专业高职、高专教育培养目标为依据,针对高职、高专学生的特点,充分体现高职、高专教育特色,在保持知识的系统性基础上,精心设计教材版面和编写内容,删繁就简,突出实用性、创新性。同时也对教材的内容选择及序化上进行了调整,力求符合教育教学规律和学生的认知规律,力求使教材成为教师好教、学生爱用的好教材。本教材重点介绍常用生理学知识。其特色在于每章设有能力目标和复习思考题,使学生能精准地学习、掌握每一章的教学内容。另外,本教材穿插有临床案例,将生理学的基本知识与临床知识相联系,以增加学生对临床的全面认识和理解。在教材中还增设了部分实验内容,以提高学生对理论课教学的感性认识,加深和巩固对教学内容的理解,并以此培养学生的科学作风和实验技能。在教材中设计了"知识拓展",有利于开阔学生视野。在正文中列有"护考提示",有利于学生抓住学习重点。

本教材共十二章,内容包括绪论、细胞的基本功能、血液、血液循环、呼吸、消化和吸收、能量代谢和体温、肾脏的排泄功能、感觉器官、神经系统、内分泌和生殖。书后还附有相关实训部分。

本教材在编写过程中,各位编者尽心尽力,感谢大家的辛勤付出。教材编写得到了所有参编单位的大力支持,也参阅了许多相关书籍及文献,在此,谨向有关参编单位和作者表示诚挚的感谢。

本教材的编写由于时间短,且编者水平有限,疏漏及不足之处在所难免,敬请各位专家、同仁和广大读者予以批评和指正。

杨爱娟　　姚丹丹

学时分配表

序号	章节	理论	实验	总学时
第一章	绪论	2		2
第二章	细胞的基本功能	6		6
第三章	血液	5	2	7
第四章	血液循环	8	6	14
第五章	呼吸	6	2	8
第六章	消化和吸收	4		4
第七章	能量代谢和体温	3		3
第八章	肾脏的排泄功能	6	2	8
第九章	感觉器官	4	2	6
第十章	神经系统	6		6
第十一章	内分泌	4		4
第十二章	生殖	2		2
合计		56	14	70(机动4)

目 录

MULU

第一章　绪　论

能力目标

1. 掌握:生命活动的基本特征;兴奋性的概念;刺激引起机体发生反应的三个条件;阈值的概念及意义;内环境与稳态的概念及稳态的意义;人体生理功能的调节方式。
2. 熟悉:神经调节、体液调节和自身调节的概念及特点;反馈的概念、过程和生理意义。
3. 了解:生理学及其任务、研究方法。
4. 能够用所学的生理知识向患者解释肌内注射时为何要"两快一慢"。

第一节　概　述

一、生理学及其任务

(一)什么是生理学

生理学(physiology)是研究生物机体正常生命活动规律的科学,是生物学的一个分支。生物机体是指一切有生命的个体。生命活动即生命现象,如心跳、呼吸、消化等。根据生理学研究的对象不同可分为动物生理学、植物生理学、细菌生理学和人体生理学等。我们主要是研究人体生理学,是以正常人体为研究对象,研究人体及组成部分的功能活动,如新陈代谢、生长发育等。

(二)生理学的任务

生理学的任务就是研究正常状态下人体及其各器官、系统的功能,包括生命活动的现象、过程、机制、影响因素以及在整体活动中的意义,从而掌握各种生理活动发展、变化的规律,为人类防病、治病、增进健康、延长寿命提供科学的理论依据。

(三)生理学与医学的联系

生理学的学科定位:医学包括基础医学、临床医学和预防医学三大学科。基础医学又分为正常人体学、病理人体学、病原微生物学、免疫学、药理学等多个学科。生理学属于基础医学中的正常人体学范畴。只有了解机体正常的生命活动规律,才能阐明机体异常的生命活动现象,进而发现与改进疾病的诊断和治疗方法。

生理学与医学的联系:生理学与医学具有密切的联系。生理学的理论和研究成果可指导临床医护实践工作,并在实践中得到检验和完善;而临床实践中出现的新情况、新问题,又为生理学提供了新的研究课题,进而推动生理学的不断发展。生理学的研究成果极大地促进了医学的发展,为医护实践工作奠定了坚实的基础。

二、生理学的研究方法

生物机体是一个完整统一的有机体,其各种功能活动都是整体活动的一部分,并与环境保持密切联系,人体的各种功能活动还受到心理和社会因素的影响。因此,我们在学习生理学时,必须以辩证唯物主义思想为指导,用对立统一的观点去看待机体的一切功能、活动。机体所有正常功能、活动是"动态"的,是不断变化发展的过程,我们必须用动态的思维和观点,去研究和分析人体的结构、功能及其相互关系,综合观察和理解人体的生命活动。

生理学是一门实验性科学。大部分生理学知识都是通过实验获得的,实验研究即在人工创造的接近自然的条件下,对机体某种生命活动进行细致周密的观察、分析与综合,进而找出规律性的结论,生理学的实验对象主要是各种实验动物。实验方法包括急性实验方法和慢性实验方法。

(一)急性实验方法

急性实验方法:实验过程一般不能持续太久,实验后动物往往需要处死或因损伤严重而不能生存。急性实验方法又分为在体实验法与离体实验法。

1. 在体实验法 将动物麻醉,进行活体解剖,暴露某一部位并对其进行条件干预和实验研究,观察其整体功能及调节机制。例如,在体直接观察哺乳动物胃肠运动的形式,以及神经和药物对胃肠运动的影响。

2. 离体实验法 将动物身上的器官或组织移到体外(不受神经支配),在适宜环境中进行实验、观察。例如,取出蛙的坐骨神经在离体条件下用电生理设备研究坐骨神经的神经冲动、兴奋性、兴奋过程等一些活动规律。离体实验法的优点是可以排除无关因素的干扰,器官生存的人工环境条件易于控制,所得实验结果便于分析。

(二)慢性实验方法

慢性实验方法:先给动物做手术,后将动物饲养一段时间,在动物清醒状态下进行的实验,如唾液瘘管实验。慢性实验下获得的结果更接近于被研究器官在正常条件下的功能活动规律。与急性实验方法相比,慢性实验方法的干扰因素多,实验条件较难控制。

生理学的实验对象主要是动物,在不影响人体健康的前提下,也可以在人身上做一些实验,例如,血型的鉴定,人体血压的测定,心率的测定等。

三、生理学研究的三个水平

生理学的研究方法是随着社会的进步、观念的更新和科学的发展而不断提高的。17世纪初,威廉·哈维(William Harvey,1578—1657年)首创动物活体解剖实验法,以发现血液循环为标志,使生理学成为一门独立学科。此后,学者们主要利用动物实验,在器官、系统水平对机体功能进行了广泛的研究,20世纪中叶随着科技水平的进步,逐渐深入到细胞和分子水平。近几十年来,电子技术、电镜技术、同位素、三维成像技术、超微量测定技术的发展,特别是计算机技术在生理学研究中的应用,使生理学研究进入了一个高速发展的新阶段。

根据研究的层次不同,生理学研究可以分成三个水平。

(一)整体水平的研究

主要是研究完整人体各器官、系统之间的功能联系,人体与环境之间的相互联系和相互影响,以及社会条件对人体生理功能的影响等。整个人体的生命活动并不等于心、肺、肾等器官功能的简单叠加,而是在神经、体液的统一调配下,各种器官功能、活动之间通过彼此相互联系、相互促进、相互制约、相互配合、相互依存而形成的一个精密的、协调的、完美的生命整体。对整个机体内的这些联系、变化、促进和制约的规律研究,可称为整体水平的研究。例如:人体在进行剧烈的体力劳动时,骨骼肌进行协调收缩和舒张;呼吸加深、加快,促进气体交换;心跳加快、加强,血液循环加速,血管舒张,血流量增多;消化系统、泌尿系统等系统的活动减弱,血液供应减少,以保证心脏、脑等重要器官的血液供应。

（二）器官和系统水平的研究

主要是研究人体各器官、系统的生理功能及其影响因素。这方面的研究着重于阐明器官和系统对于机体有什么作用，它是怎样进行活动的，它的活动受到哪些因素的控制等，如心脏射血、肺的呼吸、小肠的消化和吸收、肾的排泄等。器官和系统水平的研究有利于把复杂的整体化整为零，从而能更加方便、准确地把握整个机体生命活动的规律。

（三）细胞和分子水平的研究

主要是研究细胞的各种亚微结构的功能活动以及细胞内生物分子的各种物理、化学变化。细胞是构成机体的基本结构和功能单位，每个器官的功能都以组成该器官的细胞的生理特性为基础。例如：骨骼肌收缩时的肌丝滑行；细胞的生物电活动与不同状态下细胞膜对不同分子、离子通透性密切相关等。而细胞的生理特性又取决于构成细胞的各种物质尤其是生物大分子的物理、化学特性。例如，研究细胞的物质转运功能，就需要对细胞膜的分子结构、细胞膜上的转运蛋白的特性和功能活动进行研究，这类研究对象是细胞和细胞中的物质分子，可称为细胞和分子水平的研究。

正常机体功能虽然以细胞和分子特性为基础，并遵循物理、化学的规律，但生理学毕竟不等同于物理学和化学，其既有细胞和分子水平的研究和科学规律，还有器官和系统水平和整体水平的研究和科学规律。三个水平的研究不是孤立的，而是密切联系，相辅相成的。对任何一种生命现象的认识都要将三个水平的研究结合起来，要用对立统一的观点去看待，才能得到正确的结论。

知识拓展

生理学的奠基人——威廉·哈维

英国生理学家威廉·哈维（William Harvey，1578—1657 年）发现了血液循环和心脏的功能。他的不朽著作《心与血的运动》发表于 1628 年，是历史上第一部基于实验证据的生理学著作，标志着现代生理学的开始。这本划时代的伟大著作为人们探索人体正常功能的奥秘指明了正确方向，即通过实验来进行人体功能的研究。这是生理学发展史上的重要里程碑，为以后生理学的发展开辟了道路。威廉·哈维因此被后人公认为近代生理学的奠基人。

因为威廉·哈维出色的心血管系统的研究，使得他成为与哥白尼、伽利略、牛顿等人齐名的科学革命巨匠。他的《心与血的运动》一书也像《天体运行论》《关于托勒密和哥白尼两大世界体系的对话》《自然哲学之数学原理》等著作一样，成为科学革命时期以及整个科学史上极为重要的文献。

第二节 生命活动的基本特征

导学案例1-1

患者，女，38 岁，开车去济南的路上，因车祸导致严重脑损伤，被紧急送入医院抢救，查体：体温 36 ℃，心率 65 次/分，呼吸 12 次/分，血压 100/60 mmHg，经过治疗成为"植物人"。查体有自主呼吸和心跳，但是呼之无应答，对疼痛刺激亦无反应等。

具体任务：

1. 用生理学的知识解释患者是否有正常生命活动的基本特征？

2. 何谓兴奋性？

案例解析
1-1

Note

生命活动的基本特征是指所有生命个体本质上都具有的特征。自然界中的生物种类繁多,生命活动的表现形式多种多样,新陈代谢、兴奋性和生殖是各种生物体生命活动的基本特征。

一、新陈代谢

新陈代谢(metabolism)是指机体与外界环境之间不断进行物质交换和能量交换以实现自我更新的过程,包括合成代谢(同化作用)和分解代谢(异化作用)两个方面。合成代谢是指机体不断地从外界环境中摄取营养物质来合成自身成分,并储存能量的过程。分解代谢是指机体不断将自身物质分解,释放能量供生命活动的需要,并把分解产物排出体外的过程。物质的合成和分解称为物质代谢;伴随物质代谢而发生的能量的释放、转移、储存和利用的过程称为能量代谢。新陈代谢是生命活动最基本的特征,新陈代谢一旦停止,生命也就随之而告终。

二、兴奋性

兴奋性(excitability)是指机体感受刺激产生反应的能力或特性。

能被机体感受而产生反应的环境变化称为刺激(stimulus)。根据刺激的性质不同,刺激可分为:物理性刺激,如光、声、电、温度等;化学性刺激,如酸、碱、激素、神经递质等;生物性刺激,如细菌、病毒、寄生虫等;社会心理性刺激,如语言、文字、精神紧张、情绪激动等。

机体或组织接受刺激后发生活动状态的改变称为反应。

反应的形式有两种,即兴奋和抑制。兴奋是指机体受刺激后由相对静止状态转变为活动状态或由弱的活动状态转变为强的活动状态。如心肌接受肾上腺素刺激后,出现心跳加快、收缩加强;抑制是指机体由活动状态转变为相对静止状态或由强的活动状态转变为弱的活动状态。如心肌接受乙酰胆碱类药物刺激后,出现心跳减慢、收缩减弱。

刺激引起机体产生反应,必须具备三个条件,即刺激的强度、刺激的时间、刺激的强度-时间变化率。

(一)刺激的强度

刺激必须达到一定的强度,才能引起组织反应,能引起组织发生反应的最小刺激强度称为阈强度或称为阈值(threshold)。强度等于阈值的刺激称为阈刺激;强度大于阈值的刺激称为阈上刺激;强度小于阈值的刺激称为阈下刺激。

(二)刺激的时间

刺激必须持续一定的时间,才能引起组织发生反应。如果刺激持续的时间太短,即使刺激的强度足够大,也不能引起组织发生反应。

(三)刺激的强度-时间变化率

单位时间(s)内刺激强度的变化度,称为强度-时间变化率。变化率越大越易发生反应,如临床上常采用捻转、提插毫针操作手法。

组织的兴奋性与阈值成反比,即阈值越小说明组织的兴奋性越高;反之,阈值越大说明组织的兴奋性越低。因此,阈值可作为衡量组织兴奋性高低的客观指标。

人体内神经、肌肉、腺体组织的兴奋性较高,故生理学中习惯将这些组织称为可兴奋组织。

三、生殖

生物体性成熟后,能够产生与自己相似的子代个体,这种功能称为生殖。任何生物个体的寿命都是有限的,只有通过生殖活动才能使种族得以繁衍。所以,生殖是生命活动的基本特征之一(详见第十二章)。

为什么护士给患者肌内注射时,操作手法要求"两快一慢"

这个主要是与刺激作用有关。刺激引起机体产生反应,必须具备三个条件,即刺激的强度、刺激的时间、刺激的强度-时间变化率。变化率越大,刺激越强;反之,变化率越小,刺激越弱。

两快一慢:进针要快,出针要快,注药要慢。进针、出针快可缩短刺激持续时间;而注药慢,可降低刺激的强度-时间变化率,两者均可减弱对人体的刺激,从而降低患者在接受注射时的疼痛感。

第三节　内环境与稳态

一、内环境

人体的绝大部分细胞并不直接与外环境相接触,而是生活在机体内的液体环境中。机体内的液体总称为体液,成人体液总量约占体重的60%。其中,存在于细胞内的称为细胞内液,约占体重的40%;存在于细胞外的称为细胞外液,约占体重的20%,包括血浆、组织液、淋巴液、房水、脑脊液等。细胞外液是细胞直接生活的体内环境,称为内环境(internal environment)。细胞通过细胞膜从内环境中摄取氧气和营养物质,同时将二氧化碳和其他代谢产物排到内环境中,内环境对细胞的生存以及维持细胞的正常生理功能十分重要。

二、稳态

内环境的理化性质(如温度、渗透压、pH值、物质的浓度等)保持相对稳定的状态,称为内环境稳态,简称稳态(homeostasis)。所谓保持相对稳定,是指生理情况下内环境的各种理化因素波动范围很小,如体温维持在37℃左右,血浆pH值维持在7.35~7.45,血浆渗透压约为5790 mmHg,由于外环境变化和细胞代谢的双重影响,内环境稳态将不可避免地受到干扰或破坏,如O_2和营养物质减少,CO_2和代谢产物增多等。但生理情况下,通过机体调节,改变各器官、组织的活动,如通过呼吸补充O_2,排出CO_2,通过消化摄入水分及营养物质,通过排泄排出代谢废物等,从而使内环境稳态得以恢复,一旦调节异常或重要器官功能异常使得内环境稳态不能恢复时,就会影响新陈代谢,疾病就随之发生,甚至危及生命。因此,内环境稳态是保证机体生命活动正常进行的必要条件,机体调节的最终意义在于维持内环境的相对稳定。

第四节　人体生理功能的调节

人体由九大系统构成,作为一个有序的整体,人体具有较完备的调节系统和控制系统,能对各系统在生命活动中进行有效的调节和控制,从而使机体能够较好地适应内、外环境的变化和保持内环境的稳态,以维持机体生命活动的正常进行。

一、人体生理功能的调节方式

人体生理功能的调节方式主要有三种,即神经调节(neuroregulation)、体液调节(humoral

Note

regulation)和自身调节(autoregulation)。

(一)神经调节

神经调节指通过神经系统的活动对机体功能活动进行的调节。神经调节的基本方式是反射。所谓反射,是指在中枢神经系统的参与下,机体对环境刺激做出的规律性应答。反射的结构基础称为反射弧(reflex arc),它由感受器、传入神经、神经中枢、传出神经和效应器五个部分组成。感受器能够感受内、外环境变化的刺激,并将这种刺激转化成电信号(神经冲动),通过传入神经传至相应的神经中枢,神经中枢对传入的信息进行分析处理,并发出传出冲动,通过传出神经传至效应器,引起效应器活动的变化(图 1-1)。例如,当某种因素使动脉血压突然升高时,颈动脉窦和主动脉弓的压力感受器能感受到动脉血压变化的刺激,并将刺激信息转变为神经冲动,通过传入神经到达延髓的心血管中枢,心血管中枢对传入的信息进行分析和整合后,发出传出神经冲动,通过迷走神经和交感神经传出神经,使心和血管的活动发生变化,动脉血压最终回落到正常水平,该反射称为减压反射,对于维持动脉血压的稳态起着重要的作用。

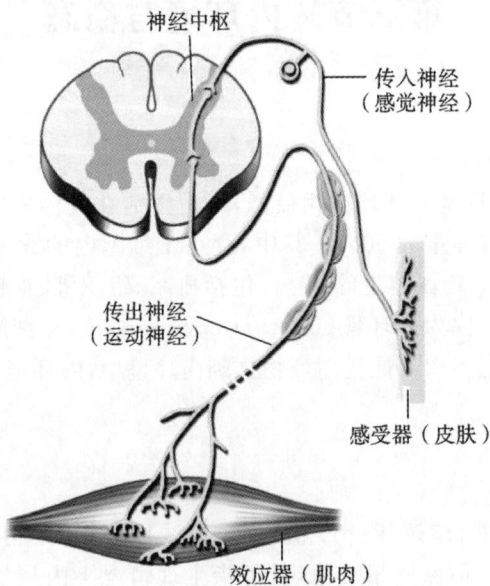

图 1-1 反射弧示意图

反射弧在结构和功能上的完整性对于完成反射活动至关重要,反射弧任何一个环节遭到破坏,都将导致相应的反射活动不能完成。

反射可分为非条件反射和条件反射两类。非条件反射和条件反射具有不同的特点。

非条件反射(unconditioned reflex)是与生俱来的反射活动,其反射弧和反射活动较为固定,数量有限。其意义:维持生命的本能,先天遗传的、种族共有的活动。

条件反射(conditioned reflex)是后天获得的建立在非条件反射基础上的一种高级神经活动。其反射弧不固定,是一种复杂的暂时性的联系,不同个体由于生活经历不同,所形成的条件反射的种类及数量亦不相同。其意义:使机体活动更具有灵活性和预见性,从而提高了机体对环境的适应能力。

神经调节的特点是反应迅速、短暂,作用准确、局限。神经调节是人体生理功能最主要的调节方式。

(二)体液调节

体液调节是指激素、化学物质通过体液运输对人体各部位发挥调节作用。激素多数是由内分泌腺、内分泌组织、内分泌细胞分泌,化学物质是由其他细胞释放,具有调节作用。

1.全身性体液调节(远距分泌) 全身性体液调节(远距分泌)主要是指内分泌细胞所分泌的激素(hormone)通过血液循环运往全身,调节远处部位器官、组织的生理活动。如肾上腺髓质分泌的肾上腺素通过血液循环运输到心脏,使心肌收缩力增强、心输出量增多,属于全身性体液调节。

2.局部性体液调节(旁分泌) 局部性体液调节(旁分泌)指某些组织细胞所产生的一些特殊化学物

质(如组织胺、细胞因子等)或代谢产物(如乳酸腺苷、CO_2等),通过局部组织液扩散调节邻近组织细胞的活动。例如,组织细胞产生的酸性代谢物可引起局部血管舒张,属于局部性体液调节。

体液调节的特点是作用缓慢、持久,影响广泛,精确度差。

3. 神经-体液调节 在完整机体内,体液调节与神经调节相辅相成、密切相关。由于参与体液调节的多数内分泌腺直接或间接受中枢神经系统的控制,在这种情况下体液调节成为神经调节传出途径中的一个环节。这种以神经调节为主导、有体液调节参加的复合调节方式,称为神经-体液调节(图1-2)。如肾上腺髓质受交感神经支配,当交感神经兴奋时,可引起肾上腺髓质分泌肾上腺素和去甲肾上腺素,从而使神经和体液因素共同参与机体的调节活动。

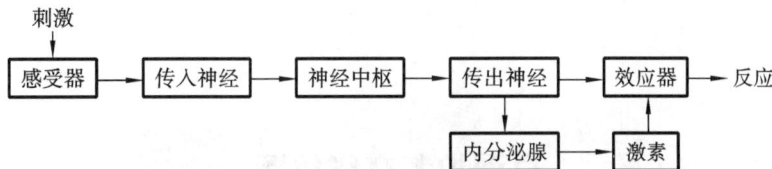

图 1-2 神经-体液调节

(三)自身调节

自身调节是指器官、组织、细胞在不依赖于神经或体液调节的情况下,自身对刺激发生的适应性反应过程,如脑血流量和肾血流量的调节。

自身调节的特点是范围局限,幅度较小。其意义:协助维持生理功能的稳定。

二、生理功能调节的反馈控制系统

反馈控制系统是一种闭环系统,即控制部分发出指令管理受控部分的同时,又接受受控部分发来的信息,使控制部分再度调整对受控部分的指令。控制部分发的信息称控制信息,受控部分发出的信息称反馈信息。控制部分可以根据反馈信息来改变自己的活动,调整对受控部分的指令,因而能对受控部分的活动进行调节。可见,在这样的控制系统中,控制部分和受控部分之间形成一个闭环联系。在反馈控制系统中,反馈信息对控制部分的活动可发生不同的影响,从而实现对受控部分活动的调节。

(一)反馈

受控部分反过来调节控制部分的过程称为反馈(图1-3)。

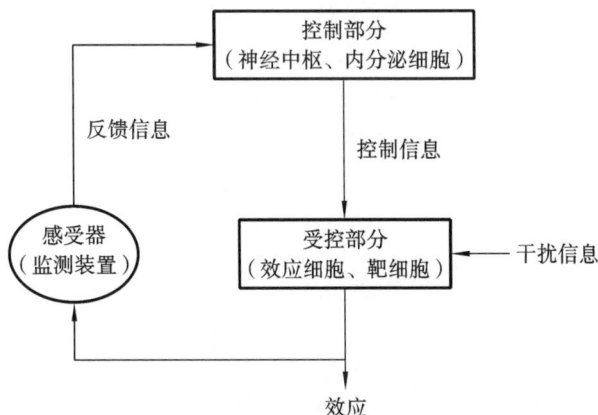

图 1-3 反馈控制系统示意图

(二)反馈的类型及生理意义

反馈有负反馈和正反馈两种方式。

1. 负反馈(negative feedback) 负反馈是指反馈信息与控制信息作用性质相反的反馈。例如:当动脉血压升高时,可通过反射改变心血管的活动,使血压回落;同理,当动脉血压降低时,通过反射活动,使血压回升,从而维持血压的相对稳定。人体内的反馈调节多为负反馈,其意义在于维持机体生理功能的相对稳定,保持内环境理化性质的稳态。

2. 正反馈(positive feedback)　正反馈是指反馈信息与控制信息作用性质相同的反馈。例如,血液凝固是正反馈调节。当一处血管破裂时,各种凝血因子相继被激活,最后形成血凝块,将血管破口封住(见第三章)。又如,在正常分娩过程中,子宫收缩导致胎儿头部下降并牵张子宫颈,子宫颈受牵张时可进一步加强子宫收缩,再使胎儿头部进一步牵张子宫颈,子宫颈牵张再加强子宫收缩,如此反复,直至整个胎儿娩出。在第二章中将会讲到,神经细胞产生动作电位的过程中,细胞膜 Na^+ 通道的开放和 Na^+ 内流互相促进,也是正反馈调节。正反馈远不如负反馈多见,其意义在于促使某些生理功能一旦发动就迅速加强直至完成。

(杨爱娟)

直通护考在线答题

第二章　细胞的基本功能

能力目标

1. 掌握：细胞的跨膜物质转运的方式和特点；静息电位和动作电位的概念；兴奋-收缩耦联的概念。
2. 熟悉：极化、去极化、复极化、超极化、反极化的概念；局部电位的概念；静息电位和动作电位形成的离子机制；兴奋-收缩耦联的过程；神经-骨骼肌接头兴奋传递过程。
3. 了解：动作电位的引起和兴奋在同一细胞上的传导机制及特点；骨骼肌收缩的机制；骨骼肌的收缩形式及影响因素。
4. 会用本章所学知识解释：临床上广泛应用的心电图、脑电图等机制；临床上出现肌肉松弛、肌无力的机制；有机磷农药中毒的机制及解救。

扫码看课件

细胞是生命活动的最小单位，只有完整的细胞结构才能保证生物具有生命的各种基本特征，使其能独立自主、协调有序地进行各种生命活动。人体亦不例外，人体的一切生命活动都是在以细胞为功能单位的基础上进行的。我们只有了解细胞的基本功能，才能对人体的生命活动规律有更深入的理解和认识。

第一节　细胞膜的结构和组成

导学案例2-1

患者，男，30岁，中午在一个饭店吃鱼，饭后半小时即有恶心、呕吐、腹痛、四肢无力、发冷、口唇和肢端知觉麻痹，呼吸困难，送医院检查，门诊诊断为河豚毒素中毒。

具体任务：用细胞生理的知识解释河豚毒素中毒的机制。

案例解析 2-1

一、细胞膜的结构

机体的每个细胞都被一层薄膜所包被，称为细胞膜。它把细胞内、外的物质分隔开，构成细胞的屏障，使细胞成为一个相对独立的功能单位。

要了解细胞膜的功能，首先要了解细胞膜的结构和组成。

细胞膜的结构是由桑格(Singer)和尼克森(Nicholson)于1972年提出的液态镶嵌模型。这一模型学说认为：细胞膜是液态脂质双分子层，内部镶嵌许多不同结构和功能的蛋白质，表面带有游离糖链的结构(图2-1)。

Note

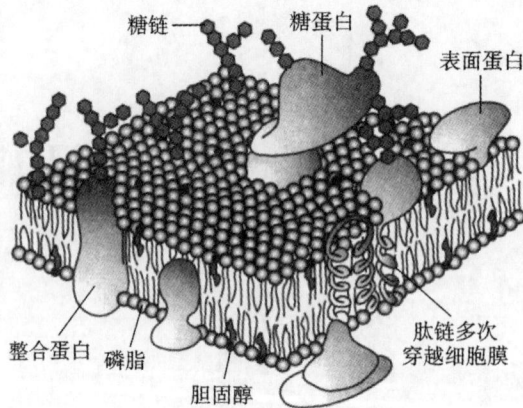

图 2-1　细胞膜的液态镶嵌模型

二、细胞膜的组成

细胞膜由脂类、蛋白质和糖类等物质组成。

（一）脂类

细胞膜上的脂类主要有磷脂、胆固醇。

1. 磷脂　磷脂是细胞膜的基本成分，构成细胞膜的基本骨架。两层磷脂的亲水端分别朝向细胞外和细胞内，磷脂的疏水脂肪酸烃链则彼此相对，形成细胞膜内部的疏水区。因此，脂质双分子层可相对滑动，即细胞膜具有流动性。

2. 胆固醇　胆固醇与磷脂的疏水脂肪酸烃链平行排列，可阻碍细胞膜的流动，增强细胞膜的刚性，亦可防止磷脂的疏水脂肪酸烃链相互接触或结晶，因而使细胞膜的流动性不至于因温度下降而降低，减少了细胞膜的脆性。

（二）蛋白质

细胞膜上的蛋白质称为膜蛋白。根据膜蛋白的存在形式，可分为表面蛋白和整合蛋白。

1. 表面蛋白　表面蛋白主要附着在细胞膜内表面，对细胞膜起到支撑作用，如红细胞膜内表面的骨架蛋白。少量在细胞膜外表面，在细胞识别过程中起到一定作用。

2. 整合蛋白　整合蛋白以穿越细胞膜为特征。根据整合蛋白的功能，可分为酶蛋白、转运蛋白和受体蛋白等。

（三）糖类

糖类主要以糖蛋白和糖脂的形式存在，糖链仅存在于细胞膜的外侧，有细胞"天线"之称。糖链具有受体或抗原的功能，与细胞的识别、免疫、排泄等功能有关。

第二节　细胞的跨膜物质转运功能

细胞在新陈代谢过程中需要不断地有选择性地摄入和排出各种物质，物质进出细胞的过程称为跨膜转运。物质跨膜转运的方式受物质的脂溶性、分子量、转运方向的影响：脂溶性小分子物质可通过单纯扩散的方式出入细胞；一些非脂溶性或脂溶性很小的物质需依靠特殊的膜蛋白转运出入细胞；大分子物质或物质颗粒则需要通过入胞、出胞方式转运才能出入细胞。

一、被动转运

被动转运指不消耗能量，物质顺浓度差或顺电位差进行的跨膜转运。被动转运有两种形式：一是单纯扩散(自由扩散),二是易化扩散(协助扩散)。

（一）单纯扩散

单纯扩散(simple diffusion)是脂溶性小分子物质从细胞膜的高浓度一侧向低浓度一侧跨膜转运的过程。这些物质通过细胞膜的难易程度取决于它们的脂溶性和分子量大小。脂溶性高而分子量小的物质容易通过细胞膜,如氧气、二氧化碳、乙醇等;脂溶性低而分子量大的物质不容易通过细胞膜,如葡萄糖等。水虽然不是脂溶性物质,但它的分子量极小,又不带电荷,所以它可以以单纯扩散的方式通过细胞膜。

扩散的方向和速度取决于细胞膜两侧该物质的浓度差和细胞膜对该物质的通透性。方向是从高浓度一侧向低浓度一侧扩散。浓度差越大,扩散速度越快,浓度差越小,扩散速度越慢;通透性大的物质扩散速度快,通透性小的物质扩散速度慢。扩散的最终结果是物质在细胞膜两侧的浓度差消失。

单纯扩散具有以下特点:

(1)一种简单的物理扩散,不需要膜蛋白帮助。

(2)顺浓度差跨膜转运。

(3)转运的是脂溶性小分子物质。

(4)不需要能量。

（二）易化扩散

易化扩散(facilitated diffusion)是非脂溶性或脂溶性很小的分子或离子,在细胞膜上一些特殊蛋白质分子的帮助下,顺浓度差或电位差跨膜转运的过程。

根据参与的膜蛋白不同,可将易化扩散分为载体介导的易化扩散和通道介导的易化扩散两种类型。

1.载体介导的易化扩散 细胞膜上一类能够帮助小分子物质转运的跨膜蛋白称为载体蛋白,简称载体。载体在物质浓度较高的一侧与被转运的物质结合,引起载体构象改变,把物质转运到浓度较低的另一侧;然后,物质与载体分离而释放,载体恢复原来的构象,此过程可以循环进行。这种转运过程不需要消耗能量,主要是利用被转运物质的浓度差来完成。如葡萄糖、氨基酸等小分子物质就是由相应的载体转运的(图 2-2)。

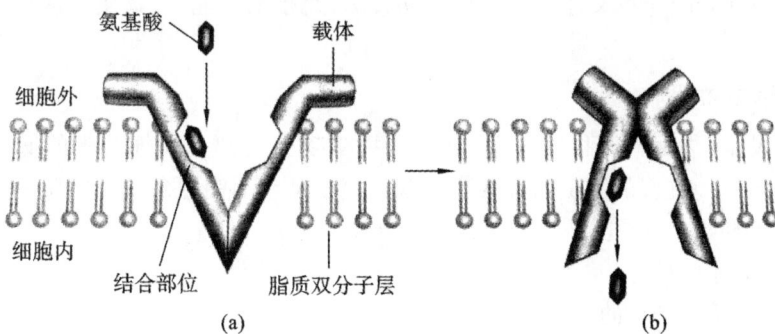

图 2-2 载体转运示意图

注:(a)载体与被转运物质结合;(b)载体与被转运物质分离。

载体具有以下特点。

(1)特异性:载体是一种具有特定空间构象的蛋白质,只能与具有相应空间构象的物质结合,因此具有特异性。即一种载体只能转运一种物质,如葡萄糖载体只能转运葡萄糖。

(2)饱和性:当被转运的物质达到一定浓度时,转运量不再随着浓度的增加继续增大,即出现饱和现象,这是载体数量和载体的结合位点有限的缘故。

(3)竞争性抑制:当一种载体同时转运两种或两种以上结构相似的物质时,一种物质浓度增大时,该物质转运量随之增加,另一种物质的转运量会减少。

2.通道介导的易化扩散 细胞膜上一类能够帮助离子转运的跨膜蛋白称为通道蛋白,简称通道。通道蛋白是一类贯穿脂质双分子层、中央带有亲水性孔道的膜蛋白,开放时允许被转运的物质通过,关闭时物质转运停止(图 2-3)。各种离子的易化扩散主要是通过这种方式进行的。

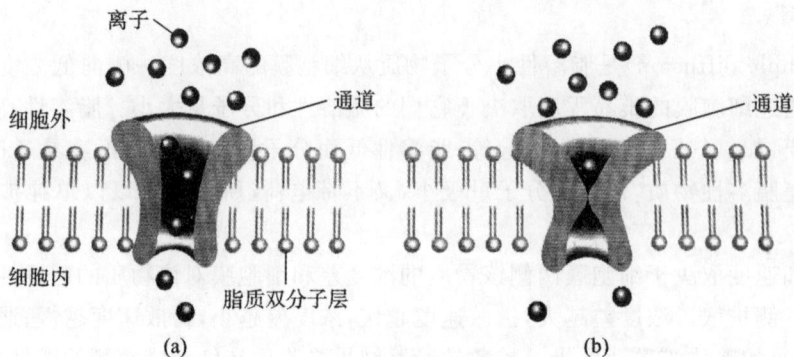

图 2-3 通道转运示意图
注:(a)通道开放;(b)通道关闭。

通道具有下列特点。

(1)高速率:离子通道开放时,离子可经通道跨膜流动而无须与脂质双分子层相接触,从而使通透性很低的带电离子以极快的速率通过细胞膜,据测定,经通道介导的易化扩散的跨膜速率可以达到每秒 $10^6 \sim 10^8$ 个离子,远大于载体的转运速率,这是通道与载体的最大区别。

(2)选择性:每一种离子通道只对一种或几种离子有较大的通透性,而其他离子则不易或不能通过。根据离子选择性,可将通道分为 Na^+ 通道、K^+ 通道、Ca^{2+} 通道等。

(3)门控性:通道内具有闸门样的结构可控制离子通道的开启(激活)或关闭(失活),这一过程称为门控。根据引起闸门开关的原因不同,通道分为三种:由两侧电位差变化引起闸门开关的称为电压门控通道;由化学物质引起闸门开关的称为化学门控通道;由机械因素如牵拉、压迫等控制闸门开关的称为机械门控通道。

二、主动转运

主动转运(active transport)又称为原发性主动转运,是指消耗能量,物质逆浓度差或逆电位差进行的跨膜转运。

(一)主动转运的机理

在膜蛋白的帮助下,细胞直接利用 ATP 分解产生的能量,将离子由细胞膜的低浓度一侧移向高浓度一侧的过程。介导这一过程的膜蛋白称为离子泵。离子泵包括钠钾泵、钙泵、质子泵等。

主动转运的特点如下。

(1)需膜蛋白帮助才能进行。

(2)逆浓度差或电位差进行的。

(3)转运的物质主要是离子。

(4)直接利用 ATP 分解释放的能量。

(二)钠钾泵(sodium-potassium pump)

1.钠钾泵的工作原理 主动转运的物质很多,其中研究最充分的是 Na^+ 和 K^+ 的原发性主动转运。Na^+ 和 K^+ 的原发性主动转运是靠钠钾泵来完成的。

钠钾泵简称钠泵。其本质是一种 Na^+-K^+ 依赖式 ATP 酶。它可将细胞内的 ATP 分解为 ADP,并能利用其释放的能量完成转运过程。当细胞内 Na^+ 浓度增高或细胞外 K^+ 浓度增高时,钠泵就被激活,将细胞内 Na^+ 泵出,细胞外 K^+ 泵入,形成和维持了细胞膜内高 K^+ 和细胞膜外高 Na^+ 的不均衡分布。在生理情况下,钠泵每分解一个 ATP 分子,可以将 3 个 Na^+ 泵出细胞膜外,2 个 K^+ 泵入细胞膜内(图2-4)。

2.钠泵的生理意义

(1)由钠泵活动造成的细胞膜外高 Na^+ 和细胞膜内高 K^+ 的离子不均衡分布是生物电产生的基础。

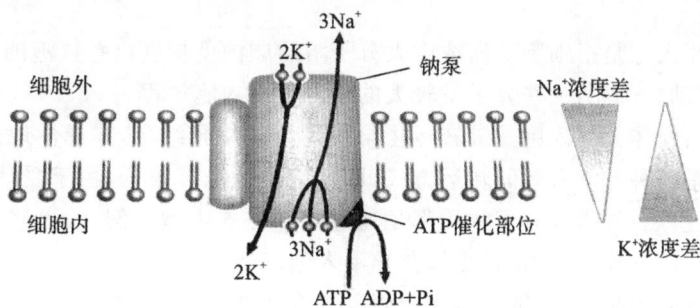

图 2-4 钠泵主动转运示意图

(2)维持细胞正常兴奋性的必要条件。

(3)它建立和维持了离子势能储备,可以促使其他营养物质进行逆浓度差的跨膜转运(联合转运)。

三、联合转运

联合转运又称为继发性主动转运(secondary active transport),是指易化扩散与主动转运联合,在膜蛋白的帮助下,间接利用 ATP 分解产生的能量,将离子和非脂溶性或脂溶性很小的物质由细胞膜的低浓度一侧移向高浓度一侧的跨膜转运。

(一)联合转运的机理

某些物质在进行逆浓度差或逆电位差跨膜转运时所需的能量不能直接由 ATP 分解供能,只能利用某种离子通过主动转运在细胞膜两侧建立起的离子势能储备。联合转运通常由一种称为转运体的膜蛋白来完成。转运体和载体相似,但转运体总是同时转运两种或更多的物质。多是 Na$^+$ 和另一种物质同时转运。

1. 同向转运 与 Na$^+$ 转运方向相同的称为同向转运。如逆浓度差的葡萄糖转运就是利用细胞膜两侧的 Na$^+$ 浓度差完成的同向转运。

2. 逆向转运 与 Na$^+$ 转运方向相反的称为逆向转运。钠氢交换、钠钙交换等属于逆向转运。

(二)葡萄糖的吸收

葡萄糖在小肠黏膜上皮和肾小管上皮的吸收就是典型的联合转运。它是由 Na$^+$-葡萄糖同向转运体和钠泵的耦联活动完成的。当细胞外葡萄糖浓度低于细胞内时,首先由细胞膜上的钠泵逆浓度差将 Na$^+$ 转运至细胞外,造成细胞膜内低 Na$^+$、细胞膜外高 Na$^+$,形成 Na$^+$ 浓度差。然后,在膜上的 Na$^+$-葡萄糖同向转运体的帮助下,利用 Na$^+$ 转运释放的势能,将 Na$^+$ 和葡萄糖一起转运至细胞内。在这一过程中 Na$^+$ 是顺浓度差转运的,而葡萄糖是逆浓度差转运的,葡萄糖是间接利用钠泵分解 ATP 释放的能量完成主动转运。由此可见钠泵的活动是原动力,葡萄糖是伴随 Na$^+$ 的易化扩散逆浓度差完成转运的。

四、入胞和出胞

(一)入胞

细胞外的大分子物质或颗粒团块进入细胞的过程称为入胞(endocytosis)。主要见于细菌、病毒、异物、大分子营养物质进入体内的过程。入胞的过程是物质先被细胞识别并吸附在细胞表面,然后该处细胞膜向内凹陷或伸出伪足包裹该物质,形成囊泡,并从细胞膜上分离形成吞噬体,吞噬体与溶酶体融合,溶酶体中的蛋白水解酶将被吞入的物质消化分解(图 2-5(a))。

根据进入细胞物质的状态、大小及特异性程度等,分为吞噬和吞饮两种。

1. 吞噬 固体物质进入细胞的过程称为吞噬,主要发生在一些特殊细胞,如单核细胞、巨噬细胞和中性粒细胞等。例如,中性粒细胞吞噬细菌的过程。

2. 吞饮 液态物质进入细胞称为吞饮。可发生于所有的细胞。吞饮又可分为液相入胞和受

护考提示
试比较细胞膜的物质转运方式及其特点。

13

体介导入胞。

（1）液相入胞：液相入胞是指细胞外高浓度大分子溶质顺浓度梯度以吞饮泡的形式连续不断进入细胞内，是细胞的固有活动。例如，一些分子量较大的营养物质入胞过程。

（2）受体介导入胞：受体介导入胞是被转运物与膜受体的特异结合，选择性地进入细胞的一种入胞方式。受体介导入胞是一种非常有效的转运方式，即使溶质的浓度很低，由于受体的特异性介导作用，也不影响有效的入胞过程。许多大分子物质都是通过这种方式入胞。例如，血浆中运输胆固醇的低密度脂蛋白（LDL）就是在细胞膜上的 LDL 受体介导下入胞。

由于机体不能分解胆固醇，而肝脏是转化胆固醇并将其排入肠道的唯一器官。所以，肝细胞膜上先天性缺乏 LDL 受体或 LDL 受体相对减少的人，血浆中 LDL 不能正常进入肝脏，使血浆中胆固醇浓度升高，沉积在动脉壁上，导致动脉粥样硬化。

（二）出胞

细胞内大分子物质或颗粒团块由细胞内排出的过程称为出胞（exocytosis）。物质先在细胞内的粗面内质网合成，再转移到高尔基复合体并被修饰成周围由质膜包裹的分泌囊泡（分泌颗粒），这些囊泡逐渐移向细胞膜的内侧，并与细胞膜接触、融合、破裂，最后将囊泡内的物质一次性全部排出细胞（图2-5（b））。出胞有连续出胞和调节出胞两种形式。

1. 连续出胞　连续出胞是指细胞内高浓度大分子溶质顺浓度梯度以分泌囊泡的形式连续不断排出细胞外，是细胞的固有活动。例如，小肠黏膜杯状细胞持续分泌黏液的过程。

2. 调节出胞　调节出胞是指合成的物质先储存在细胞内，当受到化学信号或电信号诱导时才排出细胞。例如，神经末梢乙酰胆碱递质的释放，就是由于动作电位刺激而引发的。

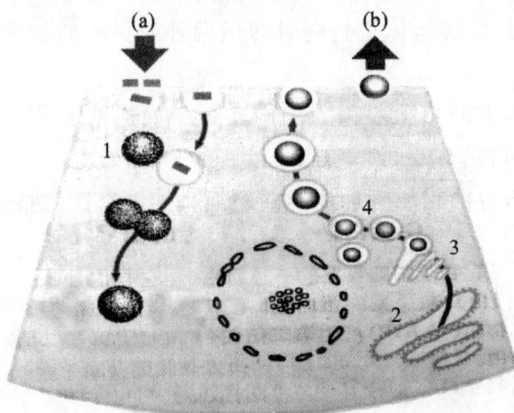

图 2-5　入胞和出胞示意图

注：(a)入胞；(b)出胞；

1.溶酶体；2.粗面内质网；3.高尔基复合体；4.分泌颗粒。

知识拓展

细胞的囊泡运输调控机制

生物体内相当一部分物质的运输是通过囊泡完成的。

例如：兰迪•谢克曼发现，合成的胰岛素与多个控制囊泡转运基因表达产物组成运输复合体，在动力蛋白的作用下，沿微管抵达细胞膜，并与詹姆斯•罗斯曼发现的细胞膜上的一种接受囊泡的蛋白质复合物 SNARE 定向结合。然后，结合体在托马斯•祖德霍夫发现的触发突触囊泡融合的钙感受器作用下，通过 SNARE 复合体等的作用，最终实现囊泡与细胞膜融合并释放胰岛素。

这三位科学家揭示了囊泡的运输、出芽、锚定和融合等基本过程及其调节机制，由此获得了 2013 年诺贝尔生理学或医学奖。

第三节 细胞的生物电现象

机体所有的细胞在安静和活动时都伴随有电的现象,这种电的现象称为生物电现象。细胞生物电现象是一种普遍存在又十分重要的生命现象,临床上广泛应用的心电图、脑电图、肌电图等就是这些不同器官和组织活动时生物电变化的表现。

一、静息电位

(一)静息电位

在安静状态下,存在于细胞膜内、外两侧的电位差称为静息电位(resting potential,RP)。它的特点是内负外正并且相对稳定。测量细胞静息电位的方法:测量仪器包括示波器及和它相连的一对测量电极,一个电极放在细胞的外表面,另一个为微电极,准备刺入细胞膜内。如图 2-6 所示,第一种情况(图 2-6(a)),当 A、B 电极都位于细胞膜外,无电位改变,说明细胞膜外两点之间无电位差;第二种情况(图 2-6(b)),当 A、B 电极都位于细胞膜内,无电位改变,说明细胞膜内两点之间无电位差;第三种情况(图 2-6(c)),当 A 电极位于细胞膜外,B 电极插入细胞膜内时,有电位改变,证明细胞膜内、外之间有电位差。因此,静息电位是安静时存在于细胞膜内、外两侧的电位差。不同细胞静息电位数值不同,范围在 $-100\sim-10$ mV,如神经细胞静息电位约为 -70 mV,骨骼肌细胞静息电位约为 -90 mV,平滑肌细胞约为 -55 mV,红细胞约为 -9 mV。

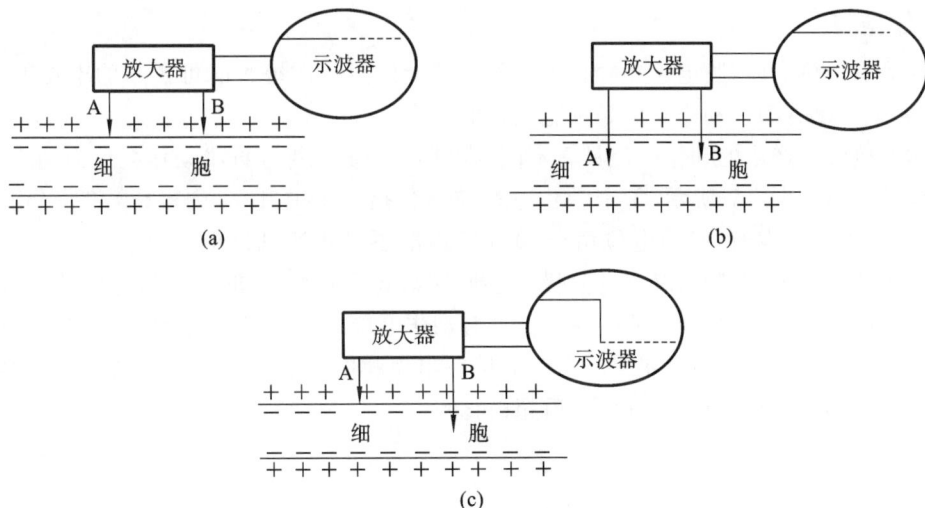

图 2-6 测定静息电位的示意图

与静息电位相关的概念如下:极化指细胞在安静状态下,细胞膜两侧所保持的内负外正的状态。去极化指细胞膜内、外两侧电位差减小(如细胞膜电位由 -70 mV 变为 -50 mV)的过程。超极化指细胞膜内、外两侧电位差增大(如细胞膜电位由 -70 mV 变为 -90 mV)的过程。复极化指细胞膜发生去极化后,再向原来极化状态恢复的过程。反极化指细胞膜发生去极化到零电位进一步变为正值,膜电位变为"外负内正"的状态。这里强调一点,数值的大小要取绝对值来理解。

(二)静息电位的产生机制

1.静息电位产生的前提条件

(1)细胞膜内、外离子分布不均匀:细胞膜外正离子以 Na^+ 为主,而负离子以 Cl^- 为主,它们的浓度远高于细胞膜内 Na^+、Cl^- 的浓度;而细胞膜内阳离子以 K^+ 为主,阴离子以大分子蛋白质(A^-)为主,同

样远高于细胞膜外 K^+、A^- 的浓度。高浓度的离子具有较高的势能,因此 K^+ 有向细胞膜外扩散的趋势,而 Na^+ 有向细胞膜内扩散的趋势(表 2-1)。

(2)细胞膜对离子通透性不同:正常时细胞膜在安静状态下对 K^+ 通透性较大,对 Na^+ 通透性很小,对带负电荷的蛋白质没有通透性。

2.静息电位的产生机制 正常时细胞膜内的 K^+ 浓度超过细胞膜外 K^+ 浓度 30 倍,并且细胞膜在安静状态下对 K^+ 通透性较大,所以 K^+ 很容易从细胞膜内移到细胞膜外,由于细胞膜内带负电荷的蛋白质(A^-)不能随之移出细胞,所以导致细胞膜内负电荷积聚,形成内负外正的电位差。随着 K^+ 的移出,膜外正电荷越来越多,对 K^+ 的进一步移出起阻碍作用,K^+ 移出越多,阻止外流的力量越大,当促使 K^+ 外流的动力(浓度差)与阻止 K^+ 外流的阻力(膜外正电场排斥 K^+,膜内负电场吸引 K^+)达到平衡时,K^+ 的净外流停止,此时细胞膜内、外两侧的电位差保持在一个稳定的状态(稳定在某一数值),即为静息电位。因此,静息电位主要是由 K^+ 外流所形成的电-化学平衡电位。

表 2-1 哺乳动物骨骼肌细胞膜内、外离子浓度和流动趋势

主要离子	细胞膜内离子浓度/(mmol/L)	细胞膜外离子浓度/(mmol/L)	离子流动趋势
Na^+	12	145	内向流
K^+	155	4	外向流
Cl^-	4	120	内向流
A^-	155	—	外向流

二、动作电位

(一)动作电位

在细胞受到有效刺激时,膜电位在静息电位的基础上发生一次短暂的可扩布的电位变化称为动作电位(action potential,AP)。动作电位是细胞兴奋的标志。

不同细胞受刺激后产生的动作电位具有不同的波形。下面以神经纤维动作电位为例来说明。神经纤维动作电位的波形如图 2-7 所示,每个动作电位波形包括一个上升支(去极化)和一个下降支(复极化)。当细胞膜受刺激兴奋时,膜内电位由 -70 mV 逐渐去极化达到阈电位,然后迅速去极化到 $+30$ mV,形成动作电位的上升支;随后又迅速复极至接近静息电位的水平,形成动作电位的下降支,二者共同形成尖峰状的电位变化,称为锋电位。锋电位具有动作电位的主要特征,是动作电位的标志。锋电位中超出零电位水平以上的部分称为超射。在锋电位后出现膜电位低幅缓慢的波动,称为后电位。后电位又分为负后电位(后去极化)和正后电位(后超极化)。

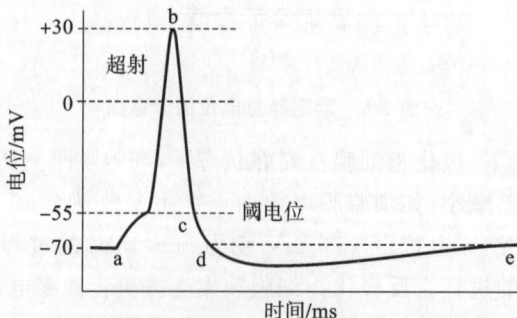

图 2-7 神经纤维动作电位模式图

动作电位的特点:①"全或无"特性:动作电位一旦产生就以最大值出现,它的大小不会随刺激强度而改变;②不衰减传播:动作电位在受刺激部位产生后,还可沿着细胞膜向周围传播,幅度不会因为传播距离的增加而减小;③脉冲式:动作电位之间不会重合,总有一定间隔而形成脉冲样图形。

(二)动作电位的产生机制

动作电位的产生机制与静息电位相似,都与离子转运有关。从表 2-1 可知,细胞膜外 Na^+ 浓度比细胞膜内高约 12 倍,有内流的趋势。当细胞受到有效刺激,首先引起细胞膜上少量 Na^+ 通道开放,Na^+ 少量内流,产生轻度去极化,当去极化达到某一临界值(阈电位)时,细胞膜上 Na^+ 通道突然大量开放,在浓度差和电位差的推动下,Na^+ 快速大量内流,导致细胞膜内正电荷迅速增加,细胞膜内电位迅速上升,产生去极化,直至反极化。当促使 Na^+ 内流的动力(浓度差)与阻止 Na^+ 内流的阻力(反极化后电位差成为 Na^+ 内流的阻力)达到平衡时,Na^+ 净内流停止,动作电位达到最大幅度(即 Na^+ 平衡电位),形成动作电位的上升支。随后,Na^+ 通道很快关闭,Na^+ 内流停止,与此同时 K^+ 通道开放,K^+ 顺浓度差和电位差迅速外流,细胞膜内电位迅速下降,从正电位向负电位转变,直到恢复原来的静息电位水平,形成动作电位的下降支。因此,动作电位的上升支是 Na^+ 内流的结果,动作电位的下降支是 K^+ 外流的结果。

动作电位发生后,膜电位虽已恢复,但细胞膜内、外的离子分布并未恢复,细胞膜内 Na^+ 浓度有所增加,细胞膜外 K^+ 浓度有所增加,这就激活了细胞膜上的钠泵,将细胞膜内多余的 Na^+ 泵出,将细胞膜外多余的 K^+ 泵入,从而恢复静息电位的水平,因此后电位一般认为是钠泵活动的结果。

人们发现应用河豚毒素(TTX)可以阻断 Na^+ 通道,四乙胺(TEA)可以阻断 K^+ 通道,从而影响细胞的动作电位。

(三)动作电位的引起

刺激细胞可以引起动作电位,但不是所有的刺激都能引起动作电位,当给予阈下刺激时,可引起细胞膜的去极化,使细胞膜上的 Na^+ 通道少量开放,Na^+ 少量内流。当刺激加强,达到阈刺激时,细胞膜去极化达到某一临界电位值,就会导致 Na^+ 通道突然大量开放,Na^+ 大量内流,这是一种正反馈,使细胞膜迅速、自动去极化,从而爆发动作电位。这个能够引起细胞膜上 Na^+ 通道突然大量开放而爆发动作电位的临界膜电位值称为阈电位(threshold potential,TP)。因此,静息电位去极化达到阈电位是产生动作电位的必要条件。阈电位的数值通常比静息电位小 $10\sim20$ mV,如神经纤维的阈电位约为 -55 mV。一般来说,细胞兴奋性的高低与细胞的静息电位和阈电位的差值成反比,即差值越大,细胞的兴奋性越低;差值越小,细胞的兴奋性越高。例如,超极化时膜电位与阈电位之间的差值扩大,受刺激时细胞去极化不容易达到阈电位,所以超极化时细胞的兴奋性降低。

(四)动作电位的传导

动作电位一旦在细胞膜的某一点发生,就会沿着细胞膜向周围传播,直到传遍整个细胞。动作电位传导原理目前用局部电流学说来解释。下面以无髓神经纤维为例来说明。当细胞膜的某一点因受到足够强的刺激而产生动作电位,该处出现了细胞膜两侧电位的暂时性倒转,由静息时的内负外正变为内正外负,但相邻的神经段仍处于安静时的极化状态;于是在已兴奋的神经段和与它相邻的未兴奋的神经段之间,由于电位差的出现而发生电荷移动,称为局部电流(local current),它的流动方向是细胞膜外的正电荷由未兴奋段移向已兴奋段,而细胞膜内的正电荷由已兴奋段移向未兴奋段。这样流动的结果引起未兴奋段细胞膜的去极化,当去极化达到阈电位时就会触发该部位爆发动作电位,产生兴奋。这就是说,所谓动作电位的传导,实际上是已兴奋的细胞膜部分通过局部电流"刺激"了未兴奋的细胞膜部分,使之出现动作电位,产生了新的兴奋点。这样的过程沿着细胞膜连续进行下去,就表现为动作电位在整个神经纤维上的传导(图 2-8)。

当有髓神经纤维受到外来刺激时,动作电位只能在邻近刺激点的郎飞结处产生,局部电流也只能发生在相邻的郎飞结处,这就使动作电位的传导表现为一个郎飞结向相邻的另一个郎飞结处传导,这称为兴奋的跳跃式传导(saltatory conduction)。跳跃式传导时兴奋传导速度比无髓神经纤维或肌细胞的传导速度快得多。跳跃式传导学说认为,在郎飞结之间的结间区电阻极高,而在结区的电阻极低,并且轴突膜仅在结区可接触细胞外液,所以,局部电流在郎飞结处穿出膜在髓鞘处形成回路,进行跳跃式传导。

(五)细胞兴奋后兴奋性的变化

细胞在发生一次兴奋后,其兴奋性会出现一系列变化,依次分为绝对不应期、相对不应期、超常期和低常期。绝对不应期:在这一期给予任何刺激,细胞膜都不会发生反应,其兴奋性为零。相对不应期:细

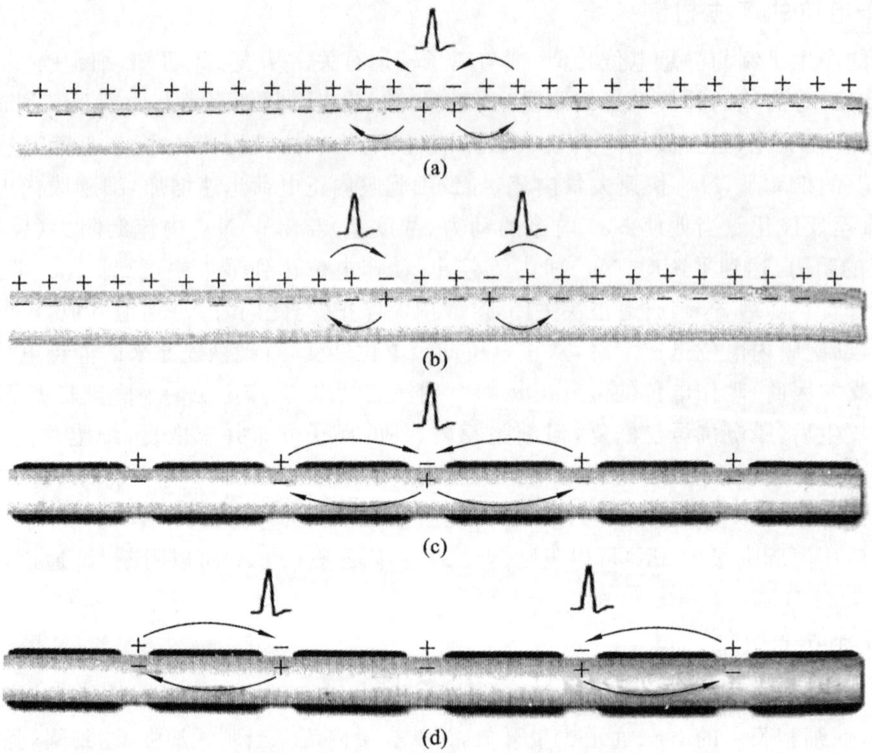

图 2-8　动作电位在神经纤维上的传导

注：(a)、(b)表示动作电位在无髓神经纤维上依次传导；(c)、(d)表示动作电位在有髓神经纤维上跳跃式传导。

胞的兴奋性逐渐恢复，必须给予阈上刺激才能发生兴奋。超常期：相对不应期过后，细胞兴奋性高于正常水平，给予阈下刺激就能发生兴奋。低常期：细胞兴奋性低于正常水平。它们与动作电位各时期的关系：绝对不应期大约相当于锋电位发生的时期；相对不应期和超常期大约相当于负后电位出现的时期；低常期则相当于正后电位出现的时期。

三、局部电位

如前所述，刺激作用于细胞可以引起动作电位，但不是所有的刺激都能引起，阈下刺激引起的产生于细胞膜的局部、较小的去极化反应称为局部反应，不会触发动作电位。这种局部去极化的电位称为局部电位。局部电位的特点：①不具有"全或无"现象。其幅值可随刺激强度的增加而增大。②电紧张方式（或衰减性）扩布。其幅值随着传播距离的增加而减小。③具有总和效应。如果细胞膜的某一部分连续接受数个阈下刺激，则数个阈下刺激引起的去极化可以叠加，称为时间性总和；如果在距离很近的两个部位同时各接受一个阈下刺激，它们引起的去极化叠加，称为空间性总和。局部电位经过总和达到阈电位，就可以产生动作电位。人体内许多部位的电信号具有上述局部电位的特点，如肌细胞的终板电位，感受器细胞的感受器电位，神经元突触后电位等。

知识拓展

肌电图与临床应用

肌电图（EMG）是通过肌电对疾病进行辅助检查的一种手段。应用电子学仪器记录肌肉静止或收缩时的电活动，及应用电刺激检查神经、肌肉兴奋及传导功能的方法。通过此检查可以确定周围神经、神经元、神经-肌肉接头及肌肉本身的功能状态。通过测定安静情况下有无自发的电活动，以及肌肉大力收缩的波形及波幅，可区别神经源性损害和肌源性损害，帮助诊断脊髓前角急、慢性损害。通过肌电图检查可以协助确定神经损伤的部位、程度、范围和预后。此外，肌电图还用于在各种疾病的治疗过程中追踪疾病的恢复过程及疗效。

第四节　肌细胞的收缩功能

导学案例2-2

　　患者,女,16岁,近来感到眼睛酸胀不适,视物模糊,手拿东西感到无力,运动后感到极度无力,经休息后症状减轻。门诊检查:新斯的明试验阳性。胸腺CT发现胸腺增生。利用电极刺激运动神经,记录肌肉的反应电位振幅,提示神经-骨骼肌接头处病变的可能。进一步做乙酰胆碱受体抗体滴度的检测,诊断为重症肌无力。

　　具体任务:用生理学知识解释重症肌无力患者的神经-骨骼肌接头处会发生哪些变化?

　　人体各种各样的运动,主要是靠肌细胞的收缩完成的。人体的肌细胞主要有三种:骨骼肌细胞、平滑肌细胞、心肌细胞。虽然在结构上有差异,但它们的收缩原理基本相似,本节以骨骼肌为例,来讨论肌细胞的收缩功能。

一、神经-骨骼肌接头处兴奋的传递

(一)神经-骨骼肌接头处的结构

　　躯体运动神经纤维的神经末梢失去髓鞘,嵌入骨骼肌细胞膜中,形成神经-骨骼肌接头,其结构由三个部分构成:①接头前膜,即轴突末梢的细胞膜。在接头前膜内含有大量囊泡,囊泡内含有 6000～10000 个乙酰胆碱(ACh)分子。②接头间隙,位于接头前、后膜之间,充满了细胞外液。③接头后膜,与接头前膜相对应的肌膜,又称终板膜。终板膜向内凹陷形成许多皱褶,以增大接触面积。终板膜上有 ACh 受体,可与 ACh 特异性结合。另外,在终板膜表面及接头间隙中还存在胆碱酯酶,可将 ACh 分解为胆碱和乙酸(图 2-9)。

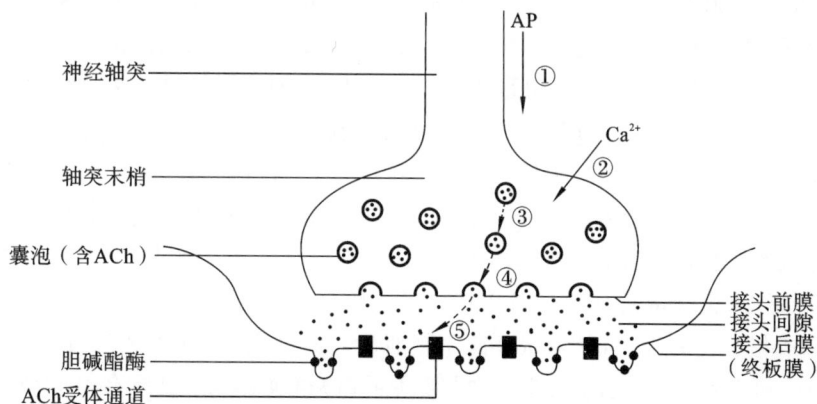

图 2-9　神经-骨骼肌接头的结构与化学传递过程示意图

(二)神经-骨骼肌接头处兴奋的传递过程

　　当神经冲动(动作电位)沿着神经纤维传到接头前膜时,接头前膜首先发生去极化,接头前膜的去极化引起该处膜的 Ca^{2+} 通道开放、Ca^{2+} 内流,进而启动囊泡的移动,促使囊泡膜与接头前膜融合,并在融合处出现小孔,经出胞过程将囊泡中的 ACh 全部释放至接头间隙。ACh 通过接头间隙到达终板膜,与终板膜上 ACh 受体结合并使之激活,导致通道开放,于是出现以 Na^+ 内流为主的离子跨膜移动,使终板膜去极化,产生终板电位(end-plate potential)。终板电位是局部电位,其以电紧张形式扩布至邻近的肌细胞膜,引起肌细胞膜去极化达到阈电位而爆发动作电位,动作电位沿肌细胞膜传导,引起整个骨骼肌细胞的兴奋。

接头前膜释放的 ACh 进入接头间隙,只是起到传递信息的作用,很快被胆碱酯酶分解,而失去作用,这就保证了一次神经冲动引起一次肌细胞的兴奋,表现为一对一的关系。否则,释放的 ACh 积聚,会使骨骼肌细胞持续兴奋而发生痉挛性收缩。

躯体运动神经的动作电位(电变化),经 ACh 和 ACh 受体(化学物质)的作用,引起骨骼肌细胞膜产生动作电位(电变化),所以神经-骨骼肌接头处兴奋的传递过程可概括为电-化学-电的传递过程,也称为化学传递。

(三)神经-骨骼肌接头处兴奋的传递特点

神经-骨骼肌接头处兴奋的传递与动作电位在神经纤维上的传导不同,具有以下特点:①单向传递:兴奋只能由接头前膜传向接头后膜,不能反向传递。这是因为接头前膜能释放 ACh,接头后膜存在 ACh 受体。②时间延搁:神经-骨骼肌接头处兴奋的传递过程非常复杂,牵涉到化学物质的释放、扩散、与受体的结合,需要的时间比较长(0.5~1.0 ms),所以化学传递的速度比神经冲动的传导速度要慢得多。③易受环境变化的影响:许多药物或疾病均可影响神经-骨骼肌接头处兴奋的传递,如筒箭毒碱和 α-银环蛇毒可与 ACh 竞争终板膜上的受体,使该处的受体阳离子通道失活,因而阻断神经-骨骼肌接头的兴奋传递,具有松弛肌肉的作用。重症肌无力患者,由于体内产生了 ACh 受体的抗体,它占据了接头后膜受体的位置,使 ACh 不能与受体结合,导致肌肉无法收缩,出现肌无力。肉毒杆菌毒素中毒导致的肌无力是由于肉毒杆菌在体内产生的毒素抑制接头前膜 ACh 的释放,使肌肉收缩运动障碍,发生软瘫,但肌肉仍能保持对 ACh 的反应性,静脉注射 ACh 能使瘫痪的肌肉恢复功能。肌无力是机体自身免疫性抗体破坏了躯体运动神经末梢上的 Ca^{2+} 通道,影响了 ACh 的释放而导致的结果。有机磷农药和新斯的明选择性抑制胆碱酯酶,使胆碱酯酶失活,造成 ACh 在接头间隙的积聚,出现肌肉痉挛性收缩等中毒症状,用解磷定可以恢复胆碱酯酶活性。

护考提示
神经-骨骼肌接头处兴奋传递的特点。

二、骨骼肌收缩的机制

(一)骨骼肌细胞的微细结构

骨骼肌细胞和一般细胞相比,最突出的特点是含有大量的肌原纤维和丰富的肌管系统。

1. 肌原纤维和肌节　每个肌细胞或肌纤维都包含大量直径为 $1\sim2~\mu m$ 的纤维状结构,称为肌原纤维(myofibril)。每条肌原纤维都有明暗相间的条带,分别称为明带和暗带;在暗带中央,有一段相对透明的区域,称为 H 带;在 H 带中央亦即整个暗带的中央,有一条横线,称为 M 线。明带中央也有一条横线,称为 Z 线。相邻 Z 线之间的区域,包括一个位于中间部位的暗带和其两侧各 1/2 明带,称为一个肌节(sarcomere)。肌节是肌肉收缩和舒张的基本单位。肌节的明带和暗带包含有更细的、纵向平行排列的丝状结构,称为肌丝。暗带中含有的肌丝较粗,称为粗肌丝。明带中的肌丝较细,称为细肌丝。

粗肌丝由肌球蛋白(肌凝蛋白)构成(图 2-10(a))。肌球蛋白分子分为杆状部和球状部。杆状部朝 M 线聚集成束,形成粗肌丝的主干,其球状部露于粗肌丝表面形成横桥(图 2-10(b))。横桥在肌丝滑行中具有重要作用:①可与细肌丝上的肌纤蛋白(肌动蛋白)可逆结合;②具有 ATP 酶的作用,能分解 ATP,为横桥向 M 线扭动提供能量,拖动细肌丝向粗肌丝滑动,使肌节缩短。

细肌丝由肌动蛋白、原肌球蛋白、肌钙蛋白构成(图 2-10(c))。①肌动蛋白(肌纤蛋白),构成细肌丝的主干;②原肌球蛋白(原肌凝蛋白),位于肌动蛋白和横桥之间,掩盖二者结合的位点,形成"位阻效应";③肌钙蛋白,可以和 Ca^{2+} 结合,引发肌肉收缩。

2. 肌管系统　包绕在每一条肌原纤维周围的膜性囊管状结构称为肌管系统(sarcotubular system)。这些囊管状结构实际是由来源和功能都不相同的两组独立的管道系统所组成。一部分肌管的走行方向和肌原纤维相垂直,称为横管系统,简称 T 管,是肌膜向细胞内凹陷并向深部延伸而成。另一部分肌管系统,就是纵管系统,也称肌质网,简称 L 管,它们的走行方向和肌节平行,在接近横管时管腔出现膨大,称为终池。每一横管及其两侧的终池,构成三联管结构,它是兴奋-收缩耦联的关键部位。

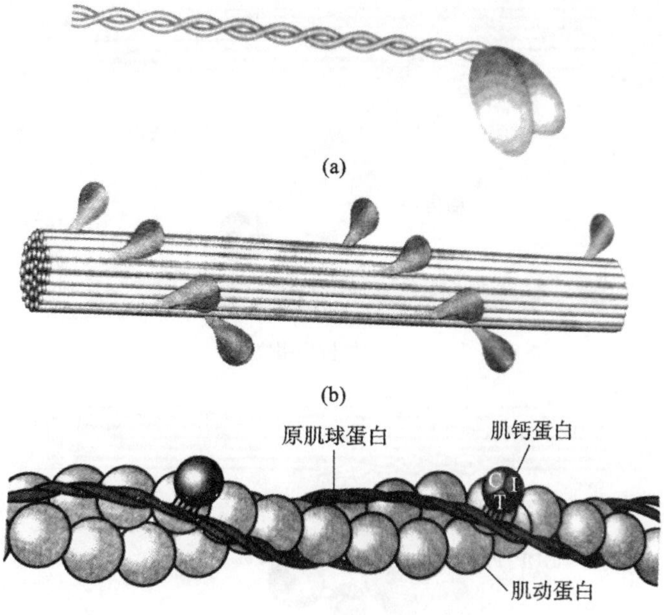

图 2-10 肌丝分子结构示意图
注:(a)肌球蛋白;(b)粗肌丝;(c)细肌丝。

(二)骨骼肌细胞的收缩机制

目前公认的骨骼肌细胞收缩机制是肌丝滑行学说。肌丝滑行学说的主要内容:肌肉的收缩和舒张,是通过粗、细肌丝在肌节内的相互滑行实现的,而肌丝本身的长度没有发生改变或扭曲。

肌丝滑行的基本过程:当肌细胞上的动作电位引起肌质中 Ca^{2+} 浓度升高时,Ca^{2+} 与肌钙蛋白结合,引起肌钙蛋白分子构象的改变,这种改变"传递"给原肌球蛋白,使原肌球蛋白的双螺旋结构发生某种扭转,使安静时的"位阻效应"解除,导致肌动蛋白和横桥结合,横桥被激活,分解 ATP,释放能量,横桥向 M 线方向扭动,使细肌丝向粗肌丝滑行,横桥一次摆动后便与肌动蛋白解离,再与细肌丝上的下一个结合位点结合及扭动,如此反复进行,肌节缩短,肌细胞收缩。当肌质中 Ca^{2+} 浓度降低时,肌钙蛋白与 Ca^{2+} 解离,原肌球蛋白回位,又掩盖了肌动蛋白和横桥二者相互结合的位点,形成"位阻效应",横桥停止扭动,细肌丝滑出,肌节恢复原来长度,引起肌细胞舒张(图 2-11)。

(三)兴奋-收缩耦联

肌细胞的兴奋表现为肌细胞膜上出现可传导的动作电位,肌细胞的收缩则是细胞内部肌丝滑行的结果。肌细胞的兴奋不能直接引起肌细胞的收缩,但二者之间存在着某种联系。这种把肌细胞的电兴奋和肌细胞的机械收缩联系起来的中介过程称为兴奋-收缩耦联(excitation-contraction coupling)。兴奋-收缩耦联的三个基本步骤:①肌细胞膜的电兴奋通过横管系统传向肌细胞深部;②信息在三联管处传递,引起终池释放 Ca^{2+};③胞质内的 Ca^{2+} 与肌钙蛋白结合触发肌丝滑行而引起收缩。

当肌细胞膜的兴奋传导到三联管时,引起终池膜上的 Ca^{2+} 通道开放,Ca^{2+} 通过易化扩散进入肌质,导致肌质中的 Ca^{2+} 浓度升高,当 Ca^{2+} 浓度升高到 10^{-5} mol/L 时,Ca^{2+} 与细肌丝上的肌钙蛋白结合,引起上述肌丝滑行过程。当神经冲动停止时,肌细胞膜与横管电位恢复,终池膜上的 Ca^{2+} 通道关闭,钙泵将 Ca^{2+} 泵回终池储存,肌质中的 Ca^{2+} 浓度降低,当肌质中的 Ca^{2+} 浓度低于 10^{-7} mol/L 时,引起肌肉舒张。由此可见,三联管是兴奋-收缩耦联的结构基础,Ca^{2+} 是兴奋-收缩耦联的关键离子。

三、骨骼肌收缩的形式和主要影响因素

(一)骨骼肌收缩的形式

骨骼肌收缩主要是指肌肉长度的缩短和张力的增加,其收缩的形式有以下几种。

护考提示
兴奋-收缩耦联的概念和关键离子。

21

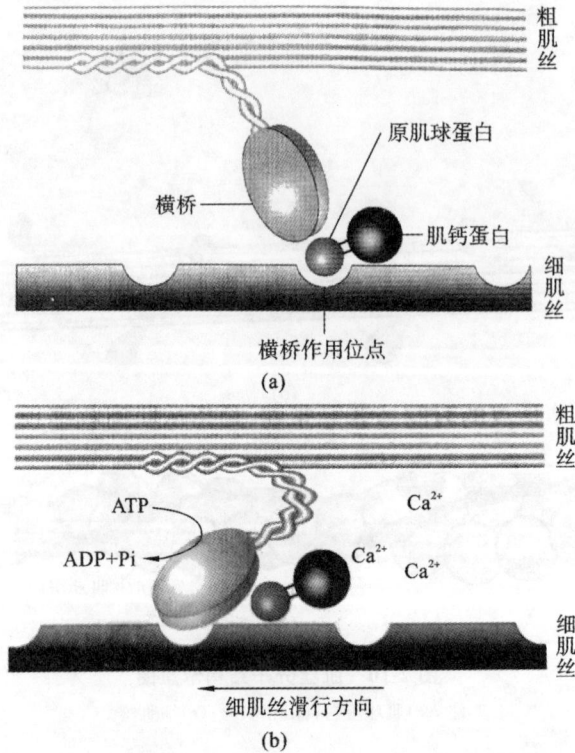

图 2-11　肌丝滑行机制示意图

注：(a)肌肉舒张；(b)肌肉收缩。

1.等长收缩和等张收缩　等长收缩(isometric contraction)是指肌肉收缩时,长度不变而只有张力增加的肌肉收缩方式。这时虽然有粗肌丝产生的力作用于细肌丝,但是没有发生肌丝滑行。如维持站立姿势的肌肉活动,或者用手提一个很重的物体,但是没有提起来的肌肉活动。因为没有肌肉长度的缩短,即使产生很大的张力,肌肉作用的物体也不会产生位移。等张收缩(isotonic contraction)是指肌肉收缩时,张力不变而只有长度缩短的肌肉收缩方式。这时粗肌丝产生的力作用于细肌丝,发生了肌丝滑行,所以肌肉缩短。如我们搬动一个箱子,在移动的过程中,肌肉缩短了,但对抗箱子重量的张力并没有改变。人体骨骼肌的收缩大多数情况下为混合式的,既有等长收缩,也有等张收缩。

2.单收缩和强直收缩　整块骨骼肌或单个肌细胞受到一次刺激时,先产生一次动作电位,紧接着出现一次收缩称为单收缩。当骨骼肌受到较低频率的连续刺激出现连续收缩时,每个收缩曲线互不融合、叠加,仍然是单收缩;当刺激频率增加到某一限度时,后来的刺激在前一次收缩的舒张期到达肌肉,新的收缩出现,在描记曲线上形成锯齿形称为不完全强直收缩;刺激频率继续增加,后来的刺激在前一次收缩的收缩期到达肌肉,新的收缩出现,各次收缩曲线出现融合而叠加起来,描记曲线上的锯齿形消失,就是完全强直收缩(图 2-12)。通常情况下,人体骨骼肌的收缩都属于强直收缩。

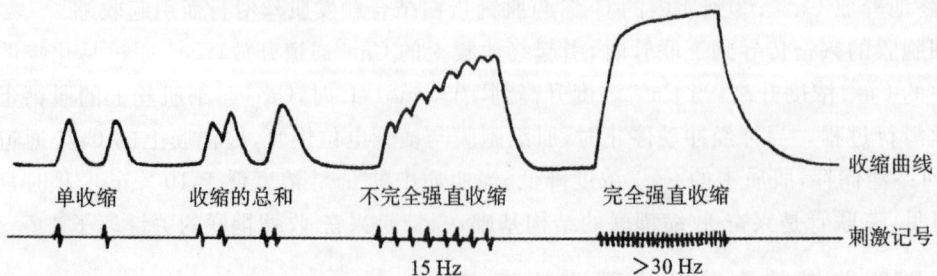

图 2-12　单收缩与强直收缩

（二）影响骨骼肌收缩的主要因素

影响骨骼肌收缩的主要因素有前负荷、后负荷和肌肉收缩能力。

1. 前负荷 肌肉收缩前就承受的负荷称为前负荷（preload）。前负荷使肌肉在收缩前就处于某种被拉长的状态，使它具有一定的长度，称为初长度。如果其他条件不变，逐渐增加前负荷使初长度增加，可以测得肌肉在不同前负荷时进行收缩所能产生的张力，得到长度-张力曲线（图2-13）。

该曲线表明，在一定的范围内，骨骼肌的初长度与肌张力之间成正比。当肌肉初长度增加到某一程度时，肌肉收缩的张力最大，此时的初长度称为最适初长度，使肌肉收缩产生最大张力的前负荷称为最适前负荷。在达到最适初长度前，初长度增加，肌肉收缩产生的张力相应增大。在超过最适初长度后，初长度增加，肌肉收缩产生的张力反而减小。

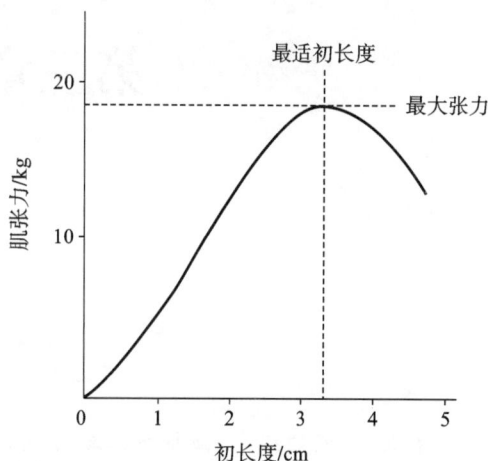

图 2-13 初长度对肌张力的影响

2. 后负荷 在肌肉开始收缩后遇到的负荷称为后负荷（afterload）。它是肌肉收缩的阻力或做功对象。后负荷变化时不改变肌肉的初长度，但能阻碍收缩时肌肉的缩短。后负荷如果超过肌肉收缩所能产生的最大张力，肌肉收缩时不再缩短，此为等长收缩。在其他条件不变的情况下，测定在不同后负荷时骨骼肌收缩产生的张力和缩短速度，可得到骨骼肌张力-速度曲线（图2-14）。当后负荷为零时，肌肉可产生最大的缩短速度；随着后负荷增加，肌肉收缩产生的张力增加而缩短的速度减小；当后负荷增加到肌肉完全不能缩短时，肌肉产生最大收缩张力。后负荷过大或过小都会降低肌肉做功的效率，适度的后负荷才能获得肌肉做功的最佳效率。

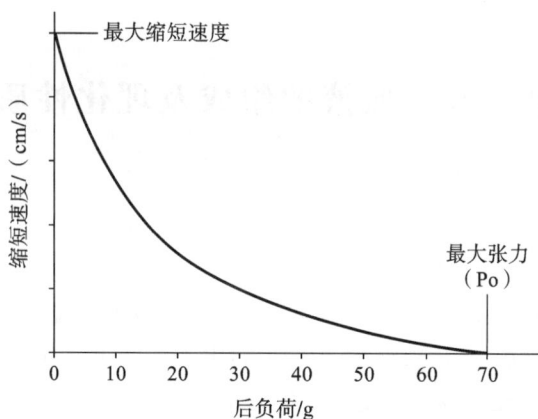

图 2-14 骨骼肌张力-速度曲线

3. 肌肉收缩能力 肌肉收缩能力（contractility）是指与前、后负荷无关的肌肉内在的收缩特性。肌肉收缩能力提高时，收缩产生的张力、缩短的速度均将提高，使肌肉做功效率增加。肌肉收缩能力主要与兴奋-收缩耦联过程中肌质内 Ca^{2+} 浓度的高低、肌钙蛋白与 Ca^{2+} 的亲和力以及横桥 ATP 酶的活性等因素有关。许多神经递质、体液物质和药物等都可以通过上述途径来调节和影响肌肉收缩能力，如缺氧、酸中毒时肌肉收缩能力降低，而 Ca^{2+} 和肾上腺素等体液因素则使肌肉收缩能力增强。

（杨爱娟）

直通护考在线答题

第三章 血 液

扫码看课件

案例解析
3-1

Note

能力目标

1.掌握:血液的组成;血细胞比容的概念;血浆胶体渗透压和晶体渗透压的形成和生理意义;红细胞、白细胞和血小板的生理功能;血液凝固的过程;ABO 血型系统分型的依据及血型鉴定原理。

2.熟悉:健康成人各类血细胞数目的正常值;红细胞的生理特性;输血原则。

3.了解:血液的理化特性和功能;纤维蛋白溶解;Rh 血型系统。

4.会用本章所学知识解释:临床上血液检查时各类血细胞数目是否正常及异常时的原因;临床上患者出现大失血时的急救输血原则;患者进行输血时出现溶血反应的机制。

血液由血细胞和血浆组成,其不断地为全身组织细胞提供氧气和营养物质,同时,将细胞的代谢产物运输到各排泄器官再排出体外。血液作为体内功能最活跃的液体组织,具有运输、调节和免疫防御功能,对维持机体内环境稳态发挥着重要作用。

第一节 血液的组成及理化性质

导学案例3-1

梁某,女,32 岁,妊娠 35 周,因感疲劳乏力、活动后呼吸困难、心悸、头晕、视物模糊、食欲减退等症状就诊。入院后,查体脉搏 112 次/分,RBC 5.8×10^{10}/L,WBC 10.9×10^9/L,血红蛋白(Hb)89 g/L,血细胞比容 28.3%,铁蛋白 35 ng/mL。

具体任务:用血液生理的知识对该患者进行诊断,并拟订治疗方案。

一、血液的组成

血液由血浆以及悬浮于其中的各类血细胞组成。血细胞分为红细胞、白细胞和血小板三类。取一定量的血液,加入抗凝剂(如枸橼酸钠)处理后,在离心机中离心沉淀,由于血浆与血细胞的比重不同,离心后血液被分为三层,上层淡黄色的液体是血浆,下层不透明深红色的液体是红细胞,上、下两层中间一薄层灰白色的是白细胞和血小板(图 3-1)。

血细胞占全血容积的百分比称为血细胞比容(hematocrit)。正常成年男性为 40%～50%,女性为 37%～48%,新生儿约为 55%。由于血细胞中绝大多数是红细胞,故血细胞比容又称红细胞比容。临床上测定血细胞比容,有助于判断贫血的类型与程度。

二、血液的理化性质

(一)颜色

血液的颜色取决于红细胞内血红蛋白的颜色。动脉血由于含氧合血红蛋白较多,呈鲜红色;静脉血含还原血红蛋白较多,呈暗红色。血浆因含少量胆红素,呈淡黄色。空腹时血浆清澈透明,进食后,尤其摄入脂类食物,血浆因悬浮有脂蛋白微粒而变得混浊,会妨碍血浆中一些成分检测的准确性。因此,临床进行某些血液成分检测时,要求空腹采血。

(二)比重

全血的比重为1.050~1.060,血液中红细胞数越多则全血比重越大。血浆的比重为1.025~1.030,血浆中蛋白质含量越高则血浆比重越大。利用红细胞和血浆比重的差异,可以测定血细胞比容及红细胞沉降率。可通过测定全血或血浆比重间接估算红细胞数量和血红蛋白含量。

图 3-1 血液各成分的比容

(三)黏滞性

血液的黏滞性来源于血液中血细胞、血浆蛋白等分子或颗粒之间的摩擦。全血的相对黏滞性为水的4~5倍,主要取决于所含的红细胞数量。血浆的黏滞性是水的1.6~2.4倍,主要取决于血浆蛋白的含量。严重贫血患者红细胞数减少,血液黏滞性降低;在人体内因某种疾病使微环境血流速度显著减慢时,红细胞在血管中叠连,使血液的黏滞性增大,血流阻力增加,影响循环的正常进行。

(四)渗透压

两种不同浓度的溶液被半透膜(有选择性地让水分子通过,而阻止比水分子大的颗粒通过)隔开,水分子从低浓度溶液向高浓度溶液中移动,直到浓度相等为止,这种现象称为渗透现象。渗透压(osmotic pressure)是指溶液中的溶质吸引水分子透过半透膜的能力。渗透压越大,保留和吸引水分子的能力就越强。渗透压是溶液的一种基本特征,其大小与溶质颗粒数目的多少成正比,而与溶质的种类及颗粒的大小无关。正常人体血浆总渗透压约为5790 mmHg(300 mOsm/L),包括血浆晶体渗透压和血浆胶体渗透压,详见后述。

(五)酸碱度

正常人血浆的pH值为7.35~7.45。血浆的酸碱度主要取决于血浆中缓冲对的缓冲作用,最重要的缓冲对为$NaHCO_3/H_2CO_3$。若体内酸性或碱性物质产生过多,超过了血浆中缓冲对的缓冲能力时,血浆pH值的变化则超过正常变动范围,将会影响组织细胞的正常生理活动。血浆pH值低于7.35为酸中毒,高于7.45为碱中毒。如果血浆pH值低于6.9或高于7.8,将危及生命。

血液缓冲系统作用快,是最迅速的酸碱平衡调节途径,但最终还需要通过肺、肾将过多的酸性物质和碱性物质排出。

三、血液的功能

血液作为体内功能最活跃的液体组织,具有运输、免疫和防御、调节等多种功能。

(一)运输功能

血液不停地运输O_2、CO_2、营养物质、激素和代谢产物等,随着血液的循环流动,营养物质和O_2被送到组织细胞,同时将组织中的代谢产物和CO_2运送到排泄器官并排出体外。

(二)免疫和防御功能

血液中的白细胞、淋巴细胞、巨噬细胞、各种免疫抗体和补体系统可对抗或吞噬进入体内的病原微

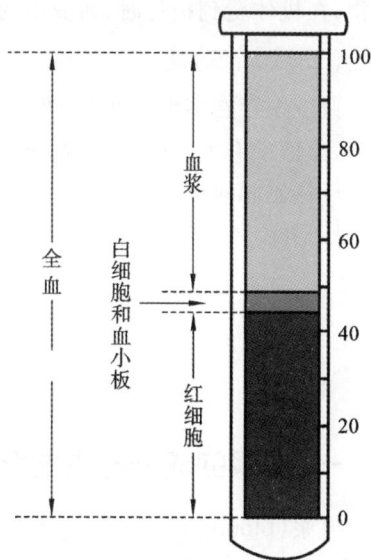

护考提示
机体调节酸碱平衡最迅速的途径。

生物;在机体受到损伤时,血液中的血小板和凝血物质及时进行止血。

(三)调节功能

血液中存在多组缓冲对,可调节酸碱平衡,使细胞外液的理化特性保持相对稳定;血液还参与体温调节,血液中有大量的水分,能吸收体内产生的热量,并通过血液流动,将机体深部热量带到体表散发,以维持体温相对恒定。

第二节　血　浆

一、血浆的成分与主要作用

血浆(blood plasma)是由$91\%\sim92\%$的水和$8\%\sim9\%$的溶质组成的混合溶液。溶质主要为血浆蛋白(表3-1)、电解质、非蛋白有机物等。正常情况下,血浆各种成分的含量在一定范围内波动,保持相对恒定。但患病时,血浆中的某些化学成分含量则会高于或低于这一范围。因此,临床上进行血浆成分的测定有助于对某些疾病的诊断。

表3-1　正常成人血浆蛋白含量及主要生理作用

蛋白名称	正常含量/(g/L)	主要生理作用
白蛋白(A)	$40\sim50$	①形成血浆胶体渗透压,维持血管内、外水的平衡; ②其分解产生的氨基酸可作为合成蛋白质的原料; ③运输; ④缓冲酸碱变化
球蛋白(G)	$20\sim30$	①参与机体的免疫功能; ②有利于脂类物质、某些激素和脂溶性维生素的运输
纤维蛋白原	$2\sim4$	参与血液凝固

二、血浆渗透压

血浆渗透压包括血浆晶体渗透压和血浆胶体渗透压。其中血浆晶体渗透压占血浆渗透压的99%以上,主要来自溶解于其中的晶体物质,如NaCl、葡萄糖、尿素等,其中80%来自Na^+和Cl^-。血浆胶体渗透压由血浆蛋白构成,以白蛋白为主。

由于红细胞膜和毛细血管壁是具有不同通透性的半透膜,因此,血浆晶体渗透压和血浆胶体渗透压表现出不同的生理作用(图3-2)。

(一)血浆晶体渗透压的作用

正常状态下细胞膜内、外的渗透压基本相等,细胞膜允许水分子通过,不允许蛋白质通过,血浆中晶体物质大部分也不易通过细胞膜,在细胞膜内、外形成一定的浓度差,产生相对稳定的晶体渗透压,对维持细胞膜内、外水的平衡以及细胞的正常形态和功能起着重要作用。

临床常用的各种溶液的渗透压与血浆晶体渗透压相等,称为等渗溶液。常用的等渗溶液有0.9%NaCl溶液和5%葡萄糖溶液。低于血浆晶体渗透压的溶液称为低渗溶液;高于血浆晶体渗透压的溶液称为高渗溶液。

将正常红细胞置于低渗溶液中,红细胞内渗透压高,溶液中的水分将被吸入红细胞内而使红细胞膨胀,甚至破裂,血红蛋白逸出,导致溶血。将正常红细胞置于高渗溶液中,高渗溶液吸引水的能力相对较强,红细胞内的水分将外渗而使红细胞发生皱缩。因此,血浆晶体渗透压的相对稳定,对维持细胞内、外

组织液　　　　　组织液胶体渗透压　H_2O

H_2O

血浆胶体渗透压

红细胞内
晶体渗透压　$\xrightarrow{H_2O}$　血浆

$\xleftarrow{H_2O}$　血浆晶体渗透压

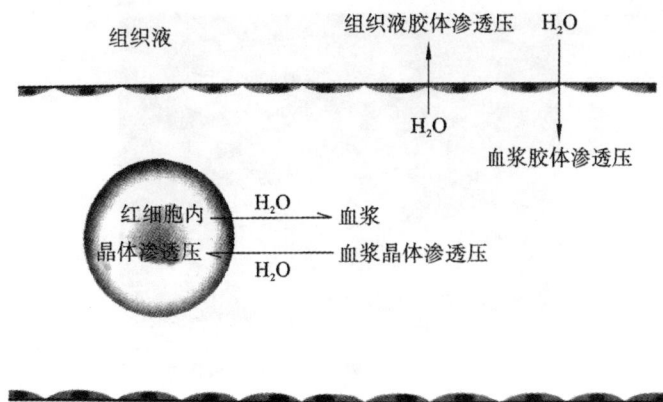

图 3-2　血浆渗透压作用示意图

的水平衡和保持红细胞正常形态具有重要作用(图 3-2)。

(二)血浆胶体渗透压的作用

血浆晶体物质可以自由通过毛细血管壁,血浆和组织液的晶体渗透压基本相等。由于血浆蛋白一般不易透过毛细血管壁,正常情况下,血浆蛋白浓度高于组织液中蛋白质的浓度,故血浆胶体渗透压可以吸引组织液中的水分进入毛细血管。当血浆蛋白减少,血浆胶体渗透压降低时,水分从血管中进入组织,导致组织液中水分增多而形成水肿。因此,血浆胶体渗透压具有维持血管内、外水的平衡和血容量稳定的作用(图 3-2)。

护考提示
试比较血浆晶体渗透压和血浆胶体渗透压的形成及生理意义。

第三节　血　细　胞

血细胞包括红细胞、白细胞和血小板三类细胞,它们均起源于造血干细胞。

一、红细胞

(一)红细胞的形态、数量与功能

1. 形态　正常成熟的红细胞(red blood cells,RBC)呈双凹圆盘形,直径为 $7\sim8\ \mu m$,周边较厚,最厚处为 $2.5\ \mu m$,中央较薄,最薄处约 $1\ \mu m$,无核。

2. 数量　红细胞是血液中数量最多的细胞,我国健康成年男性红细胞正常值为$(4.0\sim5.5)\times10^{12}/L$,女性为$(3.5\sim5.0)\times10^{12}/L$,新生婴儿的红细胞数可达$(6.0\sim7.0)\times10^{12}/L$。红细胞内的主要成分是血红蛋白(hemoglobin,Hb),成年男性正常值为 $120\sim160\ g/L$,女性为 $110\sim150\ g/L$,新生儿为$170\sim200\ g/L$。生理情况下,红细胞数量和血红蛋白浓度会随生活环境、机体功能状态的不同而有一定的差异。如高原地区居民红细胞数量和血红蛋白含量高于平原地区居民,经常参加劳动和体育锻炼者高于劳动少和不经常运动者,儿童低于成人,新生儿高于成人。若血液中红细胞数量或血红蛋白含量低于正常值,则称为贫血。

3. 功能　红细胞的主要生理功能是运输 O_2 和 CO_2,并能缓冲血液酸碱度变化。这些功能都是依靠血红蛋白实现的。一旦红细胞破裂溶血,血红蛋白逸出,将丧失其功能。

(二)红细胞生理特性

1. 红细胞的可塑变形性　红细胞在全身血管中循环运行,常要挤过口径比它小的毛细血管和血窦间隙,这时红细胞将发生卷曲变形,通过后又恢复原状,这种变形称为可塑变形性(图 3-3)。衰老受损的红细胞和球形红细胞变形能力常降低。

2. 红细胞的渗透脆性　红细胞在低渗溶液中发生膨大、破裂和溶血的特性,称为红细胞的渗透脆

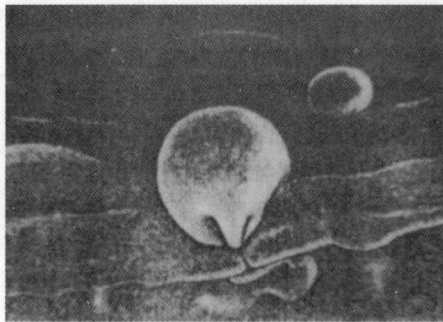

图 3-3 红细胞挤过脾窦内皮细胞裂隙示意图

性。将红细胞置于 0.9% NaCl 等渗溶液中,红细胞保持正常大小和形态,若将红细胞置于 0.6%~0.8% NaCl 溶液中,则会膨胀变形;若将红细胞置于 0.40%~0.45% NaCl 溶液中,开始有部分衰老的红细胞破裂溶血;若将红细胞置于 0.35% 及其以下的 NaCl 溶液中,则会全部溶血。这一现象说明红细胞对低渗溶液具有一定的抵抗力,这种抵抗力大小用渗透脆性表示。渗透脆性大,表明红细胞对低渗溶液的抵抗力小;反之,抵抗力大。生理情况下,衰老的红细胞对低渗盐溶液的抵抗力小,即渗透脆性大;而新生的红细胞抵抗力大,即渗透脆性小。测定红细胞渗透脆性有助于某些疾病的诊断,如遗传性球形红细胞增多症的患者红细胞渗透脆性增大。

3. 红细胞的悬浮稳定性 红细胞在血浆中保持悬浮而不易下沉的特性,称为红细胞的悬浮稳定性。将与抗凝剂混匀的血液静置于一血沉管中,红细胞由于比重较大,将因重力而下沉,但正常情况下下沉速度十分缓慢。通常以红细胞在 1 h 内下沉的距离来表示红细胞沉降的速度,称为红细胞沉降率(erythrocyte sedimentation rate,ESR),简称血沉。用魏氏法测定的正常值,正常成年男性为 0~15 mm/h,女性为 0~20 mm/h。

红细胞的悬浮稳定性来源于红细胞与血浆之间的摩擦阻力。在存在某些疾病(如活动性肺结核、风湿热等)时,血浆中带正电的球蛋白、纤维蛋白原和胆固醇含量增多,会抵消红细胞表面的负电荷而使许多红细胞能较快地互相以凹面相贴,形成一叠红细胞,称为叠连。叠连的发生,使红细胞与血浆的摩擦阻力下降,血沉加快。

(三)红细胞的生成与破坏

1. 红细胞的生成

(1)生成部位:在成年人,红骨髓是红细胞生成的唯一场所。骨髓造血功能正常是红细胞生成的前提条件。红细胞在红骨髓内发育成熟的过程中,细胞体积由大变小,细胞核也由大变小最后消失,细胞质中的血红蛋白从无到有,逐渐增多达到正常含量。造血过程,是红细胞发育、成熟的过程,是一个连续的过程。首先是红骨髓内的造血干细胞分化形成红系定向祖细胞,红系定向祖细胞进一步分化形成原红母细胞,然后发育为早幼红细胞、中幼红细胞、晚幼红细胞和网织红细胞的阶段,最后成为成熟的红细胞。当骨髓受到某些药物(如抗癌药、氯霉素)、放射线等的作用时,其造血功能受到抑制,出现全血细胞减少而形成的贫血,称为再生障碍性贫血。

(2)造血原料:红细胞的主要成分是血红蛋白,铁和蛋白质是合成血红蛋白的基本组成成分,因而是重要的造血原料。成年人每天需铁 20~30 mg 用于红细胞生成,其中 95% 来自衰老红细胞在体内破坏后释放出的"内源性铁",可以循环利用;其余 5% 由从食物中摄取的"外源性铁"提供。儿童生长期、妇女月经期、妊娠期和哺乳期铁摄入不足、吸收利用障碍或慢性贫血,均会导致机体缺铁,从而使血红蛋白合成减少,引起临床上常见的缺铁性贫血,其特点是红细胞中血红蛋白不足,体积减小,呈小细胞低色素性贫血。

(3)成熟因子:在红细胞的发育和成熟过程中,需要叶酸和维生素 B_{12} 的参与。叶酸是 DNA 合成酶的辅酶,维生素 B_{12} 可促进叶酸活化与利用。一旦缺乏,则导致 DNA 合成障碍,就会使红细胞发育停滞,引起大细胞性贫血(巨幼细胞贫血)。

造血干细胞移植

干细胞,译自英文单词"stem cells"。"stem",英文为"干",有"树干""起源"之意,干细胞具有极强的长期自我更新及多项分化潜能。干细胞可以来源于胚胎和胎儿组织,也可来自出生后的器官和成年个体组织。造血干细胞移植,是患者先接受超大剂量放疗或化疗,然后再回输采自自身或他人的造血干细胞,重建正常造血和免疫功能的一种治疗手段。

造血干细胞移植技术是目前治疗许多血液病较为有效和理想的方法,包括:血液系统恶性肿瘤,如急性白血病、淋巴瘤等;某些血液系统非恶性肿瘤,如重型再生障碍性贫血等,造血干细胞移植技术目前已在临床治疗中得到推广应用。

2. 红细胞生成的调节 红细胞的生成主要受促红细胞生成素和雄激素的调节。

(1)促红细胞生成素(erythropoietin,EPO):肾脏可释放促红细胞生成素(一种糖蛋白),主要作用是促进骨髓红系定向祖细胞增殖分化,使血液中成熟红细胞增加。组织缺氧是刺激该激素合成释放增多的主要因素。当组织缺氧时,可刺激肾脏合成和分泌EPO增加,使血液中成熟红细胞增加,提高血液的运氧能力,因此高原地区的居民、长期从事重体力劳动和体育锻炼的人,红细胞数量较多。严重肾脏疾病患者,可使EPO生成不足而出现肾性贫血。

(2)雄激素:雄激素可直接刺激骨髓造血组织,使红细胞生成增多,也可作用于肾脏,使其分泌促红细胞生成素增多,从而间接使红细胞生成增多。青春期以后男性雄激素的含量高于女性,因此男性红细胞的数目和血红蛋白含量均高于女性。临床上可采用雄激素治疗骨髓造血功能降低所造成的再生障碍性贫血。

3. 红细胞的破坏 红细胞正常数量的维持是其不断生成与破坏达到动态平衡的结果。正常人红细胞的平均寿命约为120天。成熟红细胞无核,不能合成新的蛋白质,故对其自身结构无法更新、修补。衰老或受损的红细胞变形能力减退,在湍急的血流中,其可因机械撞击而破损,在通过微小孔隙时,容易滞留在脾、肝的血窦等处,被巨噬细胞所吞噬。脾是衰老红细胞破坏的重要场所。脾功能亢进时,可使红细胞破坏增加,引起脾性贫血。

二、白细胞

(一)白细胞的形态、数量与分类

白细胞(white blood cells,WBC)是无色、有核的血细胞。健康成人白细胞总数为$(4.0\sim10.0)\times10^9/L$,新生儿白细胞总数可达$(12.0\sim20.0)\times10^9/L$。根据白细胞形态、功能和来源不同,可将其分为粒细胞、单核细胞和淋巴细胞三大类。粒细胞根据其胞质颗粒的嗜色性质不同分为中性粒细胞、嗜酸性粒细胞和嗜碱性粒细胞。白细胞分类百分比及其主要生理功能如表3-2所示。

表3-2 血液中各种白细胞的正常值和主要生理功能

各类白细胞	百分比/(%)	绝对值/($\times10^9/L$)	主要生理功能
中性粒细胞	50~70	2.04~7	吞噬细菌和衰老的红细胞
嗜酸性粒细胞	0.5~5	0.02~0.5	抗寄生虫和抗变态反应
嗜碱性粒细胞	0~1	0.0~0.1	参与变态反应、释放肝素抗凝
单核细胞	3~8	0.12~0.8	吞噬抗原、诱导免疫应答
淋巴细胞	20~40	0.8~4.0	特异性免疫反应

（二）白细胞的生理功能

白细胞的主要功能是通过吞噬作用和免疫反应，实现对机体的防御和保护。所有的白细胞都能做变形运动，具有趋向某些化学物质游走的趋化性及吞噬作用，是执行防御功能的生理基础。

1. 中性粒细胞　绝大部分的粒细胞属中性粒细胞，是血液中主要的吞噬细胞。中性粒细胞在血管内停留的时间平均只有 $6\sim8\,h$。在血管中的中性粒细胞，约有一半参与血液循环，通常白细胞计数只反映了这部分中性粒细胞的情况；另一半则附着在小血管壁上，当细菌侵入或局部有炎症时，中性粒细胞通过变形运动从小血管壁渗出，并大量集中到病灶处，将细菌吞噬，并在细胞内溶酶体酶的作用下将其消化分解。因此，在非特异性免疫中，中性粒细胞是机体抵御病原微生物，特别是化脓性细菌入侵的第一道防线。因此，临床上患者血液检查中白细胞总数增多和中性粒细胞数量增高，往往提示可能为化脓性细菌急性感染。

2. 嗜碱性粒细胞　这类粒细胞的胞质中存在较大和碱性染色很深的颗粒。颗粒内含有肝素、组胺和过敏性慢反应物质。嗜碱性粒细胞释放的组胺和过敏性慢反应物质可使毛细血管壁通透性增加，局部充血水肿，引起荨麻疹、哮喘等过敏反应症状。肝素具有抗凝血作用。

3. 嗜酸性粒细胞　胞质内含有较大的、椭圆形的嗜酸性颗粒。嗜酸性粒细胞能限制嗜碱性粒细胞引起的变态反应，参与对蠕虫的免疫反应。在有寄生虫感染、过敏反应等情况时，常伴有嗜酸性粒细胞增多。

4. 单核细胞　单核细胞吞噬作用较弱，在血液中停留 $2\sim3$ 天后迁移到周围组织中，转变成巨噬细胞，吞噬能力提高，吞噬各种病原微生物和衰老死亡的细胞，识别和杀伤肿瘤细胞，还在特异性免疫应答的诱导和调解中起重要作用。

5. 淋巴细胞　淋巴细胞在免疫应答过程中起核心作用。淋巴细胞分成 T 细胞和 B 细胞两类。在功能上 T 细胞主要与细胞免疫有关，B 细胞则主要与体液免疫有关。

三、血小板

血小板（platelet）是从骨髓中成熟的巨核细胞胞质脱落下来的无核小块细胞，呈双面微凸的圆盘状。健康成人血小板数为 $(100\sim300)\times10^9/L$，进食、剧烈运动、妊娠及缺氧可使血小板增多，女性月经期血小板减少，血小板平均寿命 $7\sim14$ 天。血小板数量超过 $1000\times10^9/L$，称血小板过多，易发生血栓；血小板数量少于 $50\times10^9/L$ 时，微小的创伤或仅血压升高就会使皮肤和黏膜下出现淤点，甚至出现大块紫癜，称为血小板减少性紫癜。

（一）血小板的生理特性

1. 黏附和聚集　血管损伤后，流经此血管的血小板被血管内皮下组织表面激活，立即黏附于损伤处暴露的胶原纤维上。黏附一旦发生了，血小板的聚集过程也随即发生。聚集是指血小板彼此黏着在一起的现象。

2. 释放和收缩　血小板受到刺激后，将其储存在颗粒内的生物活性物质向外排放，这一过程称为血小板释放。血小板释放的物质主要有 ADP、5-羟色胺（5-HT）、儿茶酚胺等。ADP 可使血小板聚集，形成血小板血栓，堵塞血管的破口；5-羟色胺、儿茶酚胺可使小动脉收缩，有助于止血。血小板内的收缩蛋白可发生收缩，使血块回缩变硬，牢固地堵塞破口，有利于止血。

3. 吸附　当血管破裂时，随着血小板的黏附和聚集，血小板表面可吸附多种凝血因子，受损部位的凝血因子浓度升高，有利于血液凝固和生理性止血。

（二）血小板的生理功能

1. 维持血管内皮的完整性　血小板对毛细血管内皮细胞有营养和支持作用。血小板能附着于受损的毛细血管内皮，填补毛细血管壁内皮脱落处的空隙，并与毛细血管内皮细胞融合，对维持毛细血管内皮的完整性或对内皮细胞修复具有重要作用。

2. 参与生理性止血和血液凝固　小血管损伤后血液将从小血管流出，正常人通常经数分钟后出血自行停止,称为生理性止血(physiological hemostasis)。临床上用一个小针刺破耳垂或指尖使血液自然流出,测定出血到自然停止的时间,称为出血时间(bleeding time)。其正常值为 1～3 min。测定出血时间,可以了解生理性止血过程是否正常。血小板减少,出血时间即相应延长,这说明血小板在生理性止血过程中有重要作用。

生理性止血是受损小血管收缩、血小板黏附和聚集、凝血过程等协同作用的结果。小血管破损后,首先是受损局部的血管收缩,减少出血或封闭破口制止出血,产生暂时性的止血效应。其次是血小板黏附、聚集在破损处,形成一个松软的止血栓,进行初步止血。同时,黏附聚集的血小板吸附大量凝血因子,促进凝血过程,形成坚实的止血栓,达到有效止血。

第四节 血液凝固与纤维蛋白溶解

一、血液凝固

血液凝固(blood coagulation)是指血液由流动的液体状态变成不能流动的凝胶状态的过程,简称凝血。其实质是血浆中的可溶性的纤维蛋白原在凝血酶的催化下转变为不溶性的纤维蛋白的过程。此过程是一系列复杂的酶促反应过程,需要多种凝血因子共同参与,而最终形成的纤维蛋白则相互交织成网,把血细胞和其他血液成分网罗在内,形成血凝块。血凝块逐渐回缩,析出的淡黄色液体,称为血清。血清与血浆的主要区别在于血清中不含纤维蛋白原等凝血因子。

(一)凝血因子

存在于血浆与组织中直接参与凝血过程的物质统称为凝血因子。目前已知的凝血因子主要有 14 种,其中已经按国际命名法依照凝血因子被发现的先后顺序用罗马数字编号的有 12 种,即凝血因子 Ⅰ～ⅩⅢ(简称 FⅠ～F ⅩⅢ)(表 3-3),剩下的两种未编号的是前激肽释放酶和高分子激肽原。这些凝血因子有以下特征:①通常在血液中,凝血因子多数是以无活性的酶原形式存在,如 FⅡ、FⅨ、FⅩ、FⅪ、FⅫ,必须被激活后才具有活性,被激活的凝血因子习惯上在原罗马数字的右下角标注"a",来表示为"活性型"凝血因子;如 FⅡa、FⅫa 等。②FⅢ存在于血管外组织细胞中,其余的凝血因子均存在于血浆中。③除 FⅣ(Ca^{2+})外,其余已知的凝血因子都是蛋白质。④大多数凝血因子均在肝脏合成,其中 FⅡ、FⅦ、FⅨ、FⅩ的合成还需维生素 K 的参与,故这些凝血因子又称依赖维生素 K 的凝血因子。如肝功能损害或维生素 K 缺乏,会因凝血功能障碍而发生出血倾向。

表 3-3 按国际命名法编号的凝血因子

编号	同义名	编号	同义名
FⅠ	纤维蛋白原	FⅧ	抗血友病因子
FⅡ	凝血酶原	FⅨ	血浆凝血激酶
FⅢ	组织因子	FⅩ	斯图亚特因子
FⅣ	钙离子	FⅪ	血浆凝血活酶前质
FⅤ	前加速素	FⅫ	接触因子
FⅦ	前转变素	FⅩⅢ	纤维蛋白稳定因子

(二)凝血过程

血液凝固是凝血因子按一定顺序相继激活,使可溶性的纤维蛋白原在凝血酶的催化下转变成不溶性的纤维蛋白的过程。整个过程大致可分为三个连续的基本步骤(图3-4):①凝血酶原激活物(也称凝

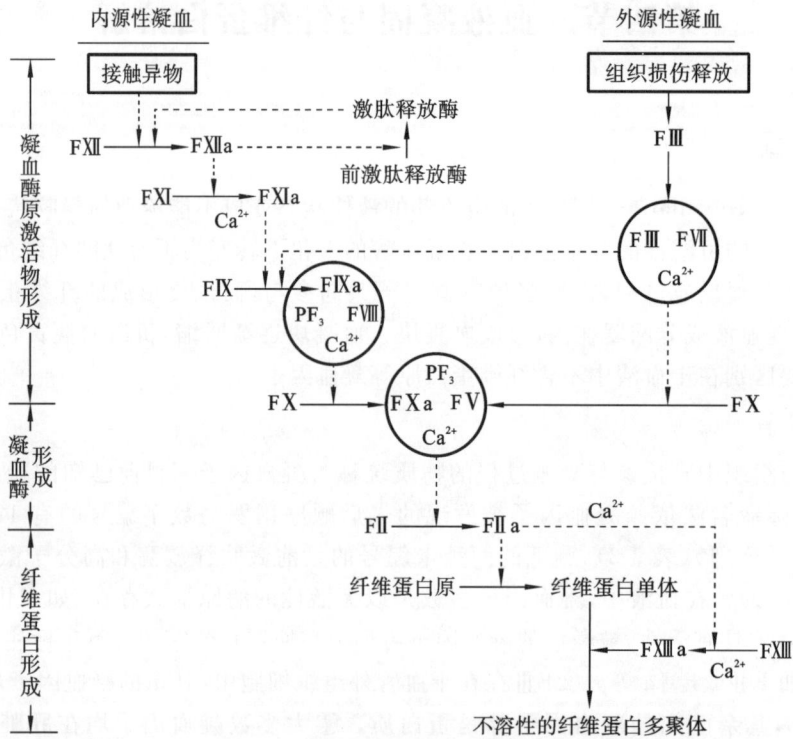

图 3-4 血液凝固的基本步骤

血酶原复合物)的形成;②凝血酶的形成;③纤维蛋白的形成。

1.凝血酶原激活物的形成 凝血酶原激活物不是一种单纯物质,而是一组复合物,是由 FXa、FV、Ca^{2+} 和 PF_3(血小板第三因子)所形成的复合物的总称,它的形成首先需要 FX 的激活。根据 FXa 启动条件和参与因子的不同,可分为内源性凝血和外源性凝血两条途径(图 3-5)。

图 3-5 血液凝固的过程示意图

(1)内源性凝血:这个途经参与凝血的因子全部存在于血液中,由 FXII 启动,直至激活 FX。具体过程:当血管内皮细胞损伤后暴露内皮下胶原纤维(使血管内膜变粗糙)或与带有负电荷的异物表面接触时,FXII 被激活为 FXIIa,而 FXIIa 再激活前激肽释放酶使之成为激肽释放酶,后者又能反过来激活 FXII,通过这一正反馈过程可形成大量因子 FXIIa。FXIIa 的主要功能是激活 FXI 成为 FXIa。FXIa 在 Ca^{2+} 参与下,激活 FIX。而 FIXa、FVIII 以及 Ca^{2+} 三者结合在血小板磷脂表面形成复合物,共同催化 FX 激活为FXa。该复合物中,FVIII 可使 FIXa 激活 FX 的速度加快。

(2)外源性凝血:这个途经的启动因子是存在于血管外的组织因子(FIII),直至激活 FX。具体过程是:当组织损伤、血管破损时,受损组织释放出组织因子进入血液,与血浆中的 Ca^{2+} 和 FVII 形成复合物,共同激活 FX。

2.凝血酶的形成 凝血酶原(FII)自身没有活性,要在凝血酶原激活物的催化下转变成为具有活性的凝血酶(FIIa)。凝血酶主要作用是催化纤维蛋白原转变为纤维蛋白单体。此外,凝血酶尚能促进血小板磷脂的释放以及增强 FVIII 和 FV 的活性,即通过正反馈作用,加快凝血过程的速度。

3.纤维蛋白的形成 凝血酶在 Ca^{2+} 作用下能够迅速将纤维蛋白原激活为纤维蛋白单体。同时,在 Ca^{2+} 的帮助下,凝血酶还能激活 FXIII 使之成为 FXIIIa,FXIIIa 使形成的纤维蛋白单体聚合成不溶性的纤维蛋白多聚体,后者交织成网,把血细胞网罗其中形成血凝块,至此凝血过程全部完成。

凝血因子是血浆和组织中直接参与血液凝固的物质。出血是血友病患者的主要临床表现,原因是患者血液中某些凝血因子(FⅧ、FⅨ或FⅪ)缺乏而致凝血功能障碍,如甲型血友病(FⅧ缺乏)、乙型血友病(FⅨ缺乏)和丙型血友病(FⅪ缺乏)。

在上述凝血过程中,需要强调:①临床上用试管法测出正常人的凝血时间为 5～15 min。凝血时间是指自血液流出血管外至出现纤维蛋白所需要的时间。凝血是一系列复杂的酶促连锁反应,一旦触发,所有凝血因子就会相继连续激活,迅速进行下去,并逐级放大,直到血液凝固;同样道理,任何一个环节受阻都会使整个凝血过程受到影响甚至停止。②Ca^{2+} 在多个凝血环节中起重要作用。临床上常用柠檬酸钠(枸橼酸钠)或草酸盐作为体外抗凝剂,除去血浆中的 Ca^{2+},达到抗凝的目的。

护考提示
甲型血友病发生的原因是什么?

(三)抗凝因素

正常情况下,血管内皮完整,血管内血液能保持流体状态而不发生凝固。在有损伤发生时,血液凝固也仅限于受损血管的局部,并不蔓延到其他部位,原因在于血液中存在多种抗凝物质。其中最重要的抗凝物质是抗凝血酶Ⅲ和肝素。

1.抗凝血酶Ⅲ 主要由肝细胞和血管内皮细胞合成,抗凝血酶Ⅲ能与FⅡa等结合而使之失活,从而阻断凝血过程。

2.肝素 肝素是一种酸性黏多糖,主要由嗜碱性粒细胞和肥大细胞合成。它能与抗凝血酶Ⅲ结合,可使抗凝血酶Ⅲ与凝血酶的亲和力增强约 100 倍,使凝血酶迅速失活。此外,肝素还能阻止血小板的黏附、聚集和释放,从而抑制凝血过程。肝素可用于体内和体外抗凝,临床上把它作为一种抗凝剂广泛应用于防治血栓性疾病。

(四)影响血液凝固的因素

在临床实际工作中,常采取一些措施加强、延缓或防止血液凝固的发生,以协助疾病的诊断和治疗。影响血液凝固的主要因素有以下几个。

1.接触面的粗糙情况 如外科手术时,使用温热纱条或吸收性明胶海绵压迫伤口止血,就是利用粗糙面促进血液凝固过程。相反,将血液置于光滑表面(如涂有液状石蜡的玻璃管),可延缓血液凝固。

2.温度 在一定范围内温度升高可提高酶的活性,加速酶促反应,促进血液凝固而止血。

3.维生素K FⅡ、FⅦ、FⅨ、FⅩ均在肝脏合成,并依赖维生素K的参与。因此,为防止患者在手术中出现大出血,常在术前注射维生素K,以促进肝脏大量合成凝血酶原等凝血因子,起到加速凝血的作用。

二、纤维蛋白溶解

纤维蛋白被降解液化的过程称为纤维蛋白溶解,简称纤溶。纤溶使血凝块及时溶解,限制凝血发展,防止血栓形成,保证血管内血流通畅,有利于损伤组织的供血与修复。体内的纤溶过程可分为纤溶酶原的激活和纤维蛋白的降解两个阶段。

(一)纤溶酶原的激活

纤溶酶原是主要在肝脏、骨髓、嗜酸性粒细胞和肾脏中合成的一种单链糖蛋白,无活性,需经各种纤溶酶原激活物的激活成为有活性的纤溶酶。能使纤溶酶原激活的物质统称为纤溶酶原激活物,主要有以下三类。

1.血管内激活物 由血管内皮细胞合成和释放入血液。

2.组织激活物 主要包括由损伤组织和血管内皮细胞合成的组织型纤溶酶原激活物和由肾小管上皮细胞合成的尿激酶。子宫、前列腺、甲状腺、淋巴结、卵巢和肺等组织中含量较高。因此,这些部位手术后伤口易渗血。

3.FⅫa激活的激肽释放酶 能使纤溶酶原激活转变为纤溶酶。

可见,凝血系统被激活的同时,纤溶系统也被激活,这一情况对维持血凝和纤溶之间的动态平衡有一定的意义。

（二）纤维蛋白的降解

纤溶酶是一种活性很强的蛋白水解酶,可将纤维蛋白和纤维蛋白原降解为可溶性的小肽,总称为纤维蛋白降解产物。纤维蛋白降解产物通常不再发生凝固,其中一部分还有抗凝血的作用。

（三）纤溶抑制物及其作用

血浆中存在许多可以抑制纤溶过程的物质,统称为纤溶抑制物。按其作用机制可分为两大类:一类是抗活化素,能够抑制纤溶酶原的激活;另一类是抗纤溶酶,能与纤溶酶结合成复合物并使其失活。

将凝血过程与纤溶过程联系起来看,当血管破损而出血时,局部启动血液凝固过程形成血凝块可以有效止血,而血凝块容易吸附纤溶酶原激活物和纤溶酶原,随之发生的纤溶,使血凝块适时溶解,维持血流畅通,有利于组织修复和血管再生。凝血过程和纤溶过程是两个对立又统一的功能系统,正常情况下,机体的凝血过程与纤溶过程处于动态平衡状态,既保证出血时能有效止血,又能适时疏通血管,维持血流的正常运行。若凝血过程过强或纤溶过程过弱,易形成血栓;反之,纤溶过程过强或凝血过程过弱,易发生出血倾向。

第五节　血量、血型与输血

导学案例3-2

王某,男,32岁,因车祸致左膝盖开放性骨折,股静脉破裂,入院急救。在输血过程中患者发生溶血反应,出现发热、寒战、腰部疼痛和血红蛋白尿,护士立即停止输血并报告医生,行紧急处理。

具体任务:用生理学知识解释溶血反应发生的原因。

一、血量

人体内血液的总量称为血量(blood volume),血量是血浆量和血细胞量的总和。正常成年人的血量占体重的7%～8%,即每千克体重有70～80 mL血量,其中约90%的血液在心血管中流动,称为循环血量;另有约10%的血液滞留在肝、脾、肺、肠系膜、皮下静脉等处,称为储存血量。机体在剧烈运动、情绪紧张或大量失血等应激状态下,储存血量可以释放进入血液循环,补充循环血量的不足。相对稳定的血量是维持机体正常生命活动的重要保证。只有血量相对稳定才能使机体的血压维持在正常水平,保证全身各器官、组织的血液供应。

二、血型

血型是指红细胞膜上特异性抗原的类型。2002年国际输血协会(ISBT)血型命名委员会确认红细胞血型系统有23个,其中与临床关系密切的是ABO血型系统和Rh血型系统。

（一）ABO血型系统

ABO血型系统是根据红细胞膜表面所含特异性抗原(凝集原)的情况来划分的,可将血型分为四型。如红细胞膜上只含A凝集原,则该血型为A型;如红细胞膜上只含有B凝集原,则该血型为B型;如红细胞膜上既含有A凝集原又含有B凝集原,则该血型为AB型;如红细胞膜上两种凝集原都不含,则该血型为O型。

血清中存在天然凝集素(抗A凝集素、抗B凝集素)。不同血型的血清含有不同的凝集素,但不会含有对抗自身红细胞膜上所含凝集原的凝集素。A型血清含抗B凝集素,B型血清含抗A凝集素,AB

型血清不含有抗 A、抗 B 凝集素,O 型血清同时含有抗 A、抗 B 凝集素(表 3-4)。相应的凝集原和凝集素相遇会发生红细胞凝集反应,导致溶血。

表 3-4 ABO 血型系统的凝集原和凝集素

血型	红细胞膜上凝集原(抗原)	血清中凝集素(抗体)
A	A	抗 B
B	B	抗 A
AB	A 和 B	无
O	无	抗 A 和抗 B

(二)Rh 血型系统

Rh 血型系统是人类红细胞膜表面与 ABO 血型系统的凝集原同时存在的另一类血型系统,最早在恒河猴(rhesus monkey)的红细胞上发现,取其学名的前两个字母,命名为 Rh 凝集原。现已发现与临床密切相关的 Rh 凝集原有 C、c、D、E、e 五种凝集原,其中 D 凝集原的抗原性最强。因此,凡红细胞膜表面含有 D 凝集原的血型称为 Rh 阳性,没有 D 凝集原的血型则称为 Rh 阴性。

Rh 血型系统最大的特点是血清中不存在能与 Rh 抗原起反应的抗 Rh 的天然抗体。但是 Rh 阴性血液的人在接触了 Rh 阳性的血液后,通过其体液免疫在血清中可产生相应的抗 Rh 的抗体。因此,Rh 阴性血液的人第一次接受 Rh 阳性的血液不会产生输血反应;但再次输入 Rh 阳性的血液时,即可发生抗原-抗体反应而发生溶血。

在我国 Rh 血型的分布具有明显的种族差异,汉族和其他大部分少数民族的人群中,99% 的人属 Rh 阳性血型,1% 左右为 Rh 阴性血型。在某些少数民族中,Rh 阴性者比例较高,如苗族为 12.3%,塔塔尔族为 15.8%,布依族和乌孜别克族为 8.7%。因此,在这些少数民族聚集地从事临床工作者应对 Rh 血型的鉴定予以重视并在输血时予以关注。

三、输血

输血时主要考虑供血者的红细胞不被受血者血清中的凝集素所凝集,即避免相应的凝集原凝集素相遇发生凝集反应,故输血时首选同型输血。输血时应遵循尽量同型输血和每次输血前必须要进行交叉配血试验的原则。

(一)ABO 血型与输血

1.凝集反应 当红细胞膜上的凝集原与其对应的凝集素相遇时,可发生抗原-抗体反应。红细胞被抗体凝集成一簇簇不规则细胞团的现象,称为凝集反应。当不同血型的血液相互输注时,即可在血管内发生凝集反应,引起红细胞破裂溶血,导致休克、血管内凝血和肾功能损伤,严重时可导致死亡。

2.血型鉴定 根据凝集反应是否发生,可以用已知的标准 A 凝集素与 B 凝集素检测未知的血型抗原。输血前进行血型鉴定,以保证供血者与受血者的血型相符。

3.交叉配血试验 该试验分为主侧与次侧:主侧试验,即把供血者的红细胞混悬液与受血者的血清进行混合;次侧试验,即把受血者的红细胞混悬液与供血者的血清相混合(图 3-6)。配血可出现 3 种结果。

(1)配血不合:若主侧出现凝集反应为配血不合,绝对不能进行输血。

(2)配血相合:主侧、次侧均无凝集反应时为配血相合,可以进行输血。只有输同型血才会配血相合。

(3)配血基本相合:若主侧不凝集,而次侧凝集,为配血基本相合,见于异型输血,只能在紧急情况下进行少量输血(一次不超过 300 mL),且输血时要"一少二慢三勤看"。

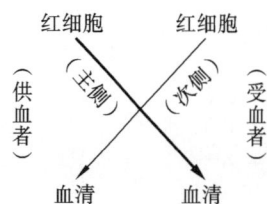
图 3-6 交叉配血试验示意图

（二）Rh 血型与输血

1. 输血反应　Rh 阴性者第一次接受 Rh 阳性供血者的血液时,不会发生凝集反应,但输血后 Rh 阴性受血者的血清中产生抗 Rh 抗体。当 Rh 阴性患者第二次接受 Rh 阳性供血者的血液时,可产生红细胞凝集反应,导致输血反应而溶血。

2. 母婴血型不合　Rh 阴性血型的母亲在第一次怀孕时,若胎儿为 Rh 阳性血型,胎儿红细胞或 D 抗原有可能进入母体(如在分娩时,胎盘剥离过程中可能有胎儿红细胞进入母体),刺激母体产生抗 D 抗体。若再次怀孕时,胎儿仍为 Rh 阳性,母体的抗 D 抗体则可透过胎盘进入胎儿体内,使 Rh 阳性血型的胎儿发生严重凝集反应而溶血,甚至导致胎儿死亡。因此,医务人员应注意多次怀孕均为死胎的孕妇,尤其是少数民族妇女。

（吴春生）

直通护考在线答题

第四章 血液循环

能力目标

1.掌握:心率、心动周期的概念和正常值;心脏泵血功能的评价指标;影响心输出量的因素;心肌的生理特性;动脉血压的概念、正常值、形成和影响因素;组织液的生成与回流及其影响因素;颈动脉窦和主动脉弓压力感受器反射;肾上腺素和去甲肾上腺素对心血管活动的调节。

2.熟悉:心脏泵血过程中心室内压力、心室容积、瓣膜开闭和血流方向的变化;第一心音和第二心音的区别和意义;心室肌细胞和窦房结P细胞的生物电现象;中心静脉压;影响静脉回流的因素;微循环的功能;心血管中枢;心脏、血管的神经支配及其作用;肾素-血管紧张素系统。

3.了解:正常人体心电图的基本波形及其意义;动脉脉搏;血流量和血流阻力;微循环的组成、血流通路;淋巴循环;冠脉循环、肺循环和脑循环的特点。

4.会用本章所学知识解释临床上高血压的常见原因;能分析临床水肿的常见原因;能解释影响心输出量的主要因素;能掌握动脉血压的测量方法并运用于临床;能掌握正常心音的听诊方法,区别第一心音和第二心音。

循环系统由心脏和血管组成。心脏是推动血液流动的动力器官,血管是血液流动的通道。血液在心血管系统中按一定方向周而复始地循环流动,称为血液循环(blood circulation)。血液循环的主要功能是完成体内的物质运输。细胞代谢所需要的 O_2 和营养物质及代谢产生的 CO_2 和代谢产物都要依靠血液循环来运输;内分泌细胞分泌的各种激素及生物活性物质,也通过血液循环运输到相应的靶细胞,实现体液调节;通过物质运输和热量运输,实现内环境理化性质的相对稳定。此外,血液防御免疫功能的实现,也有赖于血液的循环流动。血液循环一旦停止,新陈代谢便不能正常进行,甚至危及生命。

第一节 心脏的泵血功能

导学案例4-1

张某,男,65岁。患高血压病10多年,血压最高时达 180/105 mmHg,断断续续服用硝苯地平片、复方利血平片、复方罗布麻片等降压(自觉有头晕、头痛时服药,症状缓解自行停药)。最近觉得体力明显下降,上两层楼梯便觉心慌、胸闷、气短,并出现双下肢凹陷性水肿。到医院检查诊断为高血压性心脏病,左心室肥大,心力衰竭。

具体任务:患者为什么会出现左心室肥大和心力衰竭?

心脏是推动血液流动的动力器官,其主要功能是泵血。心脏收缩时将血液射入动脉,舒张时使血液由静脉系统回流入心脏。心脏通过节律性收缩和舒张活动,将血液从低压的静脉系统泵入高压的动脉系统,实现泵血功能。

一、心动周期与心率

心脏的一次收缩和舒张,构成一个机械活动周期,称为心动周期(cardiac cycle),即一次心跳。在一个心动周期中,心房和心室的活动都包括收缩期和舒张期两个基本过程。由于心室在心脏泵血过程中起主要作用,心动周期通常指心室的活动周期。心脏每分钟跳动的次数,称为心率(heart rate,HR)。正常成年人安静时,心率为60～100次/分,平均75次/分。

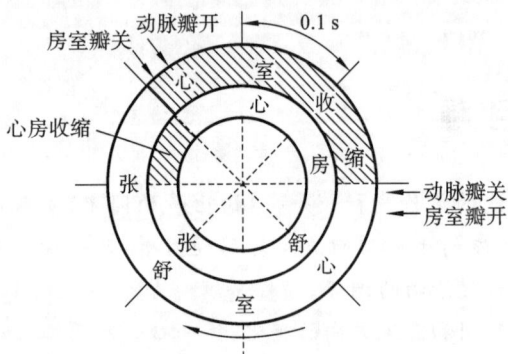

图 4-1 心动周期

心动周期与心率成反比。按正常成人心率75次/分计算,心动周期的时间为0.8 s。在一个心动周期中,两侧心房先收缩,持续0.1 s,继而心房舒张,持续0.7 s。心房收缩结束后,心室开始收缩,持续0.3 s,随之心室进入舒张期,持续0.5 s。心室舒张期的前0.4 s,心房和心室都处于舒张状态,称为全心舒张期(图4-1)。在一个心动周期中,心房和心室的舒张期都长于其收缩期,这有利于心脏有足够的时间接受静脉血液回流,既保证了心室有足够的血液充盈,又能让心肌得到充分的休息。当心率加快时,心动周期随之缩短,收缩期和舒张期均缩短,但以舒张期的缩短更加明显,将不利于心脏的持久工作。

二、心脏的泵血过程

在心脏的泵血活动中,心室起主要作用。左、右心室的泵血过程相似,下面以左心室为例来阐述心脏的泵血过程(图4-2)。

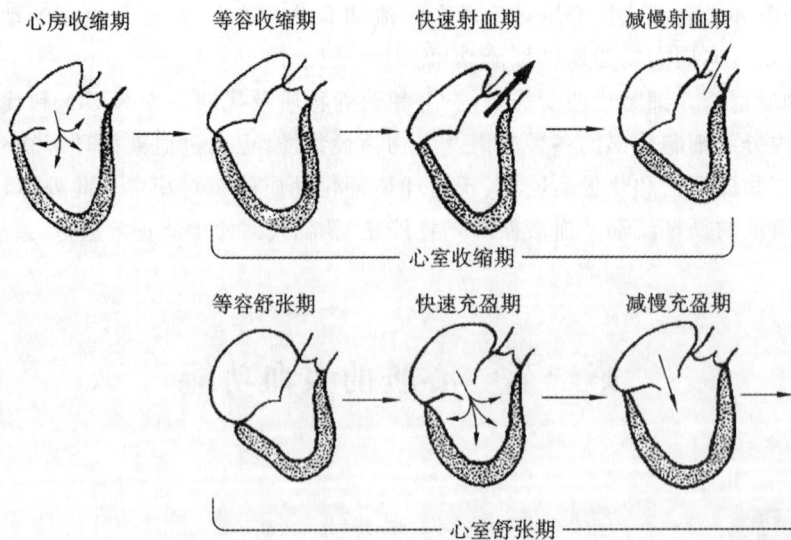

图 4-2 心脏泵血过程示意图

(一)心室收缩期与射血

心室收缩期可分为等容收缩期和射血期,后者又分为快速射血期和减慢射血期。心室收缩的主要生理功能是完成射血过程,即将血液由心室射入动脉。

1.等容收缩期 心室开始收缩后,心室内压迅速升高,当心室内压超过心房内压时,房室瓣关闭。但心室内压仍低于主动脉压,因此主动脉瓣仍然处于关闭状态,心室暂时成为一个密闭的腔,容积保持不变。从房室瓣关闭开始,到主动脉瓣开启之前的这段时期,称为等容收缩期,历时约 0.05 s。当主动脉压升高或心肌收缩力减弱时,等容收缩期将延长。

2. 射血期 等容收缩期末,心室肌继续收缩,心室内压继续升高,当心室内压高于主动脉压时,主动脉瓣开放,血液由心室射入主动脉。这标志着心室进入射血期,历时约 0.25 s。在射血的早期,随着心室肌的强烈收缩,心室内压上升达到峰值,血流速度很快,由心室射入主动脉的血量较多,约占总射血量的2/3,称为快速射血期;在射血的后期,心室收缩强度减弱,同时由于血液不断进入主动脉,主动脉压逐渐升高,射血速度减慢,进入减慢射血期。

需要指出的是,在快速射血期的中期或稍后期,以及整个减慢射血期,心室内压已低于主动脉压,但此时心室内的血液因具有较高的动量,仍可逆压力梯度继续进入主动脉(图 4-3)。

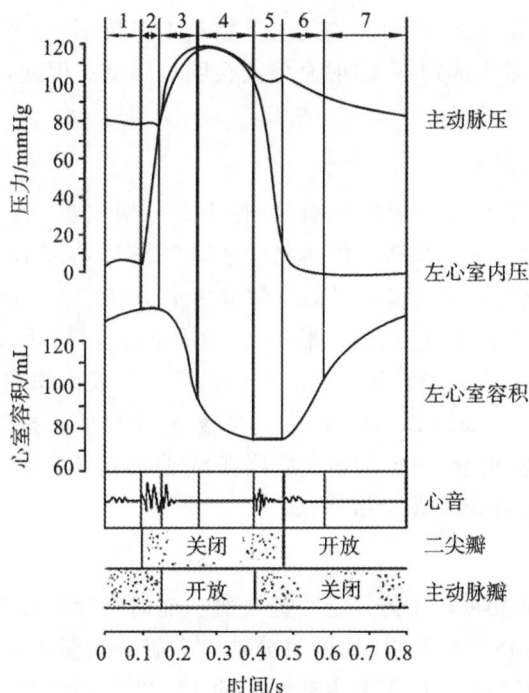

图 4-3 心动周期中左心室内压力、容积、瓣膜及心音的变化示意图

注:1.心房收缩期;2.等容收缩期;3.快速射血期;4.减慢射血期;
5.等容舒张期;6.快速充盈期;7.减慢充盈期。

(二)心室舒张期与充盈

心室舒张期包括等容舒张期和心室充盈期,后者又分为快速充盈期、减慢充盈期和心房收缩期。心室舒张的主要生理功能是完成充盈过程,即让血液回流入心室,以备下一次射血。

1. 等容舒张期 射血期后,心室肌开始舒张,心室内压下降,主动脉内血液向心室方向反流,推动主动脉瓣关闭。此时,心室内压仍高于心房内压,房室瓣仍处于关闭状态,心室又成为一个密闭的腔。从主动脉瓣关闭开始,到房室瓣开启前的这一段时间,称为等容舒张期,历时 0.06~0.08 s。此期内,心室继续舒张,心室内压迅速下降。

2. 心室充盈期 当心室肌舒张使心室内压下降至低于心房内压时,房室瓣开放,心室进入充盈期。在充盈期的早期,由于心室内压明显降低,甚至成为负压,心房和大静脉内的血液因负压的"抽吸"作用而快速流入心室,心室容积迅速增大,称为快速充盈期,此期进入心室的血液量约占心室总充盈量的2/3。随心室内血液量的不断增加,心室内压逐渐增大,充盈速度随之减慢,称为减慢充盈期。在心室舒张的最后 0.1 s,心房开始收缩,称心房收缩期,此期流入心室的血量,可使心室总充盈再增加10%~30%。

综上所述,心室收缩产生的压力升高是心室射血的动力,心室舒张产生的"抽吸"作用是心室充盈的主要原因。在心脏的泵血过程中,心室起主力泵的作用,心房起次要作用。因此,在临床上,如果心室发生严重的纤维性颤动,心脏的泵血功能将立即发生严重障碍,必须及时实施抢救措施。

三、心脏泵血功能的评价

心脏的主要功能是泵血,正确评价心脏的泵血功能具有重要的生理意义和临床意义。

(一)每搏输出量和射血分数

1. 每搏输出量　一侧心室一次收缩射出的血量,称为每搏输出量(stroke volume),简称搏出量。安静状态下,正常成年人的每搏输出量为 $60\sim80$ mL,平均约 70 mL。而心室舒张末期容积约为 125 mL,故射血后心室内仍剩余部分血液。

2. 射血分数　搏出量占心室舒张末期容积的百分比,称为射血分数(ejection fraction)。正常成年人安静状态下的射血分数为 $55\%\sim65\%$。正常情况下,搏出量与心室舒张末期容积是相适应的,即心室舒张末期容积增加时,搏出量也相应增加,故射血分数基本保持不变。但在心室容积异常扩大、心功能减退的患者,其搏出量与正常人区别不大,射血分数会明显降低。因此,射血分数更能准确反映心脏的泵血功能,比搏出量更有临床意义。

(二)每分输出量与心指数

1. 每分输出量　一侧心室每分钟射出的血量,称为每分输出量,简称心输出量(cardiac output,CO)。心输出量等于搏出量和心率的乘积。以搏出量平均 70 mL、心率 75 次/分来计算,心输出量平均约 5 L/min。一般成年男性安静时心输出量的正常值为 $4.5\sim6.0$ L/min,女性比男性约低 10%。

2. 心指数　不同身高、体重的个体,代谢水平不同,心输出量也不相同,若以心输出量作为指标进行比较是不够全面的。研究表明,人在安静状态下的心输出量与体表面积成正比。以每平方米体表面积计算的心输出量称为心指数(cardiac index)。正常人安静、空腹时的心指数,称为静息心指数。以健康人体表面积 $1.6\sim1.7$ m^2、心输出量 $5\sim6$ L/min 来计算,静息心指数为 $3.0\sim3.5$ L/(min·m^2)。静息心指数可作为比较不同个体心功能的评定指标。

(三)心脏做功量

心脏在泵血过程中所做的功可以作为评定心脏泵血功能的指标。心室收缩射血一次所做的功,称为每搏功,简称搏功。搏功与心率的乘积,称为每分功。心脏做功量的多少与动脉血压有密切关系。左、右心室搏出量基本相等,但肺动脉压仅为主动脉压的 1/6 左右,故右心室的做功量也只有左心室的 1/6 左右。

当动脉血压增高时,为克服增大的阻力,心肌必须加强收缩才能使搏出量保持不变,心脏做功量随之增加。可见,与单纯的心输出量相比,用心脏做功量来评价心脏泵血功能要更为全面。

四、影响心输出量的因素

衡量心脏泵血功能最基本的指标是心输出量。心输出量等于搏出量和心率的乘积,因而影响搏出量和心率的因素均可影响心输出量。

(一)搏出量

搏出量的多少取决于心室肌收缩的强度和速度,其影响因素包括前负荷、后负荷和心肌收缩能力等。

1. 前负荷　心室肌在收缩前所承受的负荷,称为前负荷。前负荷可使心肌在收缩前处于一定的长度,即初长度。对中空球形的心脏来说,心室肌的初长度取决于心室舒张末期的血液充盈量或充盈压。因此,心肌前负荷相当于心室舒张末期容积或压力。

心肌的初长度对心肌收缩力有重要的影响。在实验中,维持动脉血压在一个稳定水平,逐步改变左心室舒张末期的容积(压力),同时测算出相应的左心室搏功,绘制成左心室功能曲线(图 4-4)。在一定范围内,随着左心室舒张末期容积(压力)增大,心肌初长度增长,则心肌收缩力增强,搏出量增多,搏功增大。这种通过改变心肌初长度而引起心肌收缩力改变的调节,称为异常自身调节。当左心室舒张末期压增大到 $12\sim15$ mmHg 时,左心室搏功达到最大,此时的前负荷称为最适前负荷。与骨骼肌不同的是,心脏在前负荷超过最适前负荷时,心室功能曲线逐渐平坦,但一般不出现明显的降支,即不会发生搏出量和搏功的下降。这是因为心室肌内含大量的胶原纤维,外有心包起限制作用,故正常心肌具有较强的抗过度牵伸的特性。但在心脏发生严重病理变化,心脏异常扩大(心力衰竭)的患者,心室功能曲线可出现降支。

心肌的前负荷取决于心室舒张末期的充盈量,而心室充盈量等于静脉回心血量和心室射血后剩余血量之和。一般情况下,心室射血后的剩余血量保持不变,静脉回心血量是决定心室充盈量的主要因素。静脉回心血量越大,心室充盈量越大,搏出量越多;反之,搏出量越少。

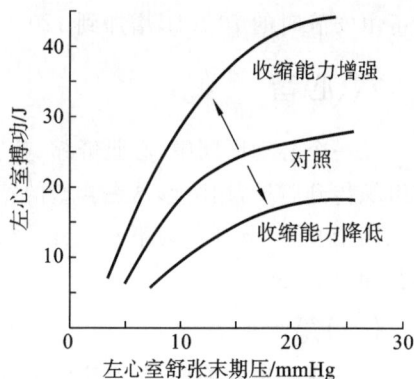

图 4-4 左心室功能曲线图

2. 后负荷 心室肌在收缩过程中所承受的负荷,称为后负荷,即动脉血压。后负荷是肌肉收缩时遇到的阻力。心室肌在收缩时必须克服来自大动脉血压的阻力,才能冲开动脉瓣实现射血,动脉血压是心室肌收缩过程中所承受的后负荷。其他条件不变,动脉血压与搏出量成反比。当动脉血压升高时,心室的等容收缩期将延长,射血时间则推迟并缩短,射血速度减慢,搏出量减少;反之,当动脉血压降低时,则搏出量增多。

在整体情况下,当搏出量减少时,心室内剩余血量增多,若静脉回心血量不变,可导致心室舒张末期容积增大,通过异常自身调节机制,可使心肌收缩力增大,搏出量恢复到正常水平。因此,后负荷的增大常伴有心肌收缩力的增强。高血压患者,动脉血压持续增高,心室肌长期加强收缩,将导致心室肌发生肥厚、缺血、缺氧,最后可导致心力衰竭。

3. 心肌收缩能力 心肌收缩能力是指心肌不依赖于前、后负荷而能改变其收缩能力的一种内在特性。心肌收缩能力与搏出量之间成正比关系,心肌收缩力增强,搏出量增加。心肌收缩能力主要取决于心肌细胞兴奋-收缩耦联过程中活化横桥数目和 ATP 酶的活性等。正常情况下,其可受神经和体液调节的影响。如交感神经兴奋时,去甲肾上腺素释放增多,心肌收缩力增强,搏出量增加;迷走神经兴奋时,乙酰胆碱释放增多,心肌收缩力减弱,搏出量减少。

(二)心率

心率在一定范围内(40~180 次/分)增快时,可使心输出量增加。但当心率过快,超过 180 次/分时,心输出量将减少。这是因为心率过快可使心动周期缩短,舒张期明显缩短,心室充盈量过少,从而导致搏出量下降,心输出量减少。如果心率过慢,低于 40 次/分时,心输出量也将减少。这是因为舒张期足够长时,心室充盈接近最大限度,再延长舒张期也不能进一步增加充盈量和搏出量。可见,心率在一定范围内增快时,可使心输出量增加;心率过快或过慢都会导致心输出量减少。

五、心力储备

心输出量随机体代谢需要而增加的能力,称为心力储备(cardiac reserve)。安静时,正常成年人心输出量约为 5 L/min,而剧烈运动时可达 25~30 L/min。心力储备的存在,有利于机体适应情绪激动、剧烈运动等代谢增强的生理状态。心力储备主要包括心率储备和搏出量储备两个方面。

(一)心率储备

正常成年人安静时,心率平均为 75 次/分,运动时,心率可增加到 160~180 次/分,可使心输出量增加至安静时的 2~2.5 倍。

(二)搏出量储备

搏出量储备包括舒张期储备和收缩期储备。安静时,左心室舒张末期容积约为 125 mL,最大能达到 140 mL 左右,故舒张期储备约为 15 mL;左心室收缩末期容积正常约为 55 mL,当做最大程度收缩时可减少至 15~20 mL,因而收缩期储备为 35~40 mL。两者相加即为搏出量储备,为 50~55 mL。搏出量可由安静时的 70 mL,增加到 120~125 mL。

六、心音

在一个心动周期中,心肌舒缩、瓣膜开闭和血流撞击心室壁及大动脉壁引起的机械振动,可通过周围组织传到胸壁,用听诊器在胸壁的特定部位可以听到,称为心音(heart sound)。一个心动周期中,可形成四个心音,分别称为第一心音、第二心音、第三心音和第四心音。临床上用听诊器一般能听到第一心音和第二心音。

(一)第一心音

发生在心室收缩期,是心室收缩开始的标志。其特点是音调较低,响度较大,持续时间较长。第一心音的产生主要与心室肌收缩、房室瓣关闭引起的振动有关。第一心音在心尖搏动处(左锁骨中线内侧第 5 肋间)听诊最清楚。

(二)第二心音

发生在心室舒张期,是心室舒张开始的标志。其特点是音调较高,响度较小,持续时间较短。第二心音的产生主要与心室肌舒张、动脉瓣关闭引起的振动有关。第二心音在胸骨左右缘第 2 肋间(即主动脉瓣和肺动脉瓣听诊区)听诊最清楚。

第二节 心肌的生物电现象和生理特性

心脏通过节律性舒缩活动完成泵血功能,其收缩和舒张是以心肌细胞的生物电为基础的。心肌细胞根据生物电特点可分为两类:一类为普通的心肌细胞,包括心房肌和心室肌,主要功能是通过其收缩和舒张来完成心脏的泵血功能,又称为工作细胞;另一类为特殊心肌细胞,主要包括窦房结、房室交界、房室束和浦肯野细胞等,它们组成心脏内的特殊传导系统,并能自动产生节律性兴奋,又称为自律细胞。

一、心肌细胞的跨膜电位及其形成机制

(一)工作细胞的跨膜电位及其形成机制

心房肌和心室肌细胞的跨膜电位及其形成机制基本相同,下面以心室肌细胞为例来说明工作细胞跨膜电位的产生过程和特征。

1.静息电位 心室肌细胞静息电位的正常值约为 -90 mV。其产生机制类似于神经细胞和骨骼肌细胞,主要是由 K^+ 外流形成的。心室肌细胞安静时,细胞膜内 K^+ 浓度高于细胞膜外,且细胞膜对 K^+ 有较大的通透性,静息电位是 K^+ 顺浓度差外流达到电-化学平衡时的电位,即 K^+ 平衡电位。

2.动作电位 与神经细胞和骨骼肌细胞相比,心室肌细胞的动作电位有很大差别。通常可分为 0 期、1 期、2 期、3 期和 4 期五个时期,具有复极化过程复杂、持续时间长、动作电位上升支与下降支显著不对称等特点(图 4-5)。

(1)去极化过程:心室肌细胞动作电位的去极化过程称为动作电位 0 期。在此期内,膜内电位由静息时的 -90 mV 迅速上升到 0 mV,并继续上升到 30 mV 左右,形成动作电位的上升支,包括去极化和反极化两个阶段。0 期去极化的速度很快,用时很短,仅 1~2 ms,去极化幅度高达 120 mV。其产生机制与神经细胞和骨骼肌细胞相似,是由膜上 Na^+ 离子通道开放、Na^+ 大量快速内流所引起的。

(2)复极化过程:包括 1 期、2 期、3 期、4 期四个阶段。

①1 期:又称快速复极初期。膜内电位从 30 mV 迅速下降至 0 mV 左右,历时约 10 ms,其形成机制为膜上 K^+ 通道开放,K^+ 顺浓度差从细胞内流向细胞外。0 期和 1 期构成心室肌细胞动作电位的锋电位。

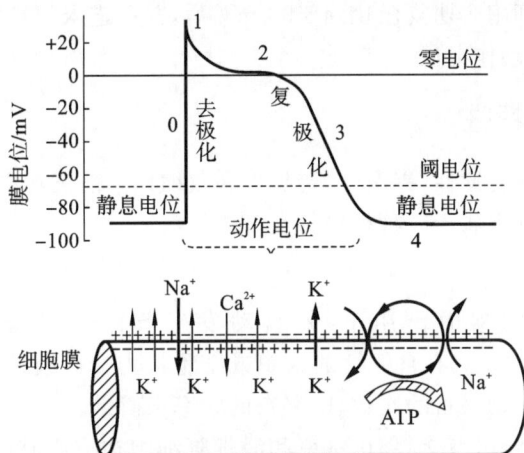

图 4-5 心室肌细胞的动作电位

②2 期：又称缓慢复极期或平台期。1 期复极化到 0 mV 左右时，复极化过程变得非常缓慢，膜内电位稳定在 0 mV 水平持续一段时间，动作电位下降支图形平坦，故称为平台期。其形成主要是因为膜上 Ca^{2+} 和 K^+ 通道开放，Ca^{2+} 内流和 K^+ 外流同时存在，两者跨膜转运的电荷相当，使膜电位稳定在 0 mV 水平。平台期历时 100～150 ms，是心室肌细胞动作电位持续时间较长的主要原因，也是心室肌细胞动作电位区别于神经和骨骼肌细胞动作电位的主要特征。

③3 期：又称快速复极末期。在平台期末，Ca^{2+} 通道失活，Ca^{2+} 内流终止，同时 K^+ 外流逐渐增强，膜内电位从 0 mV 迅速下降至 −90 mV 左右，历时 100～150 ms。

④4 期：又称静息期。在 4 期，膜内电位虽已恢复到 −90 mV 左右，但膜内、膜外的离子分布尚未恢复至静息状态。因此，细胞要泵出 Ca^{2+} 和 Na^+，同时泵入 K^+，重新恢复细胞内、外各种离子的正常浓度梯度，为心室肌细胞兴奋的再次产生准备条件。

(二)自律细胞的跨膜电位及其形成机制

自律细胞动作电位的主要特征是 4 期不稳定，发生自动去极化，达到阈电位水平就自动产生一次新的动作电位。不同类型的自律细胞，4 期自动去极化的速度和离子基础各不相同。下面主要介绍窦房结 P 细胞和浦肯野细胞的跨膜电位。

1. 窦房结 P 细胞 窦房结 P 细胞动作电位包括三个时期：0 期、3 期和 4 期(图 4-6)。具有以下主要特征。①去极化过程：0 期去极化速度慢、幅度小，膜内电位只上升到 0 mV 左右，主要由 Ca^{2+} 通道开放、Ca^{2+} 缓慢内流引起。②复极化过程：动作电位复极化无明显的 1 期和 2 期，0 期去极化后直接进入 3 期复极化。3 期复极化达到的最低电位为 −60 mV 左右，称为最大复极电位，由 K^+ 外流引起。③自动去极化过程：3 期复极化达最大复极电位后，膜电位不稳定，形成 4 期自动去极化，达到阈电位(−40 mV)，则产生新的动作电位。在心肌自律细胞中，窦房结 P 细胞的 4 期自动去极化速率最快，自律性最高。

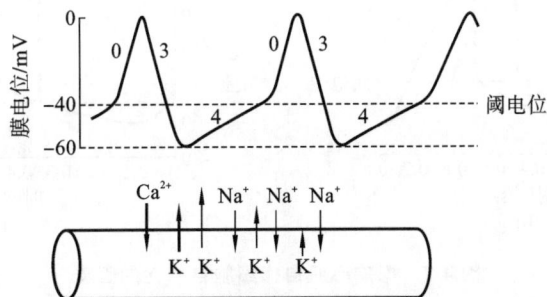

图 4-6 窦房结 P 细胞的动作电位

2. 浦肯野细胞 浦肯野细胞动作电位包括 0 期、1 期、2 期、3 期和 4 期。除 4 期外，其形成机制与心室肌细胞十分相似。浦肯野细胞 3 期复极化到-90 mV 后,并不进入静息状态,而是 4 期发生自动去极化,达到阈电位后即产生新的动作电位。

二、心肌细胞的生理特性

心肌细胞的生理特性包括自律性、兴奋性、传导性和收缩性。前三者以心肌细胞的生物电活动为基础,故称为电生理特性;收缩性则属于一种机械特性。

(一)自律性

组织细胞在没有外来因素的作用下,能自动发生节律性兴奋的特性,称为自动节律性(autorhythmicity),简称自律性。具有自律性的组织或细胞称为自律组织或自律细胞。自律性的高低用单位时间(每分钟)内发生自动兴奋的次数,即兴奋的频率来衡量。

1.心脏的起搏点 窦房结、房室交界、房室束和浦肯野细胞构成心脏的特殊传导系统,此系统中的各部分细胞都具有自律性,但自律性高低有很大差异。窦房结 P 细胞的自律性最高(约 100 次/分),房室交界次之(约 50 次/分),再次是房室束(约 40 次/分),末梢的浦肯野细胞自律性最低(约 25 次/分)。在生理情况下,整个心脏总是按照当时自律性最高的部分所发出的节律性兴奋来活动。窦房结的自律性最高,由窦房结产生的兴奋按一定的顺序传播,依次激动心房、房室交界、房室束和心室,引起整个心脏的节律性兴奋和收缩。因此,窦房结是心脏的正常起搏点(normal pacemaker)。以窦房结为起搏点,控制全心产生的心搏节律,称为窦性心律(sinus rhythm)。其他自律细胞在正常情况下不表现出自律性,称为潜在起搏点。在某些异常情况下,潜在起搏点控制了心脏的兴奋和收缩,则称为异位起搏点,这时的心脏节律,称为异位心律。

2.影响自律性的因素

(1)4 期自动去极化的速度:4 期自动去极化的速度是影响自律细胞自律性的最重要因素。4 期自动去极化的速度越快,细胞的自律性越高(图 4-7)。儿茶酚胺类物质可加快内向电流的增长速度,提高自律细胞的节律性,使心率增快。

(2)最大复极电位与阈电位之间的差距:动作电位的产生需要膜电位从最大复极电位去极化达到阈电位,因而最大复极电位与阈电位之间的差距也可影响细胞的自律性。差距越小,自动去极化所需时间越短,去极化速度越快,细胞自律性越高;反之,自律性越低。

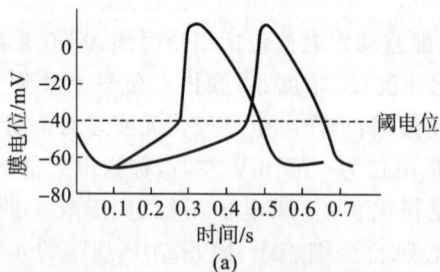

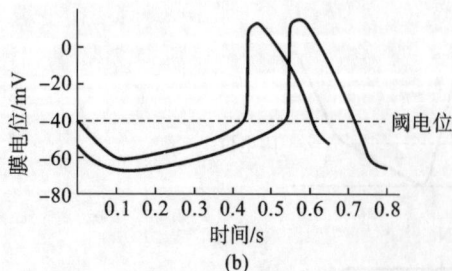

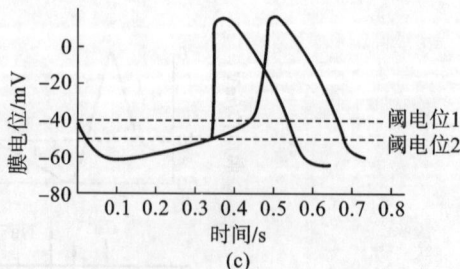

图 4-7 影响心肌自律细胞自律性的因素

注:(a)4 期自动去极化的速度;(b)、(c)最大复极电位与阈电位的差距。

(二)传导性

心肌细胞具有传导兴奋的能力,称为传导性(conductivity)。兴奋在心脏内的传导主要通过特殊传导系统来完成,其传导机制为依靠局部电流的传导。

1.心脏内兴奋传导的途径 心脏特殊传导系统包括窦房结、房室交界、房室束及左右分支和浦肯野纤维网。正常情况下,兴奋由窦房结P细胞产生后,通过心房肌传到左右心房,同时通过心房肌组成的"优势传导通路"迅速传到房室交界,然后经房室束及左右束支传到浦肯野纤维网,最后到达心室肌,引起整个心室兴奋(图4-8)。

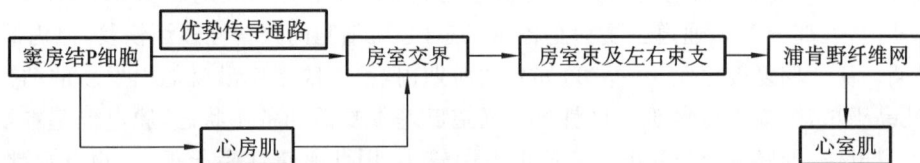

```
窦房结P细胞 ──优势传导通路──→ 房室交界 ──→ 房室束及左右束支 ──→ 浦肯野纤维网
      │                          ↑                                    │
      └──→ 心房肌 ────────────────┘                                    ↓
                                                                    心室肌
```

图4-8 心脏内兴奋传导的途径

2.心脏内兴奋传导的速度和特点 兴奋在各个部位传播的速度存在很大差异。末梢浦肯野纤维网的传导速度最快(4 m/s);优势传导通路速度次之(1.0～1.2 m/s);房室交界(结区)的传导速度最慢(0.02 m/s)。正常情况下,房室交界是兴奋由心房传入心室的唯一通路。兴奋通过房室交界区,速度缓慢,约需0.1 s,这称为房-室延搁(atrio-ventricular delay)。房-室延搁的存在具有重要的生理意义,它使心室在心房收缩完成后才开始收缩,心房和心室不会同时收缩,从而有利于心室的充盈和射血。房室交界传导速度慢,是最容易发生传导阻滞的部位。

3.影响传导性的因素 心肌的传导性取决于心肌细胞的结构特点和电生理特性。

(1)心肌细胞的结构:兴奋在心肌细胞上的传导速度与直径成正比关系。不同心肌细胞的直径不同,传导速度也不同。直径越小,细胞内电阻越大,传导速度越慢;反之,传导速度越快。

(2)0期去极化的速度和幅度:0期去极化的速度越快、幅度越大,形成的局部电流越快、越强,兴奋的传导速度也越快;反之,传导速度越慢。

(3)邻近未兴奋部位细胞的兴奋性:兴奋在心肌的传导,是心肌细胞膜依次兴奋的过程。只有邻近未兴奋部位细胞兴奋性正常,传导才能正常进行。如果某种原因造成邻近部位细胞兴奋性降低,则传导速度明显减慢。

(三)兴奋性

组织或细胞受刺激时产生动作电位的能力,称为兴奋性。心肌属于可兴奋组织,具有兴奋性。衡量兴奋性高低的常用指标是阈强度(阈值),两者成反比。阈强度越小,则兴奋性越高;反之,兴奋性越低。

1.影响兴奋性的因素 心肌细胞产生兴奋,包括两个环节,膜电位去极化达到阈电位水平和Na^+离子通道开放。因而,静息电位与阈电位之间的差距、Na^+通道的状态是影响兴奋性的两个主要因素。

(1)静息电位与阈电位之间的差距。如静息电位与阈电位之间的差距增大,则细胞去极化的时间将延长,引起兴奋所需的刺激强度需增大,兴奋性降低;反之,两者差距减小,则兴奋性增高。两者差距的变化可由静息电位或阈电位两者中任何一个变化来引起,但通常以静息电位的变化更为常见。

(2)Na^+通道的状态。引起心肌细胞0期去极化的Na^+通道具有三种功能状态,分别为备用、激活和失活。当心肌细胞处于静息电位水平时,Na^+通道处于备用状态,此时Na^+通道关闭,但受到有效刺激可被激活。当膜电位由静息电位去极化到阈电位水平时,Na^+通道被激活,通道开放,Na^+快速内流,形成0期去极化。Na^+通道激活后迅速失活而关闭,Na^+内流停止。失活状态下的Na^+通道不能被再次激活,细胞的兴奋性为零。只有当膜电位恢复到接近静息电位水平时,Na^+通道才能重新恢复到备用状态,细胞的兴奋性随之逐渐恢复到正常。因此,Na^+通道是否处于备用状态,是心肌细胞是否具有兴奋性的前提条件。

2.心肌细胞兴奋性的周期性变化 心肌细胞在发生一次兴奋的过程中,兴奋性会发生一系列周期性变化,可分为以下几个时期。

(1)有效不应期。从动作电位 0 期去极化开始到 3 期复极化至－60 mV 这一时期内,心肌细胞受到有效刺激,不能产生新的动作电位,称为有效不应期(effective refractory period,ERP)。有效不应期包括绝对不应期和局部反应期。从 0 期去极化开始到 3 期复极化至－55 mV 的时期内,无论受到多大的刺激,细胞膜都不会产生任何程度的去极化反应,称为绝对不应期(absolute refractory period,ARP)。此期 Na$^+$ 通道处于完全失活状态,兴奋性为零。复极化－60～－55 mV 的时期内,Na$^+$ 通道开始少量复活,如果受到强刺激,细胞膜可发生局部去极化,但仍然不能产生动作电位,称为局部反应期。

(2)相对不应期。有效不应期之后,3 期复极化－80～－60 mV 的时期内,给予阈上刺激才能使心肌细胞产生新的动作电位,心肌细胞的兴奋性低于正常,称为相对不应期(relative refractory period,RRP)。在此期内,大部分 Na$^+$ 通道已复活至备用状态,心肌细胞的兴奋性逐渐恢复,但仍低于正常。

(3)超常期。从 3 期复极化－90～－80 mV 的时期内,给予阈下刺激就能引发新的动作电位,心肌细胞的兴奋性高于正常,称为超常期。此期 Na$^+$ 通道已基本复活到备用状态,膜电位基本恢复正常,但绝对值低于静息电位,即膜电位与阈电位之间的差距较小,因此兴奋性高于正常,阈下刺激就能使心肌细胞产生兴奋。

3. 兴奋性周期性变化的特点及其与收缩活动的关系

(1)有效不应期特别长。心肌细胞兴奋性周期性变化的最大特点是有效不应期特别长,为 200～300 ms,相当于心脏的整个收缩期和舒张早期(图 4-9)。因此,心肌不会像骨骼肌一样产生完全强直收缩,始终保持收缩和舒张活动的交替进行,完成泵血功能。

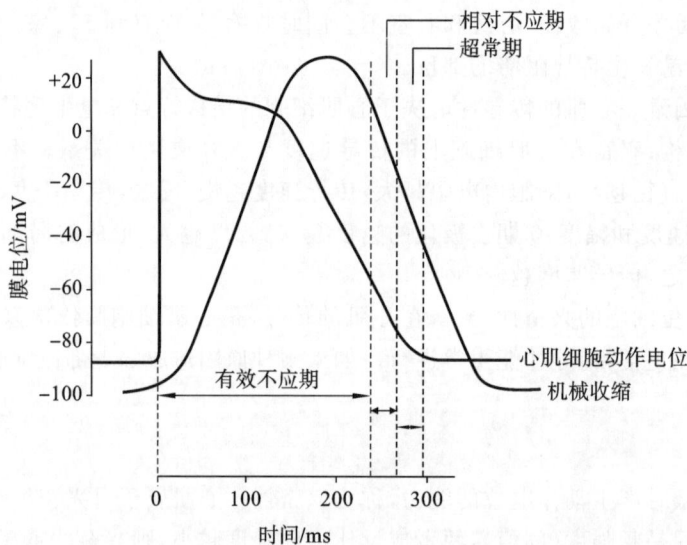

图 4-9　心肌细胞动作电位期间兴奋性的变化及其与机械收缩的关系

(2)期前收缩和代偿性间歇。正常心脏按窦房结发出的兴奋进行节律性活动。如果在有效不应期之后(相对不应期和超常期内),下一次窦房结的兴奋到来之前,心脏受到一次较强的额外人工刺激或异位起搏点刺激,则可提前产生一次兴奋和收缩,称为期前兴奋和期前收缩,又称早搏;期前兴奋也有自己的有效不应期,紧接在期前兴奋后的一次窦房结兴奋,往往正好落在有效不应期内,因而不能引起心室再次兴奋,即出现一次窦房结兴奋的"脱失",必须等到下一次窦房结的兴奋传来,才能引起心室的再次兴奋和收缩,因此,在一次期前收缩之后,往往出现一段较长时间的心室舒张期,称为代偿性间歇(compensatory pause)(图 4-10)。

(四)收缩性

心肌细胞受刺激产生兴奋时,首先在细胞膜产生动作电位,然后通过兴奋-收缩耦联引起肌丝滑行,从而导致心肌细胞收缩。心肌细胞的收缩具有以下特点。

1. 不发生完全强直收缩　与骨骼肌细胞对比,心肌细胞的有效不应期特别长,相当于心脏的整个收缩期和舒张早期。因此,心肌不会发生完全强直收缩,始终保持收缩和舒张交替进行的节律性活动,从

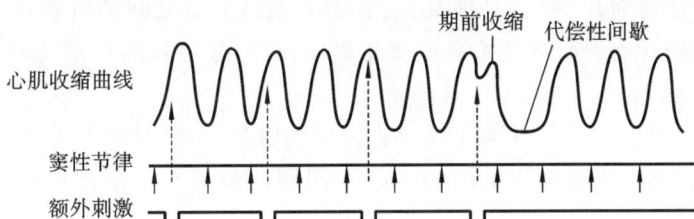

图 4-10 期前收缩与代偿性间歇

而保证心脏有序地充盈和射血。

2."全或无"式收缩(同步收缩) 心肌细胞间的闰盘结构电阻低,兴奋可在细胞间迅速通过,心房和心室成为两个功能上的合胞体。因此,当受到有效刺激时,左、右心房同步兴奋和收缩,左、右心室也同步兴奋和收缩。同步收缩具有"全或无"特性,即要么全部收缩,要么全部不收缩。"全或无"式收缩的力量大、效能高,有利于提高泵血效率。

3.对细胞外液 Ca^{2+} 的依赖性较大 Ca^{2+} 是兴奋-收缩耦联的关键因子,心肌细胞的肌质网不发达,Ca^{2+} 的储存量少,因此,心肌细胞的收缩对细胞外液 Ca^{2+} 的依赖性较大。在一定范围内,细胞外液 Ca^{2+} 浓度增加,心肌收缩力增强。静脉输含 Ca^{2+} 溶液时,一定要注意控制好输液的速度和溶液的浓度,以防引起心搏骤停(钙僵)。

三、体表心电图

心脏在兴奋过程中所发生的电变化,通过周围组织可传导到体表。将测量电极放置在体表的特定部位,可记录到心脏电变化的波形,称为心电图(electrocardiogram,ECG)。心电图反映心脏兴奋的产生、传导和恢复过程中的综合生物电变化,与机械收缩活动无关。

正常心电图一般包括 P 波、QRS 波群和 T 波三个基本波形,以及各波之间代表时间的线段。随测量电极在体表放置位置和记录电极连接方式的不同,心电图波形可发生不同的变化。现以标准 II 导联为例进行说明(图 4-11)。

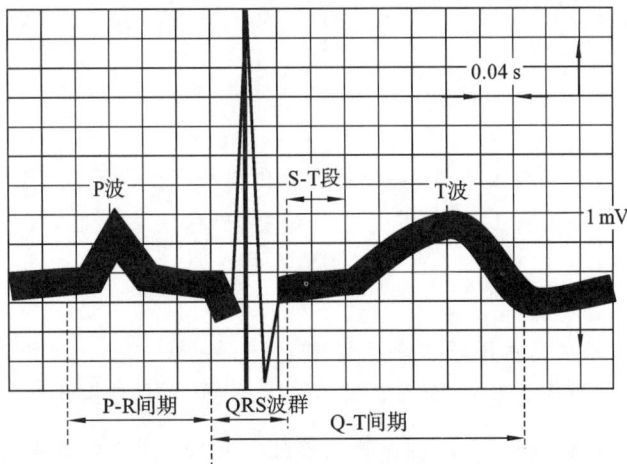

图 4-11 正常心电图示例

1.P 波 代表左、右心房的去极化过程。P 波波形小而圆顿,波幅不超过 0.25 mV,历时 0.08~0.11 s。当心房肥大时,P 波的持续时间和波幅可超过正常。

2.QRS 波群 代表左、右心室的去极化过程。QRS 波群波幅变化较大,历时 0.06~0.10 s,代表兴奋在心室内传播所需要的时间。典型的 QRS 波群包括三个紧密相连的电位波动,第一个向下的波称为 Q 波,随后一个向上的 R 波,最后是紧接之后的向下的 S 波。在不同导联中,这三个波不一定都出现。

3.T 波 代表心室的复极化过程。T 波的方向与 QRS 波群的主波一致,波幅 0.1~0.8 mV,历时 0.05~0.25 s。如果出现 T 波低平、双向或倒置,则称为 T 波改变,反映心肌缺血。

4.P-R 间期(或 P-Q 间期) 指从 P 波起点到 QRS 波群起点之间的时程,一般为 0.12~0.20 s。P-R 间期代表从心房兴奋开始到心室开始兴奋所需要的时间,故也称为房室传导时间。当发生房室传导阻滞时,P-R 间期将延长。

5.Q-T 间期 指从 QRS 波群起点到 T 波终点之间的时程,持续时间小于 0.4 s。Q-T 间期代表心室从开始去极化到完全复极化所经历的时间。Q-T 间期的长短与心率成反比,心率越快,Q-T 间期越短。

6.S-T 段 指从 QRS 波群终点到 T 波起点之间的线段。正常时 S-T 段与心电图基线平齐。S-T 段代表心室各部分细胞均处于去极化状态,各部分之间无电位差。S-T 段的异常压低或抬高常提示心肌缺血或损伤。

知识拓展

房室传导阻滞

在病理性的状态下,窦房结产生的兴奋在从心房传导到心室的过程中,在房室交界区受到部分或完全的阻滞,称为房室传导阻滞。房室传导阻滞可分为三度:第一度为房室间传导时间延长,但心房冲动全部能传导至心室,患者常无症状;第二度为部分冲动不能传至心室,患者常有疲乏、头晕、昏厥、抽搐和心功能不全,可有心搏暂停感觉,可在较短时间内发展为完全性房室传导阻滞;第三度则全部心房冲动均不能传至心室,故又称为完全性房室传导阻滞,症状取决于是否建立了心室自主节律及心室率和心肌的基本情况,可出现心室停搏、心室率较快但可能无症状、心室率慢但可出现心功能不全、脑缺血综合征或猝死。

扫码看课件

案例解析 4-2

第三节 血管生理

导学案例4-2

患者,女,62 岁。1 年前因头晕、头痛就诊。体格检查发现血压升高(180/110 mmHg),其余未见异常。现已服降压药 1 年,治疗后症状好转,舒张压降至正常,但收缩压仍保持在较高水平(150/70 mmHg)。

具体任务:

1.作为护士,你清楚高血压病的诊断标准吗?

2.为什么患者服用降压药后,舒张压降至正常水平,而收缩压依然保持较高水平?

血管是血液流动的通道,包括动脉、毛细血管和静脉三大类。由心室射出的血液,依次流经动脉、毛细血管和静脉,再返回心房。血管的主要功能是运输血液和实现血液与组织之间的物质交换。

一、各类血管的结构和功能特点

(一)弹性贮器血管

弹性贮器血管指的是主动脉、肺动脉主干及其发出的最大分支。这类血管的管壁厚,富含弹性纤维,具有良好的弹性和可扩张性,故称为弹性贮器血管。当心室收缩射血时,弹性贮器血管被动扩张,容积增大,将部分血液暂时储存起来;当心室舒张时,被扩张的大动脉管壁依次弹性回弹,把在射血期多容纳的那部分血液继续推向外周。

Note

(二)分配血管

分配血管指从弹性贮器血管之后到小动脉之前的动脉管道,即中动脉。其功能是将血液分配到全身各器官组织中,故称为分配血管。

(三)阻力血管

阻力血管是指小动脉和微动脉。这类血管管径小,血流阻力大,管壁富含平滑肌,通过平滑肌舒缩活动可使血管口径发生明显的变化,从而改变血流的阻力,影响器官、组织的血液灌注量。血液向外周流动的过程中所受到的阻力,大部分来自小动脉和微动脉,故称其为阻力血管。小动脉和微动脉形成的阻力又称为外周阻力。

(四)交换血管

交换血管指的是真毛细血管。其管壁仅由一层内皮细胞构成,管壁薄,通透性很好,是血液和组织液进行物质交换的场所,故称为交换血管。

(五)容量血管

静脉管壁薄、管腔大、容量大且易扩张,在安静状态下,循环血量的60%～70%容纳在静脉系统中。静脉起着血液储存库的作用,故称其为容量血管。

二、血流量、血流阻力和血压

血液在心血管系统中的流动,属于血流动力学范畴。血流动力学主要研究血流量、血流阻力和血压以及它们之间的相互关系(图4-12)。

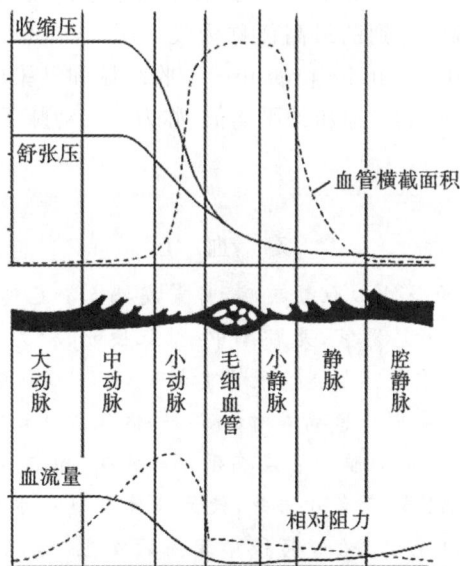

图 4-12 血流量、血流阻力和血压之间的相互关系

(一)血流量与血流速度

单位时间内流过血管某一截面的血量称为血流量,其单位通常为 mL/min 或 L/min。按照流体力学原理,血液在血管中流动时,血流量(Q)和血管两端的压力差(ΔP)成正比,与血流阻力(R)成反比。可表示为

$$Q = \Delta P / R$$

可见,对某一器官来说,血流量的多少取决于该器官动、静脉压力差(ΔP)和器官内的总血流阻力(R)。

血液中的一个质点在血管内移动的线速度称血流速度。血液在血管内流动时,血流速度与血流量成正比,与血管的横截面积成反比。主动脉的总横截面积最小,而毛细血管的总横截面积最大,因此,血

流速度在主动脉内最快,在毛细血管内最慢。

(二)血流阻力

血液在血管内流动时所遇到的阻力,称为血流阻力(R)。血流阻力来自血液内部各种成分之间的摩擦和血液与血管壁之间的摩擦。根据泊肃叶定律,血流阻力(R)与血管长度(L)、血液黏滞度(η)成正比,与血管半径(r)的 4 次方成反比,可表示为

$$R = 8\eta L / \pi r^4$$

在生理条件下,血管长度很少变化,因此血流阻力主要取决于血管半径和血液黏滞度,以血管半径的影响最为显著。

(三)血压

血压(blood pressure,BP)是指血管内流动的血液对单位面积血管壁的侧压力,即压强,可使血管壁向外扩张。在不同的血管分别称为动脉血压、毛细血管血压和静脉血压。一般所说的血压指动脉血压。动脉血压的国际计量单位是千帕(kPa),但国内常用单位为毫米汞柱(mmHg),1 mmHg 约等于 0.133 kPa。

三、动脉血压

(一)动脉血压的概念

动脉血压(arterial blood pressure)是指动脉内流动的血液对单位面积动脉管壁的侧压力。动脉血压一般指主动脉内的压力。由于血压在大动脉中下降幅度很小,为了测量方便,临床上通常将上臂测得的肱动脉压来代表主动脉压。在一个心动周期,动脉血压随心室的收缩和舒张而发生周期性变化。心室收缩射血时,动脉血压迅速升高,升到的最高值称为收缩压(systolic pressure);心室舒张时,动脉血压下降,降到的最低值称为舒张压(diastolic pressure)。收缩压和舒张压的差值称为脉搏压,简称脉压(pulse pressure)。一个心动周期中动脉血压的平均值,称为平均动脉压,约等于舒张压加上 1/3 脉压。

知识拓展

高 血 压

高血压是我国最常见的慢性心血管疾病,目前发病人数已达 2 亿左右,且呈逐年上升趋势。高血压主要累及心、脑、肾等器官,是脑卒中、心肌梗死、心力衰竭和肾衰竭的主要危险因素。高血压及其并发症是严重威胁人类健康的重大疾病,与心血管疾病事件的危险呈正相关,收缩压每升高 10 mmHg,脑卒中的患病率增加 50%,舒张压每升高 5 mmHg,脑卒中的患病率增加 46%,每年因高血压导致的心脑血管疾病死亡人数在 260 万以上,是现代社会威胁人类健康的重要疾病之一。对高血压进行有效治疗,使血压降至目标水平,可有效延缓、防止或逆转靶器官损伤,预防和降低脑卒中、冠心病和肾衰竭的发生,降低病残率和死亡率,提高生活质量。

(二)动脉血压的正常值及其生理变异

我国健康成年人,在安静状态下的收缩压为 100～120 mmHg,舒张压为 60～80 mmHg,脉压为 30～40 mmHg,平均动脉压约为 100 mmHg。动脉血压存在个体差异,与性别、年龄和机体状态有关。一般男性血压略高于女性;男、女性动脉血压都随年龄的增长而逐渐升高,且收缩压的升高更加明显;体力劳动或情绪激动时,血压可暂时升高;肥胖者动脉血压略高于中等体型者。动脉血压保持相对稳定具有重要的生理意义,一定水平的动脉血压是推动血液流动、保证各器官组织得到充足血液供应的必备条件。安静时收缩压持续高于 140 mmHg 和(或)舒张压持续高于 90 mmHg,称为高血压;收缩压持续低于 90 mmHg 和(或)舒张压持续低于 60 mmHg,称为低血压。动脉血压过高或过低对健康均不利。动脉血压过低,将引起器官血液供应不足;动脉血压过高,则造成心脏和血管的负担过重。长期高血压患

者往往引起心脏代偿性肥大、心功能不全,甚至导致心力衰竭;血管长期受到高压,管壁将发生病理性改变,甚至可导致破裂而引起脑出血等严重后果。

(三)动脉血压的形成

动脉血压形成的前提条件是循环系统内有足够的血液充盈。在此基础上,心室收缩射血和外周阻力是两个根本因素。此外,主动脉和大动脉管壁的弹性起着重要的缓冲作用。

1. 循环系统内有足够的血液充盈 循环系统内有足够的血液充盈是形成动脉血压的前提条件。血液的充盈程度用循环系统平均充盈压来表示,其大小取决于循环血量与血管容积之间的相对关系。人体循环系统平均充盈压约为 7 mmHg。

2. 心室收缩射血和外周阻力 心室收缩射血产生的动力和小动脉、微动脉形成的外周阻力是形成动脉血压的两个根本因素。心室收缩将血液射入主动脉时,由于外周阻力的存在,只有 1/3 血液流至外周,剩余 2/3 暂时储存在主动脉和大动脉内,使主动脉和大动脉管壁向外扩张,压力升高,形成收缩压;当心室舒张时,主动脉和大动脉管壁回弹,将射血期储存的血液推向外周,主动脉和大动脉内血量减少,压力随之下降,形成舒张压(图 4-13)。

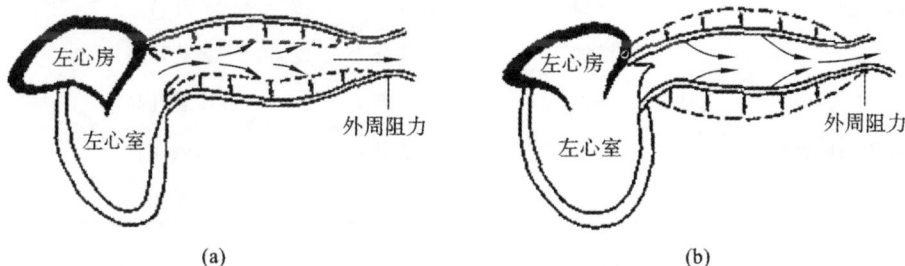

(a) (b)

图 4-13 大动脉管壁弹性作用示意图

注:(a)心室收缩期;(b)心室舒张期。

3. 主动脉和大动脉的弹性缓冲作用 主动脉和大动脉管壁的弹性起着缓冲动脉血压的作用。一方面使心室的间断射血变为动脉内的连续血流,另一方面还使心动周期中动脉血压的波动幅度远小于心室内压力的波动幅度。

(四)影响动脉血压的因素

与动脉血压形成有关的各种因素,都能影响动脉血压。

1. 搏出量 其他因素不变,搏出量增加,收缩期射入动脉的血量增多,血液对动脉管壁的侧压力增大,收缩压明显升高。由于收缩压升高,舒张期血液向外周流动的速度加快,到心舒张期末,大动脉内存留血量的增加并不明显,舒张压升高不多。因此,搏出量增加,动脉血压升高,收缩压显著升高,舒张压升高不如收缩压明显,脉压增大。反之,当搏出量减少时,则主要表现为收缩压降低,脉压减小。因此,在一般情况下,搏出量主要影响收缩压,收缩压的高低主要反映心脏搏出量的多少。

2. 心率 其他条件不变,当心率加快时,心室的舒张期明显缩短,舒张期流向外周的血量减少,故舒张期末大动脉内存留的血量增多,舒张压升高。由于舒张期末主动脉内存留血量的增多,收缩期动脉内的血量也相应增多,收缩压也升高,但由于动脉血压升高使血流速度加快,在收缩期内有较多的血液流至外周,故收缩压的升高不多。因此,心率增快,动脉血压升高,收缩压升高不如舒张压明显,脉压减小。反之,当心率减慢时,舒张压的降低较收缩压明显,脉压增大。

3. 外周阻力 当外周阻力增大时,舒张期血液向外周流动的速度减慢,舒张期末存留在大动脉内的血量增多,故舒张压明显升高。在此基础上,收缩压也升高,但升高幅度较小。因此,外周阻力增大,动脉血压升高,舒张压显著升高,收缩压升高不如舒张压明显,脉压减小。反之,当外周阻力减小时,舒张压的降低较收缩压明显,脉压增大。可见,在一般情况下,外周阻力主要影响舒张压,舒张压的高低主要反映外周阻力的大小。临床上常见的原发性高血压,多是因为小动脉和微动脉弹性降低、管腔变窄,外周阻力增大,故以舒张压的升高为主。

4.主动脉和大动脉的弹性贮器作用　主动脉和大动脉的弹性贮器作用能对动脉血压起缓冲作用,使收缩压不至过高,舒张压不至过低。老年人由于主动脉和大动脉管壁硬化,弹性降低,缓冲作用减弱,可导致收缩压升高、舒张压降低。但老年人多伴有小动脉、微动脉硬化,外周阻力增大,使舒张压也升高。因此,一般情况下,老年人的血压表现为收缩压明显升高,舒张压稍升高或变化不大,脉压明显增大。

5.循环血量和血管容量的比例　在正常情况下,循环血量和血管容量是相适应的,体循环平均充盈压的变化不大。如果循环血量减少而血管容量保持不变(如大出血),或循环血量不变而血管容量增大(如过敏性休克),均可使循环血量和血管容量的比例下降,体循环平均充盈压降低,使动脉血压降低。

上述分析都是在假设其他因素不变的前提下,分析其中某一因素对动脉血压的影响。实际上,在完整的机体内,动脉血压的变化,往往是多种因素综合作用的结果。上述几种因素对血压的单独影响可以概括见表4-1。

表4-1　影响动脉血压的各个因素对血压的影响

影响因素	变化情况	收缩压	舒张压	脉压
搏出量	增加	显著升高	升高	增大
心率	增加	升高	显著升高	减小
外周阻力	增加	升高	显著升高	减小
主动脉和大动脉弹性	降低	显著升高	稍升高或变化不大	增大
循环血量和血管容量的比例	减少	降低	降低	不变

（五）动脉脉搏

在一个心动周期中,随着心脏的收缩和舒张,动脉血压发生周期性的变化。这种周期性的压力变化可引起动脉血管发生搏动,称为动脉脉搏(arterial pulse),简称脉搏。动脉脉搏波可以波浪的形式沿动脉管壁向外周血管传播,其传播速度比血液的流速快得多。用手指可触摸到身体浅表部位动脉的搏动,通常可在桡动脉处触摸。在正常情况下,脉搏的频率与心跳的频率是一致的,脉搏的节律也可反映心脏活动的节律。同时,脉搏的强弱可反映心肌收缩力的大小。因此,触摸脉搏可以在一定程度上反映心血管系统的功能状态。我国中医学比较重视切脉诊断,可通过扪诊脉搏来诊断心血管系统和其他系统的疾病。

四、静脉血压和静脉血流

静脉不仅是血液回流入心脏的通道,还起着血液储存库的作用。静脉容量大、易扩张,又可收缩。因此,静脉通过收缩和舒张活动可有效调节回心血量和心输出量,从而使循环功能适应机体在各种生理状态下的需要。

（一）静脉血压

当体循环的血液经毛细血管进入微静脉时,血压已降至15～20 mmHg。右心房是体循环的终点,血压最低,接近于零。静脉血压不受心室舒缩活动的影响,故无收缩压和舒张压之分。根据测量部位不同,可将静脉血压分为中心静脉压和外周静脉压。

1.中心静脉压　通常将右心房和胸腔内大静脉的血压称为中心静脉压(central venous pressure, CVP),正常值为4～12 cmH₂O。中心静脉压的高低取决于心脏射血能力和静脉回心血量之间的相互关系。如果心脏射血能力较强,能将回流入心脏的血液及时射入动脉,中心静脉压就较低;反之,心脏射血能力减弱时,中心静脉压就升高。另一方面,如果静脉回流速度加快,中心静脉压也会升高;反之,则降低。可见,中心静脉压是反映心血管功能的一项重要指标。临床上以输液治疗休克时,除了必须观察动脉血压变化外,还要观察中心静脉压的变化。如果中心静脉压降低或有下降趋势,常提示输液量不足;如果中心静脉压高于正常或有进行性升高趋势,则提示输液过快或心脏射血功能不全。因此,中心静脉压也可作为控制补液量和补液速度的参考指标。

2.外周静脉压 各器官静脉的血压称为外周静脉压(peripheral venous pressure)。当静脉回流减慢时,外周静脉内血液滞留增多,表现为外周静脉压升高。

(二)影响静脉回流的因素

静脉中的血液顺压力梯度由微静脉向心房方向流动,单位时间内由静脉回流入心脏的血量称为静脉回心血量。在体循环,静脉回流的多少取决于外周静脉压与中心静脉压之间的压力差,以及静脉对血流的阻力。

1.体循环平均充盈压 体循环平均充盈压是反映循环系统充盈程度的指标。当血量增加或容量血管收缩时,体循环平均充盈压升高,静脉回心血量增多;反之,血量减少或容量血管舒张时,体循环平均充盈压降低,静脉回心血量减少。

2.心脏收缩力 心脏收缩时将血液射入动脉,舒张时则从静脉"抽吸"血液。如果心脏收缩力强,射血时心室排空较充分,舒张期心室内压力就比较低,对心房和大静脉内血液的"抽吸"力量也就较大,静脉回心血量增多。右心衰竭时,心脏射血能力显著减弱,舒张期右心室内压力增高,"抽吸"力量较小,静脉回心血量明显减少,患者可出现颈外静脉怒张,肝充血肿大,下肢水肿等体征;当左心衰竭时,肺静脉回流受阻,会引起肺淤血和肺水肿。

3.重力与体位改变 体位发生改变时,重力可对静脉回流产生较大的影响。当人体从卧位转为立位时,身体低垂部分的静脉扩张,容量增大,故回心血量减少;反之,从立位转为卧位时,则回心血量增多。长期卧床的患者,静脉管壁的紧张性较低,可扩张性较大,由平卧位迅速转为直立位时,由于重力的影响,大量血液积滞在下肢,可导致静脉回心血量过少,搏出量随之减少,动脉血压骤降,使脑部供血不足,出现头晕、眼前发黑(视网膜暂时缺血),甚至晕厥等症状。

4.骨骼肌的挤压作用 骨骼肌收缩时,可挤压肌肉内和肌肉间的静脉,使静脉压升高,静脉内的血液向心脏快速回流;当骨骼肌舒张时,静脉内压力降低,则促使毛细血管内的血液流入静脉,使静脉充盈。同时,下肢静脉内存在静脉瓣,使血液只能向心脏方向流动而不能倒流。这样,骨骼肌和静脉瓣一起,对静脉回流起着"泵"的作用,故称为肌肉泵或静脉泵。肌肉泵对促进下肢静脉血回流,降低下肢静脉压起着重要作用。当下肢肌肉进行节律性舒张活动如步行、跑步时,肌肉泵能很好地发挥作用。但当肌肉不是节律性舒缩,而是维持紧张性收缩状态,如人站立不动时,肌肉泵则不能起作用,导致静脉回流减少,血液在下肢静脉潴留,静脉压升高,甚至形成下肢静脉曲张。

5.呼吸运动 通常情况下,胸膜腔内压力低于大气压,称为胸膜腔负压(见第五章)。胸膜腔负压使胸腔内大静脉易处于扩张充盈状态。在吸气时,胸腔容积加大,胸膜腔负压值进一步增大,使胸腔内大静脉和右心房更加扩张,中心静脉压进一步降低,有利于外周静脉血液回流;呼气时,胸膜腔负压值减小,由静脉回流入右心房的血量也相应减少。可见,呼吸运动对静脉回流也起着"泵"的作用,称为呼吸泵。

五、微循环

微循环(microcirculation)是指微动脉与微静脉之间的血液循环。微循环的主要功能是实现血液与组织液之间的物质交换。

(一)微循环的组成

微循环的结构因器官、组织的不同而有差别。典型的微循环由微动脉、后微动脉、毛细血管前括约肌、真毛细血管网、通血毛细血管、动-静脉吻合支和微静脉7个部分组成(图4-14)。

微动脉管壁有环形的平滑肌,可接受神经、体液因素的控制而舒缩,是控制微循环血流的"总闸门"。后微动脉是微动脉的直接延续分支,每根后微动脉向一根或数根真毛细血管供血,真毛细血管的起始端通常有毛细血管前括约肌。后微动脉和毛细血管前括约肌控制所属部分真毛细血管网的血流量,起着"分闸门"的作用。真毛细血管网的血液经微静脉进入静脉,微静脉管壁有平滑肌,在功能上是微循环的后阻力血管,构成控制微循环血流的"后闸门"。此外,通血毛细血管是后微动脉的直接延伸,血流速度

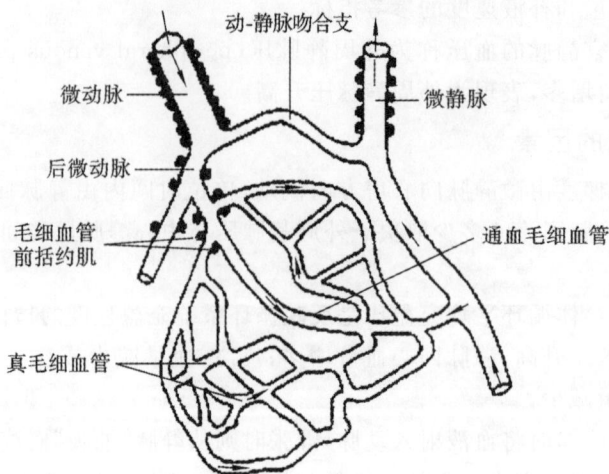

图 4-14 微循环模式图

较快;动-静脉吻合支是吻合微动脉和微静脉的通道。

（二）微循环的血流通路

血液流经微循环时,有三条通路,它们各有不同的生理意义。

1. 迂回通路 指血液经微动脉、后微动脉、毛细血管前括约肌、真毛细血管网进入微静脉的通路。该通路中的真毛细血管穿行于组织细胞之间,迂回曲折,相互吻合成网,血流缓慢,真毛细血管的管壁薄、通透性好,是血液和组织液之间进行物质交换的主要场所,故又称"营养通路"。受毛细血管前括约肌的控制,真毛细血管交替轮流开放。

2. 直捷通路 指血液经微动脉、后微动脉、通血毛细血管进入微静脉的通路。此通路经常处于开放状态,血流较快。直捷通路多见于骨骼肌的微循环,其功能是使一部分血液能迅速通过微循环进入静脉,保证静脉回心血量。

3. 动-静脉短路 指血液经微动脉、动-静脉吻合支直接进入微静脉的通路。此通路经常处于关闭状态、很少开放。动-静脉短路多见于皮肤微循环,主要功能是参与体温调节。当环境温度升高时,动-静脉吻合支开放增多,皮肤血流增大,散热增多;反之,散热减少。

三条微循环血流通路的比较如表 4-2 所示。

表 4-2 三条微循环血流通路的比较

血流通路	主要血流途径	开放情况	生理意义
迂回通路	真毛细血管	交替开放	物质交换的主要场所
直捷通路	通血毛细血管	经常开放	保证血液迅速回流
动-静脉短路	动-静脉吻合支	很少开放	调节体温

（三）微循环血流量的调节

微循环血流量受毛细血管前、后阻力的影响。微动脉、后微动脉和毛细血管前括约肌形成前阻力;微静脉则是毛细血管的后阻力。局部代谢产物和神经、体液因素可调节这些血管平滑肌的活动,从而影响微循环血流量。

1. 交感神经 交感神经可支配微动脉、后微动脉和微静脉,以微动脉为主。交感神经紧张性增高时,微动脉、后微动脉和微静脉均收缩关闭,微循环的流入量和流出量均减少,以流入量减少为甚,因此毛细血管血压降低。

2. 体液因素 肾上腺素、去甲肾上腺素和血管紧张素等,可引起微循环血管收缩、血流量减少。

3. 局部代谢产物 CO_2、乳酸、腺苷、H^+ 等局部代谢产物,可引起后微动脉和毛细血管前括约肌舒张。实际上,在神经、体液等因素的共同作用下,后微动脉和毛细血管前括约肌不断地发生每分钟 5～

10次的交替性收缩和舒张。当后微动脉和毛细血管前括约肌收缩时,其后的真毛细血管网关闭;舒张时则开放。安静状态下,每一瞬间只有20%～35%的真毛细血管网处于开放状态。某一处的真毛细血管网关闭一段时间后,局部代谢产物聚集,后微动脉和毛细血管前括约肌舒张,结果引起该处真毛细血管网开放。之后,代谢产物随血流清除,后微动脉和毛细血管前括约肌又再次收缩,真毛细血管网重新关闭。如此反复,引起不同部位真毛细血管网的交替开放和关闭。当组织代谢活动增强时,代谢产物聚积,引起更多的真毛细血管网开放,微循环血流量增加,以满足组织代谢的需要。

六、组织液与淋巴液的生成和回流

组织液是指存在于组织细胞间隙内的液体。绝大部分组织液呈胶冻状态,不能自由流动,因此不会因重力作用而流到身体的低垂部位。组织液中蛋白质的浓度明显低于血浆,其余成分与血浆基本相同。组织液与血液之间通过毛细血管进行物质交换。

(一)组织液的生成与回流

组织液是血浆滤过毛细血管壁而形成的,同时又可以回流入毛细血管。毛细血管血压和组织液胶体渗透压,是促使液体由毛细血管内向外滤过的力量;相反,血浆胶体渗透压和组织液静水压,则是使组织液从毛细血管外重吸收入毛细血管内的力量(图4-15)。滤过力量与重吸收力量之差,称为有效滤过压。可用下式表示:

有效滤过压=(毛细血管血压+组织液胶体渗透压)-(血浆胶体渗透压+组织液静水压)

组织液生成和回流的决定因素是有效滤过压。当有效滤过压为正值时,液体从毛细血管中滤出,生成组织液;反之,有效滤过压为负值时,组织液回流入毛细血管中。

血液由毛细血管动脉端向静脉端流动的过程中,血压逐渐降低,动脉端毛细血管血压约为30 mmHg,至静脉端降至12 mmHg。而血浆胶体渗透压(25 mmHg)、组织液胶体渗透压(15 mmHg)、组织液静水压(10 mmHg)一般变化不大。因此,在毛细血管动脉端,有效滤过压为+10 mmHg,生成组织液;而在毛细血管静脉端,有效滤过压为-8 mmHg,组织液回流。正常情况下,在毛细血管动脉端滤出的组织液,约90%能在静脉端回流,其余10%进入毛细淋巴管,成为淋巴液。

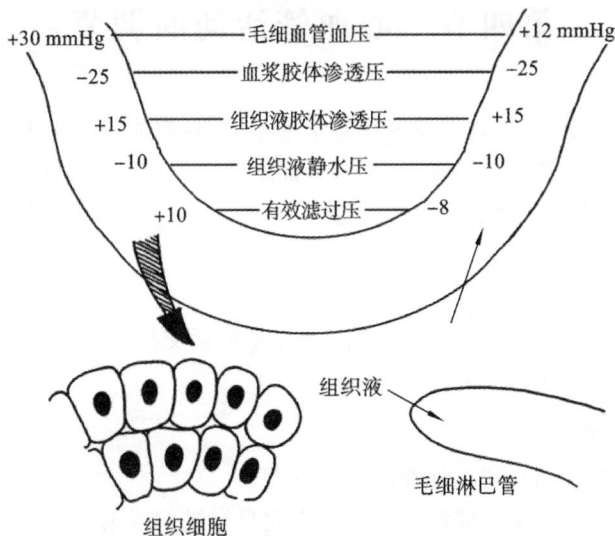

图 4-15 组织液生成与回流示意图

(二)影响组织液生成与回流的因素

在正常情况下,组织液不断生成又不断回流,两者之间保持动态平衡,使血流量和组织液量能保持相对稳定。一旦滤过增多或回流减少,可导致组织液在组织间隙中潴留,形成水肿。

1.毛细血管血压 毛细血管血压是促进组织液生成的主要因素,当毛细血管血压升高时,有效滤过压增大,可使组织液生成增多。例如,右心衰竭时,中心静脉压升高,静脉回流受阻,毛细血管后阻力增

护考提示
组织液生成和回流的影响因素。

大,毛细血管血压升高,组织液生成增加,可引起全身水肿。

2.血浆胶体渗透压 血浆胶体渗透压是促使组织液回流的主要因素,其高低主要取决于血浆蛋白的浓度。临床上,血浆蛋白合成减少(肝脏疾病)或丢失过多(肾脏疾病),都可使血浆蛋白浓度下降,血浆胶体渗透压降低,有效滤过压增大,组织液生成过多而引起水肿。

3.毛细血管壁的通透性 正常情况下,血浆蛋白很难通过毛细血管壁,血浆胶体渗透压高于组织液胶体渗透压。当毛细血管壁通透性异常增大时,如过敏、烧伤等,部分血浆蛋白可渗出毛细血管,使病变部位组织液胶体渗透压升高,有效滤过压增大,组织液生成增多,发生局部水肿。

4.淋巴液回流 正常情况下,淋巴液回流可回收约10%的组织液。当淋巴液回流受阻,如丝虫病、肿瘤压迫等,可使组织液回流受阻,受阻部位发生局部水肿。

(三)淋巴循环及生理功能

1.淋巴循环 组织液进入淋巴管,称为淋巴液。健康成年人的淋巴液生成量每天为2~4 L。淋巴液在淋巴系统中流动,称为淋巴循环。

2.淋巴循环的生理功能

(1)回收蛋白质:淋巴循环的主要生理功能是将组织液中的蛋白质带回到血液中。每天组织液中有75~200 g蛋白质由淋巴液回收入血液,这对于维持血浆和组织液中蛋白质的正常浓度具有重要生理意义。

(2)运输脂肪等营养物质:由小肠吸收的脂肪,80%~90%经小肠绒毛中的毛细淋巴管被输送入血液中,因此,小肠的淋巴液呈乳糜状。少量胆固醇和磷脂也经淋巴管吸收。

(3)调节血浆和组织液之间的液体平衡:在毛细血管动脉端滤过的液体总量每天为24 L,其中约10%经淋巴循环回到血液中去。如果淋巴液回流受阻,会发生局部组织水肿。

(4)防御和免疫功能:组织中的红细胞、异物、细菌等大分子物质可进入淋巴管,在途经淋巴结时,能被巨噬细胞清除掉。此外,淋巴结还能产生具有免疫功能的淋巴细胞,参与机体的免疫反应。

第四节 心血管活动的调节

人体在不同的生理状况下,各器官组织的代谢水平不同,对血流量的需求也不同。机体可通过神经和体液机制对心脏和各部分血管的活动进行调节,从而适应各器官组织在不同情况下的代谢需要,协调各器官之间的血流分配,并维持动脉血压的相对稳定。

一、神经调节

心肌和血管平滑肌都接受自主神经的支配,自主神经包括交感神经和副交感神经。机体对心血管活动的神经调节是通过各种心血管反射来实现的。

(一)心脏的神经支配

心脏的活动受心交感神经和心迷走神经的双重支配。

1.心交感神经及其作用 心交感神经的节前纤维起自脊髓胸段第1~5节中间外侧柱的神经元,在星状神经节或颈交感神经节换元后,节后纤维组成心脏神经丛,支配心脏的各个部分,包括窦房结、房室交界、房室束、心房肌和心室肌。

心交感神经兴奋时,节后纤维末梢释放去甲肾上腺素。与心肌细胞膜上的β_1肾上腺素能受体结合,使心肌细胞膜对Ca^{2+}的通透性增大,Ca^{2+}内流增多。最终对心脏起兴奋作用,使心率增快、心肌收缩力增强、房室传导加快。普萘洛尔是β受体的阻断剂,可阻断心交感神经对心脏的兴奋效应。

2.心迷走神经及其作用 心迷走神经的节前纤维起自延髓迷走神经背核和疑核,沿迷走神经干下行,进入心脏后在壁内神经节换元,节后纤维支配窦房结、心房肌、房室交界、房室束及其分支,也有少量纤维支配心室肌。

心迷走神经兴奋时,节后纤维末梢释放乙酰胆碱,作用于心肌细胞膜上的 M 型胆碱能受体(简称 M 受体),使心肌细胞膜对 K^+ 的通透性增大,K^+ 外流增多。最终抑制心脏的活动,导致心率减慢、心肌收缩力减弱、房室传导减慢。阿托品是 M 受体的阻断剂,可阻断心迷走神经对心脏的抑制效应。

(二)血管的神经支配

除了真毛细血管外,血管壁都有平滑肌分布。绝大多数血管平滑肌都接受自主神经的支配。支配血管平滑肌的神经纤维可分为缩血管神经纤维和舒血管神经纤维两大类。

1. 缩血管神经纤维 缩血管神经纤维都属于交感神经纤维,故一般称为交感缩血管神经纤维。其节前纤维起自脊髓胸腰段灰质侧角,在椎旁或椎前神经节内换元后发出节后纤维。交感缩血管神经节后纤维末梢释放的递质为去甲肾上腺素。血管平滑肌有 α 和 $β_2$ 两类肾上腺素能受体。α 受体兴奋时,血管平滑肌收缩;$β_2$ 受体兴奋时,血管平滑肌舒张。去甲肾上腺素与 α 受体结合的能力较与 $β_2$ 受体结合的能力强得多。因此,交感缩血管神经纤维兴奋时,主要引起缩血管效应。

人体内绝大多数血管只接受交感缩血管神经纤维的单一支配。在安静状态下,交感缩血管神经纤维持续发放每秒 1~3 次的低频冲动,称为交感缩血管紧张,从而使血管平滑肌保持一定程度的收缩状态。当交感缩血管紧张增强时,血管平滑肌进一步收缩;反之,交感缩血管紧张减弱时,血管平滑肌收缩程度减弱,血管舒张。

2. 舒血管神经纤维 体内有少部分血管除了接受交感缩血管神经纤维的支配外,还接受舒血管神经纤维的支配。

(1)交感舒血管神经纤维:在动物实验中发现,支配骨骼肌微动脉的交感神经中除有缩血管神经纤维外,还有交感舒血管神经纤维。交感舒血管神经节后纤维末梢释放的递质为乙酰胆碱,作用于血管平滑肌上的 M 受体,引起血管舒张,阿托品可阻断其效应。这类神经纤维平时没有紧张性活动,只有在动物处于激动或发生防御反应时才发放冲动,使骨骼肌血管舒张,血流量增多。在人体内可能也有此类神经纤维的存在。

(2)副交感舒血管神经纤维:脑膜、唾液腺、胃肠外分泌腺和外生殖器等少数器官的血管,还接受副交感舒血管神经纤维的支配。副交感舒血管神经纤维末梢释放乙酰胆碱,能兴奋 M 受体,引起血管舒张,阿托品可阻断其效应。这类纤维的分布仅限于少数器官,因此只对器官和组织局部血流起调节作用,对循环系统总外周阻力的影响很小。

(三)心血管中枢

神经系统对心血管活动的调节是通过各种反射来实现的。心血管中枢是指在中枢神经系统内,与心血管调节有关的神经元胞体相对集中的部位。心血管中枢广泛分布于从脊髓到大脑皮质的各级水平,它们各有不同功能,又互相密切联系,使心血管系统的活动协调一致,以适应整体功能活动的需要。

1. 延髓心血管中枢 动物实验中发现,在延髓上缘横断脑干后,动物的血压并无明显变化;而在延髓和脊髓之间横断之后,动物血压则降至 40 mmHg。可见,只要保持延髓及其以下部分中枢的完整,就可以维持心血管的紧张性活动,并完成一定的心血管反射。因此,延髓是调节心血管活动的基本中枢。

延髓心血管中枢按功能不同可分为心迷走中枢、心交感中枢和交感缩血管中枢三个部分。其中心迷走中枢位于延髓迷走神经背核和疑核,发出心迷走神经的节前纤维;心交感中枢和交感缩血管中枢位于延髓腹外侧部,分别发出神经纤维控制脊髓内心交感神经和交感缩血管神经的节前神经元。这些中枢在平时都有紧张性活动,分别称为心迷走紧张、心交感紧张和交感缩血管紧张。

2. 延髓以上的心血管中枢 在延髓以上的脑干、下丘脑、小脑和大脑皮质中,都存在与心血管活动有关的神经元。它们对心血管活动的调节主要表现为协调、整合作用,包括对心血管活动和机体其他功能之间复杂的整合。中枢部位越高,整合作用就越强。在整体上,各种心血管反射并不是由延髓心血管中枢独立完成,而是在从脊髓到大脑皮质各级中枢的参与下共同完成的。

(四)心血管反射

神经调节的基本方式是反射。当机体处于不同的生理状态或内、外环境发生变化时,可引起各种心血管反射,使心输出量和各器官的血流量发生相应改变,从而适应内、外环境变化,满足各种生命活动的需求。

1.颈动脉窦和主动脉弓压力感受性反射

(1)压力感受器:在颈动脉窦和主动脉弓血管壁的外膜下有丰富的感觉神经末梢,其对血压的变化非常敏感,按其所在部位分别称为颈动脉窦压力感受器和主动脉弓压力感受器(图 4-16)。它们属于牵张感受器,能感受血液对血管壁的机械牵张刺激。在一定范围内,压力感受器的传入冲动频率与动脉管壁的扩张程度成正比。当动脉血压升高时,动脉管壁被牵张的程度加大,感受器发放的传入神经冲动增多。

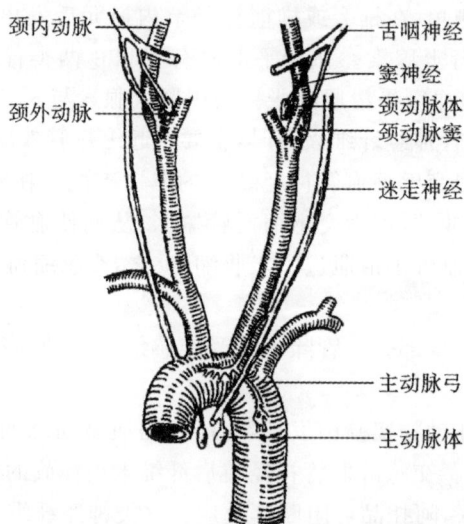

图 4-16　颈动脉窦和主动脉弓压力感受器示意图

(2)传入神经:颈动脉窦压力感受器的传入神经为窦神经,窦神经随后混入舌咽神经而进入延髓心血管中枢;主动脉弓压力感受器的传入神经是主动脉神经,加入迷走神经干后,也同样进入延髓。

(3)反射效应:当动脉血压突然升高时,动脉管壁被牵张的程度增大,颈动脉窦和主动脉弓压力感受器的传入冲动增多,经窦神经和主动脉神经传到延髓心血管中枢。通过整合作用,使心迷走中枢紧张性增强,心交感中枢和交感缩血管中枢的紧张性减弱,通过心迷走神经、心交感神经和交感缩血管神经纤维传出冲动到心脏和血管,使心率减慢、心肌收缩力减弱、心输出量减少;血管舒张,外周阻力下降,导致动脉血压降低。因此,颈动脉窦和主动脉弓压力感受性反射又称为减压反射。反之,当动脉血压降低时,对颈动脉窦和主动脉弓压力感受器的刺激减弱,最终可使动脉血压升高。

(4)生理意义:颈动脉窦和主动脉弓压力感受性反射是一种典型的负反馈调节。在心输出量、外周阻力、循环血量等发生突然变化的情况下,对动脉血压进行快速调节,维持动脉血压的相对稳态。但颈动脉窦和主动脉弓压力感受性反射对缓慢发生的血压变化不敏感,在动脉血压的长期调节中并不起重要作用。原发性高血压患者的压力感受器发生适应现象,对牵张刺激的敏感性降低,压力感受性反射在一个高于正常水平的范围内工作,故血压保持在较高水平。

2.颈动脉体和主动脉体化学感受性反射　在颈总动脉的分叉处和主动脉弓区域分别存在有颈动脉体和主动脉体化学感受器(图 4-16),它们对血液中一些化学成分的变化非常敏感。当动脉血中 PO_2 降低、PCO_2 升高、H^+ 浓度升高时,可刺激颈动脉体和主动脉体化学感受器,兴奋也由舌咽神经和迷走神经传入延髓,使延髓呼吸中枢和心血管中枢的神经元活动发生改变。颈动脉体和主动脉体化学感受性反射的主要效应是兴奋呼吸中枢,使呼吸加深加快(详见第五章)。此外,也可引起心率加快、心输出量增大、外周阻力增大,动脉血压升高。

在生理情况下,颈动脉体和主动脉体化学感受性反射的主要作用是使呼吸加深、加快,对心血管活动的影响较小。只有在低氧、窒息、失血、动脉血压过低和酸中毒等紧急情况下,才对心血管活动进行调节,使心率加快、血压升高,使全身血量重新分配,优先保证心、脑等重要器官的血液供应。

3. 心肺感受器引起的心血管反射 在心房、心室和肺循环大血管壁中存在许多调节心血管活动的心肺感受器,其传入神经纤维走于迷走神经干内,也有少数经交感神经进入中枢。当心房、心室或肺循环大血管中压力升高或血容量增多时,心脏和血管壁受牵张增强,心肺感受器兴奋。心房壁的牵张主要因血容量增多而引起,故心房壁的牵张感受器又称容量感受器。一些化学物质(如前列腺素、缓激肽等)也可使心肺感受器兴奋。

大多数心肺感受器兴奋时,交感神经紧张减弱,心迷走神经紧张加强,导致心率减慢、心输出量减少,外周阻力降低,动脉血压下降,还能抑制肾交感神经,减少肾素和血管紧张素的释放,导致肾血流量增加,尿量增多。

二、体液调节

体液调节是指血液和组织液中一些化学物质对心血管活动的调节作用。这些体液因素中,有些通过血液运输,可广泛作用于心血管系统,属于全身性体液调节;有些则只作用于局部血管,对局部组织的血流起调节作用,属于局部性体液调节。

(一)肾上腺素和去甲肾上腺素

循环血液中的肾上腺素和去甲肾上腺素主要由肾上腺髓质分泌,其中肾上腺素约占 80%,去甲肾上腺素约占 20%。交感神经末梢释放的去甲肾上腺素也有一小部分进入血液循环。肾上腺素和去甲肾上腺素在化学结构上都属于儿茶酚胺。它们对心血管的作用相似但不完全相同,主要取决于它们与不同肾上腺素能受体的结合能力和受体的分布。

在心肌和血管平滑肌上,能与肾上腺素和去甲肾上腺素结合的受体称为肾上腺素能受体。包括 α 受体和 β 受体,β 受体可分为 β_1 受体和 β_2 受体。心肌上主要存在 β_1 受体,被激动后产生心脏兴奋效应;血管平滑肌上分布有 α 受体和 β_2 受体,α 受体被激动可引起血管平滑肌收缩,β_2 受体被激动可使血管平滑肌舒张。

肾上腺素能与 α 和 β(包括 β_1 和 β_2)两类受体结合。在心脏,肾上腺素作用于心肌细胞膜上的 β_1 受体,使心率加快,心肌收缩力加强,心输出量增加。在血管,肾上腺素的作用取决于血管平滑肌上 α 和 β_2 受体的分布情况,肾上腺素可引起 α 受体占优势的皮肤、肾脏和胃肠的血管收缩,而使 β_2 受体占优势的骨骼肌和肝脏的血管舒张,故对总外周阻力的影响不大。因此,临床上常常把肾上腺素用作强心药。

去甲肾上腺素主要与 α 受体结合,也可与 β_1 受体结合,但与 β_2 受体的结合能力很弱。静脉注射去甲肾上腺素,主要作用于血管平滑肌上的 α 受体,使全身血管广泛收缩,动脉血压升高。在完整的体内,血压升高可使压力感受性反射活动加强,由于压力感受性反射对心脏的抑制效应超过了去甲肾上腺素对心脏的直接兴奋效应,故引起心率减慢。因此,临床上常把去甲肾上腺素用作缩血管的升压药。

(二)肾素-血管紧张素-醛固酮系统

肾素是由肾球旁细胞合成和分泌的一种酸性蛋白酶。肾素进入血液后,可将血浆中肝脏分泌的血管紧张素原水解成有活性的血管紧张素 I(十肽)(angiotensin I,ANG I)。在血管紧张素转换酶的作用下,血管紧张素 I 可水解生成血管紧张素 II(八肽)(angiotensin II,ANG II)。血管紧张素 II 可在氨基肽酶的作用下脱去一个氨基酸残基后形成血管紧张素 III(angiotensin III,ANG III)。

在三种血管紧张素中,血管紧张素 II 对循环系统的作用最强。其主要作用如下:①兴奋血管平滑肌上的血管紧张素 II 受体,使全身小动脉、微动脉收缩,外周阻力增大;使静脉收缩,回心血量增加,故动脉血压升高。②作用于交感神经末梢,促进去甲肾上腺素的释放,使血管平滑肌收缩,外周阻力增大,动脉血压升高。③作用于脑的某些部位,加强交感缩血管中枢的紧张性。④刺激肾上腺皮质球状带细胞合成和释放醛固酮,保钠、保水,使血量增多。⑤刺激渴觉中枢,导致饮水行为,使血量增多。血管紧张素 II 是目前已知的最强的缩血管活性物质。血管紧张素 III 的缩血管效应为血管紧张素 II 的 $10\%\sim20\%$,但其刺激肾上腺皮质球状带细胞合成和释放醛固酮的作用较强。

由于肾素、血管紧张素和醛固酮三者关系密切,故将它们合称为肾素-血管紧张素-醛固酮系统,这一系统对动脉血压的长期调节具有重要意义。

护考提示
肾上腺素和去甲肾上腺素对心血管的调节作用。

（三）血管升压素

血管升压素（vasopressin，VP）由下丘脑视上核和室旁核的神经元合成，经下丘脑-垂体束运送至神经垂体储存，当机体需要时释放入血。血管升压素具有 V_1 和 V_2 两种类型的受体。V_1 受体主要分布在血管平滑肌上，V_2 受体主要分布在肾小管和集合管上。生理情况下，血管升压素主要作用于肾脏的 V_2 受体，促进远曲小管和集合管对水的重吸收，使尿量减少，故又称抗利尿激素（antidiuretic hormone，ADH）。生理剂量的血管升压素对血压不起调节作用，仅在大量失血、失水等情况下，血管升压素才释放增加，作用于血管平滑肌的 V_1 受体，引起血管收缩，血压升高。

（四）血管内皮生成的血管活性物质

血管内皮细胞可以合成、释放多种血管活性物质，引起血管平滑肌舒张或收缩。

1.舒血管物质 血管内皮合成的舒血管物质中，比较重要的是一氧化氮（nitric oxide，NO）。NO 可使血管平滑肌内的鸟苷酸环化酶激活，使 cGMP 的浓度升高，游离 Ca^{2+} 浓度降低，从而使血管舒张。

2.缩血管物质 在缩血管物质中，研究得比较深入的是内皮素（endothelin，ET）。其作用机制是与血管平滑肌上的特异性受体结合，促进肌质网释放 Ca^{2+}，从而使血管平滑肌收缩。

（五）激肽释放酶-激肽系统

激肽释放酶是体内的一种蛋白酶，能水解激肽原生成激肽。激肽是一类具有舒血管活性的多肽类物质，常见的有血管舒张素和缓激肽。血管舒张素和缓激肽是已知的强烈的舒血管物质，参与对血压和器官局部血流的调节。

（六）心房钠尿肽

心房钠尿肽（atrial natriuretic peptide，ANP）是由心房肌细胞合成和释放的一类多肽物质。当心房壁受牵拉时，可引起 ANP 释放。ANP 主要作用于肾脏，抑制 Na^+ 的重吸收，具有强大的排钠和利尿作用。ANP 也可使血管平滑肌舒张、血压降低。此外，ANP 还能抑制肾素分泌，使血管紧张素Ⅱ的生成减少。

（七）前列腺素

前列腺素（prostaglandin，PG）是一族活性强、种类多的不饱和脂肪酸，其前体是花生四烯酸或其他不饱和脂肪酸。全身各部分的组织细胞几乎都能产生前列腺素。前列腺素按其分子结构可分为多种类型，不同类型的前列腺素对血管平滑肌的作用不同。例如，前列腺素 E_2（PGE_2）和前列环素（PGI_2）具有强烈的舒血管作用，而前列腺素 $F_{2\alpha}$（$PGF_{2\alpha}$）则使静脉收缩。

（八）阿片肽

体内的阿片肽（opioid peptide）有多种，包括 β-内啡肽、脑啡肽等。β-内啡肽进入脑内，作用于与心血管活动有关的核团，使交感紧张减弱，心迷走紧张增强，从而使血压降低。内毒素、失血等强烈刺激可引起 β-内啡肽释放，并可能成为引起循环休克的原因之一。脑啡肽可作用于外周血管壁的阿片受体，引起血管舒张。

（九）组胺

组胺（histamine）是由脱羧酶催化组氨酸生成的。当组织受到损伤或发生炎症和过敏反应时，都可释放组胺。组胺有强烈的舒血管作用，并能使毛细血管和微静脉管壁的通透性增加，使组织液生成增多，导致局部水肿。

三、精神、心理和社会因素对心血管活动的影响

心血管活动还受精神、心理和社会因素的影响。在社会生活中，社会环境、生活方式、人际关系等社会因素均会作用于人的中枢神经系统，引起精神、心理活动的改变，进而影响生理功能。精神、心理、社会因素可互为因果、相互作用，形成影响心血管功能的多维网络系统。研究表明，许多心血管疾病的发生与精神、心理、社会因素密切相关。例如，在吸烟、酗酒、久坐不动、熬夜、持久紧张、高负荷工作压力、生活节奏快等不良习惯人群中，冠心病、高血压、脑卒中的发病率明显较高。高血压的发生也与负性生

活刺激事件正相关,这是因为负性生活刺激事件可引发一定的心理应激,当心理应激达一定程度时,自主神经系统功能明显改变,交感神经活动加剧,血中儿茶酚胺浓度增高,心率增快,血压持续升高而不能恢复,最后导致高血压。总之,在医学模式转变的今天,这些问题都包含在护理职责范围内,需要引起护理工作者的高度重视。

第五节 器官循环

体内各器官的血流量,一般与该器官的动、静脉压之间的压力差成正比,与该器官的血流阻力成反比。不同的器官有各自不同的生理特征和结构特点,因而调节机制也各具特色。下面主要讨论心、肺和脑的血液循环特点与调节。

一、冠脉循环

(一)冠脉循环的解剖特点

冠脉循环(coronary circulation)是营养心脏自身的血液循环。心脏的血液供应来自左、右冠脉。大多数人左心室前部接受左冠脉供血,左心室后部和右心室接受右冠脉供血。冠脉主干行走于心脏的表面,其小分支常以垂直于心脏表面的方向穿入心肌,并在心内膜下分支成网。这种分支方式使冠脉血管容易在心肌收缩时受到压迫。吻合冠脉之间的侧支较细小,血流量很少,因而当冠脉突然阻塞时,不易很快建立侧支循环,可导致心肌梗死。但如为慢性阻塞,则可有较好的侧支代偿。心肌的毛细血管网极为丰富,毛细血管数和心肌纤维数的比例为1∶1,有利于心肌与冠脉血液之间进行物质交换。但心肌肥厚时,毛细血管数目不能相应增加,则容易导致心肌供血不足。

(二)冠脉循环的血流特点

1.血流量大 在安静状态下,冠脉血流量为每百克心肌 $60\sim80$ mL/min,总冠脉血流量约为225 mL/min,占心输出量的 $4\%\sim5\%$。当心肌活动加强,冠脉达到最大舒张状态时,冠脉血流量可增加到静息时的5倍。这一特点可满足心脏工作量大、耗氧量多的需求。

2.血压高 冠脉直接开口于主动脉根部,且冠脉循环的途径短,故血压高、血流快,循环周期只需几秒钟即可完成。

3.心肌摄氧能力强 心肌摄氧率比骨骼肌摄氧率高约1倍。动脉血流经心脏后,其中 $65\%\sim70\%$ 的 O_2 被心肌摄取,远高于其他器官组织 $25\%\sim30\%$ 的摄氧率。但心肌耗氧量大,冠状静脉血液中含氧量较低,当机体进行剧烈运动时,从单位血液中摄取 O_2 的潜力较小,故心肌需要更多的 O_2 时主要依靠增加血流量。

4.心肌供血主要在心脏舒张期 由于冠脉循环的血管主要分布在心肌纤维之间,心肌收缩时,冠脉受压,血流量减少;心肌舒张时,冠脉受到的压迫解除,血流量增加。这样就形成了心脏舒张期冠脉血流量大于心脏收缩期冠脉血流量的特点。一般说来,左心室在收缩期血流量只有舒张期血流量的 $20\%\sim30\%$。

(三)冠脉循环血流量的调节

心肌本身的代谢水平是影响冠脉循环血流量的主要因素。交感和副交感神经也可影响冠脉循环血流量,但作用较弱。

1.心肌代谢水平 冠脉循环血流量和心肌代谢水平成正比。心肌收缩的能量来源几乎完全依靠有氧代谢,心肌因连续不断地进行舒缩活动,故耗氧量较大。心肌需要更多 O_2 时主要依赖增加血流量。在肌肉运动、精神紧张等情况下,心肌代谢增强,耗氧量增加,局部组织中氧分压降低,ATP分解为

ADP 和 AMP，AMP 进一步分解产生腺苷。腺苷可强烈地舒张小动脉，因此起到了最重要的作用。其他代谢产物如 H^+、CO_2、乳酸和缓激肽等也有舒张血管作用。

2.神经调节 冠脉受迷走神经和交感神经支配。迷走神经兴奋时引起冠脉舒张，但同时使心率减慢，心肌代谢减弱，可抵消其直接舒张冠脉的作用。心交感神经兴奋，可激活冠脉平滑肌的 α 受体，但对 $β_2$ 受体的激动一般不很明显，以血管收缩占优势，但此时心率加快，心肌收缩力加强，代谢增强，从而使缩血管作用被掩盖。

3.体液调节 肾上腺素、去甲肾上腺素和甲状腺激素等都可增强心肌代谢和耗氧量，使冠脉血流量增加，也可直接作用于冠脉血管的 α 和 β 肾上腺素能受体，引起冠脉血管收缩或舒张。血管紧张素Ⅱ和血管升压素也可使冠脉血管收缩，冠脉血流量减少。

知识拓展

冠 心 病

冠心病是冠脉粥样硬化性心脏病的简称，是一种由冠脉粥样硬化或冠脉功能性改变（痉挛），导致冠脉管腔狭窄或阻塞而引起的心脏病。其中，95% 以上由冠状动脉粥样硬化引起，导致心肌缺血缺氧或心肌坏死，故也称为缺血性心脏病。主要临床表现是心绞痛（心肌缺血缺氧）、心肌梗死（心肌坏死）、心律失常和心力衰竭，冠心病患者也可无明显临床症状。据 WHO 统计，冠心病是常见的死亡原因之一，多发生在 40 岁之后，男性多于女性，脑力劳动者多于体力劳动者，患病率随年龄增长而升高。随着我国经济的发展，冠心病的发病率逐年上升，并且患病年龄趋于年轻化。

二、肺循环

肺循环是指从右心室到左心房的血液循环，其功能是使血液在流经肺泡时与肺泡气之间进行气体交换，将静脉血转变为动脉血。

(一)肺循环的生理特点

1.血流阻力小，血压低 肺动脉的分支短而粗，管壁薄，易于扩张，总横截面积大，且肺血管全部被胸膜腔负压所包绕，故肺循环的血流阻力很小。右心室的收缩力远较左心室弱，故肺动脉压只有主动脉压的 $1/6\sim1/5$，平均肺动脉压约为 13 mmHg。由于肺毛细血管的压力为 7 mmHg，低于血浆胶体渗透压，故肺组织基本上没有组织液。当左心衰竭时，肺静脉压及肺毛细血管压升高，组织液生成增多而形成肺水肿。

2.血容量变化大 安静时肺部的血容量约为 450 mL，约占全身血量的 9%。由于肺组织和肺血管的可扩张性大，故肺部血管容量变动较大，有"储血库"的作用。肺血容量在用力呼气时可减少至约 200 mL，而在深吸气时可增加到约 1000 mL。在每一个呼吸周期中，肺循环的血容量发生周期性变化，并对左心室输出量和动脉血压发生影响。

(二)肺循环血流量的调节

1.肺泡气的氧分压 肺泡气氧分压可显著地影响肺血管的舒缩活动。氧分压降低时，肺泡周围的微动脉收缩，血流阻力增大。当吸入气中氧分压过低时，如在高海拔地区，可引起肺循环微动脉广泛收缩，肺血流阻力加大，肺动脉压明显升高，常引发肺动脉高压甚至右心肥厚。

2.神经调节 肺血管受交感神经和迷走神经控制。刺激交感神经可引起肺血管收缩和血流阻力增大；刺激迷走神经则使肺血管轻度舒张，肺血流阻力稍降低。

3.体液调节 肾上腺素、去甲肾上腺素、血管紧张素Ⅱ、组胺、5-羟色胺等，都能使肺循环的微动脉收缩。而前列环素、乙酰胆碱等则可引起肺血管舒张。

三、脑循环

(一)脑循环的特点

1.血流量大,耗氧量多 脑的重量虽仅占体重的2‰,但其血流量却占心输出量的15%左右,约750 mL/min。脑组织耗氧量占机体总耗氧量的20%。脑组织代谢水平高,耗氧量大,但脑的能量储存极为有限,必须依赖血液中的葡萄糖供能,因此对血流的依赖程度极大。脑对缺氧或缺血极为敏感,脑血流中断10 s可导致意识丧失,中断5 min将引起不可逆的脑损伤。

2.血流量变化较小 脑组织位于坚硬的颅腔内,容积较为固定。由于脑组织的不可压缩性,脑血管的舒缩程度受到相当大的限制,血流量的变化较小。

3.存在血-脑屏障和血-脑脊液屏障 在血液和脑脊液之间存在着一种特殊屏障,称为血-脑脊液屏障(blood-cerebrospinal fluid barrier)。该屏障对不同物质的通透性不同,如O_2和CO_2等脂溶性物质很容易通过该屏障,而对许多离子的通透性则较低。血液和脑组织之间也存在着类似的屏障,可限制物质在血液和脑组织之间的自由交换,称为血-脑屏障(blood-brain barrier)。脂溶性物质如O_2、CO_2、乙醇及某些麻醉药物易通过血-脑屏障,但青霉素、胆盐、K^+、HCO_3^-和非脂溶性物质则不易进入脑组织。

(二)脑循环血流量的调节

1.自身调节 当平均动脉压的变动在$60\sim140$ mmHg范围内时,脑血管通过自身调节可保持脑血流量的相对恒定。平均动脉压低于60 mmHg时,脑血流量明显减少,引起脑功能障碍。平均动脉压高于140 mmHg时,脑血流量显著增加,容易导致脑水肿。

2.CO_2和低氧对脑循环血流量的影响 血液中CO_2分压升高和低氧对脑血管的直接舒血管作用十分明显。当过度通气,使CO_2呼出过多时,可引起脑血管收缩,脑血流量减少,可引起头晕等症状。脑血管对O_2分压变化很敏感,低氧能使脑血管舒张,而O_2分压升高可引起脑血管收缩。

3.脑的代谢对脑循环血流量的影响 脑不同部位的血流量与该部分组织的代谢活动成正比。如脑某一部位活动加强时,该部位的血流量就增多。这可能是由于代谢产物(如H^+、K^+和腺苷)聚积,以及氧分压降低等而引起的脑血管舒张。

4.神经调节 脑血管受交感缩血管神经纤维和副交感舒血管神经纤维的支配,但神经纤维对脑血管活动的调节作用很小。

(姚丹丹)

直通护考在线答题

第五章　呼　吸

能力目标

1. 掌握：肺通气的动力；肺活量、时间肺活量和每分钟肺泡通气量的概念；胸膜腔负压的形成和意义；肺泡表面活性物质的来源、作用和生理意义；影响肺换气的因素；氧气在血液中的运输；呼吸的化学感受性反射。

2. 熟悉：呼吸的三个环节；肺内压的变化；潮气量、肺通气量和功能余气量；气体交换的原理；肺通气的弹性阻力和气道阻力；肺换气和组织换气的过程；二氧化碳在血液中的运输。

3. 了解：肺和呼吸道的功能；呼吸运动的类型；补吸气量、补呼气量、余气量、深吸气量和肺总量的概念；氧解离曲线及其影响因素；肺牵张反射。

4. 会用本章所学知识解释临床上用人工呼吸的方法抢救呼吸暂停患者的原理；能运用相应指标对肺通气功能进行评价；能分析影响肺换气的主要因素；能解释临床缺氧与发绀。

呼吸(respiration)是人体与外界环境之间的气体交换过程。人体在新陈代谢的过程中，需要从外界摄取 O_2，并排出代谢产生的 CO_2。呼吸是维持机体生命活动所必需的基本生理过程之一，呼吸一旦停止，生命便将终结。

人体呼吸的全过程包括三个环节(图 5-1)。包括：①外呼吸，包括肺通气和肺换气两个过程。肺通气是肺与外界环境之间的气体交换过程，肺换气是肺泡与肺毛细血管血液之间的气体交换过程。②气体在血液中的运输。③内呼吸，也称组织换气，即组织细胞与毛细血管之间的气体交换过程。呼吸过程的基础是肺通气，肺通气的动力来自呼吸运动，因此，狭义的呼吸通常仅指呼吸运动。

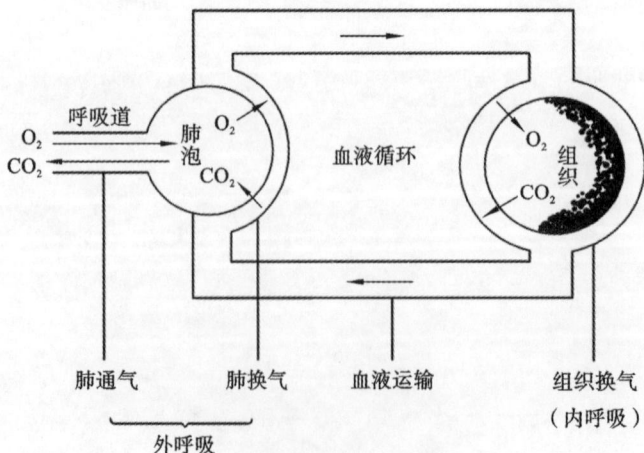

图 5-1　呼吸全过程示意图

第一节 肺 通 气

导学案例5-1

患者,男,33岁,因车祸急诊入院。患者面色苍白,呼吸困难,声音微弱。检查:血压82/54 mmHg;右胸部大面积皮下淤斑,右侧胸廓饱满,气管左移。胸部X线见右锁骨粉碎性骨折,右侧第1～5肋骨骨折,右肺部分萎缩,右胸腔少量积血,纵隔向左移。诊断:右锁骨和肋骨骨折;闭合性气胸。

具体任务:

1. 胸膜腔负压是如何形成的?有何生理意义?

2. 气胸患者的呼吸和循环功能发生了哪些改变?为什么?

肺通气是肺与外界环境之间的气体交换过程。实现肺通气的主要结构包括呼吸道、肺泡和胸廓等。呼吸道是气体进出肺的通道,同时还具有加温、加湿、过滤、清洁吸入气体等功能。肺泡是吸入气与血液进行交换的主要场所。胸廓的节律性运动是实现肺通气的原动力。

一、肺通气的动力

肺通气是气体通过呼吸道进出肺的过程,气体进出肺取决于肺和外界环境之间的压力差。通常情况下,外界环境的压力,即大气压是相对恒定的,故气体进入或者排出肺,完全取决于肺内压的变化。肺内压的高低有赖于肺的扩大和缩小,但肺本身并不具有主动扩大和缩小的能力,其扩大和缩小完全依赖于呼吸肌的收缩和舒张引起的胸廓节律性运动。因此,实现肺通气的直接动力是肺内压和大气压之间的压力差;呼吸肌收缩和舒张引起的胸廓节律性扩大和缩小,即呼吸运动是肺通气的原动力。

(一)呼吸运动

呼吸肌的收缩和舒张引起的胸廓节律性扩大和缩小的运动,称为呼吸运动。胸廓扩大为吸气运动,胸廓缩小为呼气运动。吸气肌主要有膈肌和肋间外肌,呼气肌主要包括肋间内肌和腹肌,此外,还有一些辅助吸气肌,如斜角肌、胸锁乳突肌等。根据呼吸深度的不同,可将呼吸运动分为平静呼吸和用力呼吸;根据呼吸肌参与的主次不同,呼吸运动可分为腹式呼吸和胸式呼吸。

1. 平静呼吸和用力呼吸

(1)平静呼吸:平静呼吸指人体在安静状态下,平稳而均匀的自然呼吸。呼吸频率为12～18次/分。平静呼吸由膈肌和肋间外肌的节律性收缩和舒张引起。

平静呼吸时,吸气运动由膈肌和肋间外肌的收缩而实现,是一个主动过程。膈肌位于胸腔和腹腔之间,构成胸腔的底,静止时向上隆起,形似钟罩。当膈肌收缩时,隆起的中心下移,胸腔的上下径增大。肋间外肌收缩时,肋骨和胸骨上举,胸廓向上向外运动,使胸腔的前后径、左右径均增大。膈肌和肋间外肌收缩时,胸腔上下径、左右径和前后径都增大,肺的容积随之增大,肺内压降低,当低于大气压时,外界气体进入肺内,产生吸气运动。

平静呼吸时,呼气运动是由膈肌和肋间外肌的舒张而引起,是一个被动过程。当膈肌和肋间外肌舒张时,胸廓弹性回位,肺由于本身的回缩力而回缩,从而使肺的容积减小,肺内压升高,当高于大气压时,气体从肺内流出,产生呼气运动。

(2)用力呼吸:人在劳动和运动时,用力而加深的呼吸称为用力呼吸。用力吸气时,除了膈肌和肋间外肌加强收缩外,斜角肌、胸锁乳突肌等辅助吸气肌也参与收缩,使胸廓和肺容积进一步扩大,更多气体被吸入肺。用力呼气时,除上述所有吸气肌舒张外,还有肋间内肌、腹肌等呼气肌参与收缩,从而呼出更多的气体。因此,用力呼吸时,吸气和呼气都是主动过程。在某些病理情况下,如缺氧、CO_2含量增多和肺通气阻力明显增大等,患者即使用力呼吸,仍不能满足机体代谢需求,患者可出现鼻翼扇动等现象,同时主观上有喘不过气的感觉,临床上称为呼吸困难。

2. 腹式呼吸和胸式呼吸 以膈肌的舒缩为主,伴有腹壁明显起伏的呼吸运动称为腹式呼吸;以肋间外肌的舒缩为主,胸壁起伏明显的呼吸运动称为胸式呼吸。正常成年人多为混合式呼吸。

护考提示
肺通气过程中肺内压的变化。

(二)肺内压

肺泡内的压力称为肺内压。在呼吸运动的过程中,肺内压随胸腔容积而发生周期性变化。平静吸气时,肺容积随胸廓扩大而增大,肺内压随之下降,低于大气压1～2 mmHg,外界气体进入肺泡;随着肺内气体的增加,肺内压逐渐升高,至吸气末,肺内压等于大气压。平静呼气时,肺容积随胸廓缩小而减小,肺内压增大,高于外界大气压1～2 mmHg,气体由肺内流出;随着肺内气体的逐渐减少,肺内压随之降低,至呼气末,肺内压等于大气压。

由此可见,肺通气的直接动力是肺内压和大气压之间的压力差。根据这一原理,一旦自然呼吸停止,可用人为的方法建立肺内压和大气压之间的压力差,从而维持肺通气,这便是人工呼吸。人工呼吸可分为正压法和负压法两类,简易的口对口人工呼吸为正压人工呼吸,节律性地挤压胸廓为负压人工呼吸。在实施人工呼吸时,无论正压法或负压法,首先要注意保持呼吸道通畅,否则无效。

护考提示
胸膜腔负压的形成和生理意义。

(三)胸膜腔内负压

胸膜腔是存在于肺和胸廓之间的一个密闭的潜在腔隙,由紧贴于肺表面的脏胸膜和紧贴于胸廓的壁胸膜所构成。胸膜腔内没有气体,仅有一薄层浆液。浆液一方面起润滑作用,可减少两层胸膜之间的摩擦;另一方面浆液分子之间的内聚力可使两层胸膜紧紧贴在一起,不易分开,从而使肺随胸廓的运动而运动。

胸膜腔内的压力称为胸膜腔内压,简称胸内压。将与检压计相连接的注射针头斜刺入胸膜腔内,可直接测定胸内压(图 5-2),通过测定食管内压也可间接反映胸内压的变化。在平静呼吸的全过程中,胸膜腔内的压力都低于大气压,以大气压为0,则胸膜腔内的压力为负值,习惯上称为胸膜腔负压,简称胸内负压。平静吸气末,胸膜腔内压力为 $-10～-5$ mmHg;平静呼气末,胸膜腔内压力为 $-5～-3$ mmHg。

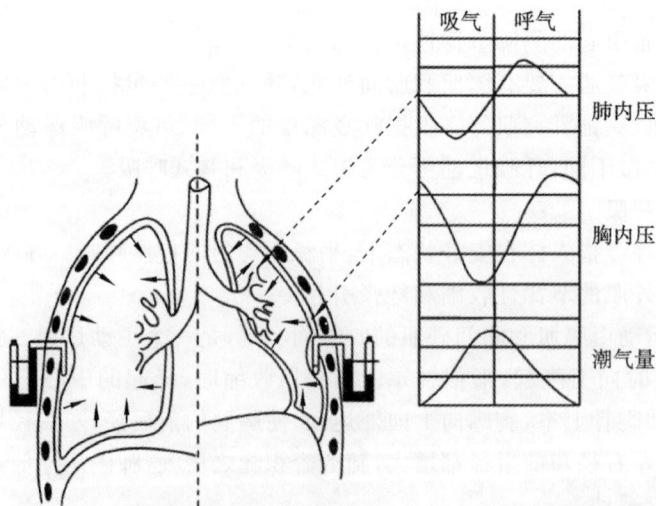

图 5-2 呼吸时肺内压、胸内压和肺容积变化示意图

胸膜腔负压的形成机制与肺和胸廓的自然容积不同有关。在人体生长发育的过程中,胸廓的发育比肺快,胸廓的自然容积大于肺的自然容积。由于两层胸膜紧紧贴在一起,不易分开,所以肺总是受到胸廓的被动牵拉而处于一定程度的扩张状态。因此,胸膜腔受到两种相反力的作用,一是使肺泡向外扩张的肺内压,二是使肺泡向内回缩的肺回缩压。胸膜腔内压力就是这两种方向相反的力的代数和,即

$$胸膜腔内压＝肺内压－肺回缩压$$

在吸气末和呼气末,肺内压等于大气压,则

$$胸膜腔内压＝大气压－肺回缩压$$

若以大气压为0,则

$$胸膜腔内压＝－肺回缩压$$

可见,胸膜腔内压力是由肺回缩压决定的。在平静呼吸的全过程中,肺始终处于扩张状态且有回缩趋向,回缩压总是正值,因此,胸膜腔内压总是保持负值。吸气时,肺扩张程度增大,肺回缩压增大,胸膜腔内负压值增大;呼气时,肺扩张程度减小,肺回缩压降低,胸膜腔内负压值也减小。

胸膜腔负压具有重要的生理意义:①维持肺的扩张状态而不萎缩,使肺随胸廓的运动而节律性地扩张和缩小;②作用于胸膜腔内的腔静脉、胸导管等薄壁器官,使之扩张,管内压力下降,从而促进静脉血和淋巴液的回流。胸膜腔的密闭性是胸内负压形成的前提。如果胸膜受损,如胸壁贯通伤或肺损伤累及脏胸膜时,气体将进入胸膜腔内,形成气胸。此时,胸膜腔内压等于大气压,肺将因其本身回缩力而萎陷,不再随胸廓的运动而张缩,严重影响肺通气功能,还可使血液和淋巴回流受阻,患者因呼吸、循环功能障碍而危及生命。

综上所述,实现肺通气的直接动力是肺内压与大气压之间的压力差;呼吸肌的节律性收缩和舒张引起的胸廓扩大和缩小的呼吸运动,是肺通气的原动力;胸膜腔负压的存在,保证肺处于扩张状态,并使肺随胸廓的运动而扩张、缩小,是使原动力转化为直接动力的关键。

二、肺通气的阻力

肺通气过程中所遇到的阻力称为肺通气阻力,包括弹性阻力和非弹性阻力。平静呼吸时,弹性阻力约占总阻力的70%,非弹性阻力约占30%。肺通气阻力增大是临床上肺通气功能障碍的最常见原因。

(一)弹性阻力

弹性物体受到外力作用而变形时,会产生对抗变形的力称为弹性阻力。弹性阻力的大小可以用顺应性的高低来度量。顺应性是指弹性物体在外力作用下的可扩张性。顺应性与弹性阻力成反比,即顺应性越大,弹性阻力就越小;反之,顺应性越小,弹性阻力就越大。肺通气的弹性阻力包括肺弹性阻力和胸廓弹性阻力。

1. 肺弹性阻力 肺弹性阻力来自两个方面,一是肺泡表面张力,约占肺总弹性阻力的2/3;二是肺弹性纤维的弹性回缩力,约占1/3。

(1)肺泡表面张力:肺泡表面张力是一种使肺泡趋向于缩小的力,该张力产生于肺泡内表面上的薄层液体与肺泡内气体之间构成液-气界面上。由于液体分子之间的相互吸引,球形液-气界面的表面张力趋向于使肺泡缩小。肺泡表面张力过大时,可阻碍肺泡扩张,增大吸气阻力,使大小肺泡内压不稳定,并可促进肺部组织液生成而导致肺水肿。但在生理情况下,由于肺泡液-气界面上存在有表面活性物质,所以,上述情况不会发生。

肺泡表面活性物质是由Ⅱ型肺泡细胞合成并分泌的一种脂蛋白的混合物,主要成分是二棕榈酰卵磷脂。肺泡表面活性物质分布于肺泡液-气界面上,主要作用是降低肺泡表面张力,具有下列重要的生理意义:①降低吸气阻力,有利于肺的扩张。②维持大小肺泡容积的稳定性。正常人的肺,约由3亿个大小不等的肺泡组成,大小肺泡彼此连通。根据Laplace定理,肺泡回缩压(P)与表面张力(T)成正比,而与肺泡半径(r)成反比,即$P=2T/r$。因此,小肺泡的半径小,回缩压则大;大肺泡的半径大,回缩压则小。气体将由高压的小肺泡流入低压的大肺泡,导致大肺泡膨胀,小肺泡萎缩,大小肺泡失去稳定性。但在生理情况下,肺泡液-气界面上分布有肺泡表面活性物质,其密度随肺泡的张缩而发生相应变化。大肺泡表面活性物质密度较小,降低表面张力作用较弱;小肺泡表面活性物质密度较大,降低表面张力作用较强,结果使大小肺泡的回缩力基本相等,从而维持了大小肺泡容积的稳定。③减少肺部组织液生成,防止肺水肿的发生(图5-3)。

护考提示 肺泡表面张力和肺泡表面活性物质。

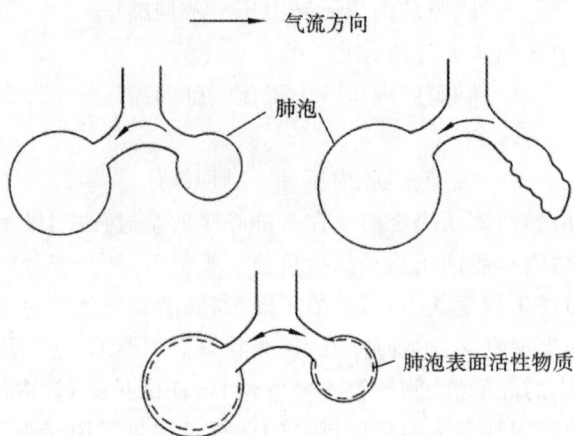

图 5-3 肺泡表面张力与肺泡表面活性物质作用示意图

知识拓展

新生儿呼吸窘迫综合征

正常情况下,胎儿发育至 6～7 个月,Ⅱ型肺泡细胞才开始分泌表面活性物质,到分娩前达到高峰。因此,早产儿可因缺乏肺泡表面活性物质,发生肺不张和肺泡内透明质膜形成(缺氧使毛细血管通透性增大,血浆蛋白和液体渗出到肺泡表面沉淀形成的透明样物质),导致严重的呼吸困难,甚至死亡,称为新生儿呼吸窘迫综合征。现在已可通过检测羊水中的表面活性物质含量,预测新生儿发生疾病的可能性,采取相应的预防措施。成人若肺组织缺血、缺氧,损坏Ⅱ型肺泡细胞,肺泡表面活性物质减少时,也可引起肺不张和肺水肿,导致呼吸困难。

(2)肺弹性纤维的弹性回缩力:肺组织含有弹性纤维,当肺被扩张时,弹性纤维被牵拉而趋向于回缩,产生弹性回缩力。在一定范围内,肺被扩张的越大,肺弹性回缩力也越大;反之,则越小。

总之,肺弹性阻力包括肺泡表面张力和肺弹性纤维的弹性回缩力,它对吸气起阻力作用,但对呼气有动力作用。当肺泡表面活性物质缺乏时,肺弹性阻力增大,肺不易扩张,吸气阻力增大,不利于吸气而利于呼气;肺气肿等疾病造成肺弹性纤维被破坏时,肺弹性回缩力减小,肺泡气不易被呼出,余气量增多,也不利于肺通气。

2. 胸廓弹性阻力 胸廓是一个双向弹性体,其弹性回缩力的方向因胸廓的位置而改变。当胸廓处于自然位置(肺容量相当于肺总量的 67%)时,其弹性阻力为 0;当肺容量小于肺总量的 67%时,胸廓被牵引向内而缩小,其弹性回缩力向外,是吸气的动力、呼气的阻力;当肺容量大于肺总量的 67%时,胸廓被扩张向外而扩大,其弹性回缩力向内,是吸气的阻力、呼气的动力。

(二)非弹性阻力

非弹性阻力包括气道阻力、惯性阻力和黏滞阻力。正常情况下,气道阻力占非弹性阻力的 80%～90%。气道阻力是指气体流经呼吸道时,气体分子之间、气体分子与气道壁之间的摩擦力,气道阻力增大是临床上通气功能障碍的最常见病因。

影响气道阻力的因素有气流速度、气流形式和气道口径等。其中以气道口径最为重要。气道阻力与气道口径的 4 次方成反比,气道口径越小,气道阻力越大;反之,则越小。气道口径的大小受神经、体液等因素的影响。交感神经兴奋时,气道平滑肌舒张,气道口径增大,阻力减小;副交感神经兴奋时,气道平滑肌收缩,气道口径减小,阻力增大。儿茶酚胺可使气道平滑肌舒张,气道阻力减小;组胺、5-羟色胺和缓激肽等则可引起气道平滑肌收缩,使气道阻力增大。

三、肺通气功能的评价

(一)肺容积和肺容量

肺内气体的容积称为肺容积。通常肺容积可分为潮气量、补吸气量、补呼气量和余气量4项互不重叠的部分。肺容积中两项或两项以上的联合气体量称为肺容量。

1. 潮气量 每次呼吸时吸入或呼出的气量称为潮气量(tidal volume,TV)。正常成人平静呼吸时的潮气量为 400～600 mL,平均均为 500 mL。

2. 补吸气量与深吸气量 平静吸气末,再尽力吸气所能吸入的气量称为补吸气量(inspiratory reserve volume,IRV)。正常成人为 1500～2000 mL。潮气量与补吸气量之和称为深吸气量(inspiratory capacity,IC),此时肺呈最大扩张状态,是衡量肺最大通气潜力的一个重要指标。

3. 补呼气量 平静呼气末,再尽力呼气所能呼出的气量称为补呼气量(expiratory reserve volume,ERV)。正常成人的补呼气量为 900～1200 mL。

4. 余气量和功能余气量 最大呼气末尚存留于肺内的气量称为余气量(residual volume,RV)。正常成人为 1000～1500 mL,余气量的存在可避免肺泡塌陷。平静呼气末,存留于肺内的气量称为功能余气量(functional residual capacity,FRC)。它等于补呼气量和余气量之和,正常成人约为 2500 mL。功能余气量的生理意义是缓冲呼吸过程中肺泡气氧分压和二氧化碳分压的变化幅度,有利于肺换气。

5. 肺活量与时间肺活量 尽力吸气后再尽力呼气,所能呼出的最大气量称为肺活量(vital capacity,VC)。它是潮气量、补吸气量和补呼气量三者之和。正常成年男性约为 3500 mL,女性约为 2500 mL。肺活量测定方法简单,重复性好,可反映一次通气的最大能力,是测定肺通气功能的最常用指标。但是,测定肺活量时,由于不限制呼气的时间,某些肺组织弹性降低或呼吸道狭窄的患者,虽然肺通气功能已经降低,但所测得的肺活量值仍可正常。因此,肺活量测量有其局限性,不能充分反映肺通气功能的状况。

时间肺活量(timed vital capacity,TVC),是指尽力吸气后,再尽力尽快呼气,计算第 1 秒、第 2 秒、第 3 秒末呼出气量占肺活量的百分比。正常成年人第 1、2、3 秒末正常值分别为 83%、96% 和 99%。其中以第 1 秒末的值最有意义,如果低于 60% 则为不正常。时间肺活量不仅反映肺活量的大小,而且能反映肺通气过程中阻力的变化,是评价肺通气功能的一项较理想指标。肺弹性降低或阻塞性肺疾病患者,时间肺活量可显著降低。

6. 肺总量 肺所能容纳的最大气体量称为肺总量(total lung capacity,TLC)。它是肺活量和余气量之和,正常成年男性约为 5000 mL,女性约为 3500 mL(图 5-4)。

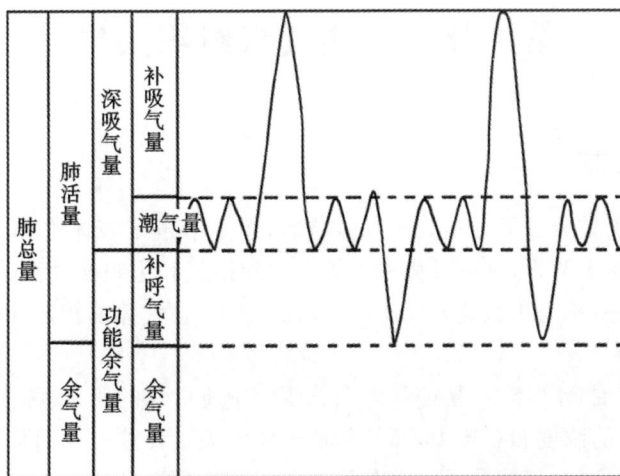

图 5-4 肺容积与肺容量示意图

（二）肺通气量和肺泡通气量

1. 肺通气量　　每分钟吸入或呼出的气体总量称为每分通气量,也称肺通气量。它等于潮气量与呼吸频率的乘积,即

$$肺通气量（每分通气量）＝潮气量×呼吸频率$$

正常成年人平静呼吸时,潮气量约为 500 mL,呼吸频率为 12～18 次/分,则每分通气量为 6～9 L。劳动或剧烈运动时,每分通气量可达到 70 L 以上。

2. 肺泡通气量

（1）无效腔:在呼吸的过程中,每次吸入的新鲜气体并不能全部到达肺泡,总有一部分气体将留在呼吸道中。从鼻到终末细支气管的呼吸道是气体进出肺的通道,无气体交换功能。生理学上将这部分无气体交换功能的呼吸道容积称为解剖无效腔,正常人其容量较恒定,约为 150 mL。进入肺泡的气体,也不一定都能与血液进行气体交换,未能发生气体交换的肺泡容量称为肺泡无效腔。肺泡无效腔与解剖无效腔一起合称为生理无效腔,简称无效腔。健康成人,生理无效腔一般接近于解剖无效腔。

（2）每分钟肺泡通气量:每分钟吸入肺泡的新鲜空气量称为每分钟肺泡通气量。由于这部分气体一般能与血液进行气体交换,因此也称为有效通气量。其计算公式如下,即

$$每分钟肺泡通气量＝（潮气量－无效腔气量）×呼吸频率$$

正常成人平静呼吸时,潮气量为 500 mL,无效腔气量为 150 mL,呼吸频率为 12 次/分,则每分钟肺泡通气量为 4.2 L 左右。

由于无效腔的存在,为了计算真正有效的气体交换量,应以肺泡通气量为准。无效腔的容积是相对恒定的,所以肺泡通气量主要受潮气量和呼吸频率的影响。浅而快的呼吸可减少每分钟肺泡通气量,对人体不利;适当深而慢的呼吸可增加每分钟肺泡通气量,从而提高肺通气效能（表 5-1）。

表 5-1　不同呼吸形式时的肺通气量

呼吸形式	呼吸频率/（次/分）	潮气量/（mL）	每分通气量/（mL/min）	每分钟肺泡通气量/（mL/min）
平静呼吸	12	500	6000	4200
浅快呼吸	24	250	6000	2400
深慢呼吸	6	1000	6000	5100

第二节　肺换气与组织换气

一、气体交换的机制

根据物理学的原理,气体分子无论是处于气体状态,还是溶解于液体之中,总是由压力高处向压力低处移动,直至两处压力相等为止,这一过程称为扩散。肺换气和组织换气都是以扩散方式进行的。单位时间内气体分子扩散的量称为扩散速率（diffusion rate,DR）。气体的扩散速率与气体的分压差、气体的分子量和溶解度有关。

1. 气体的分压差　　在混合气体中,某种气体在总压力中所占有的压力,称为该气体的分压。每一种气体的分压取决于他自身的浓度和总压力,而与其他气体无关。计算公式如下:

$$气体分压＝总分压×该气体容积百分比$$

某气体在两个区域之间的分压差,称为该气体的分压差,它是气体扩散的动力。分压差越大,扩散速率越大;反之则越小。空气、肺泡气、动脉血、静脉血和组织液中 PO_2 和 PCO_2 见表 5-2。

表 5-2 空气、肺泡气、动脉血、静脉血和组织液中 PO_2 和 PCO_2 单位:mmHg(kPa)

分压	空气	肺泡气	动脉血	静脉血	组织液
PO_2	159(21.2)	104(13.9)	100(133)	40(5.3)	30(4.0)
PCO_2	0.3(0.04)	40(5.3)	40(5.3)	46(6.1)	50(6.7)

2.气体的分子量和溶解度 气体扩散速率与分子量的平方根成反比,质量越轻的气体,扩散越快。如果扩散发生在气相和液相之间,扩散速率还与气体在溶液中的溶解度成正比,溶解度越大的气体,扩散越快。

肺泡气与静脉血之间,O_2 和 CO_2 的分压差之比为 10∶1;分子量平方根之比为 1∶1.14;溶解度之比为 1∶24。几种因素综合影响下,肺换气 CO_2 的扩散速率是 O_2 的 2 倍。由于 CO_2 比 O_2 更易扩散,故临床上气体交换不足时,缺氧比 CO_2 潴留更为常见,呼吸困难的患者往往先出现缺氧。

二、肺换气和组织换气的过程

(一)肺换气的过程

由于肺泡气中的 PO_2(104 mmHg)高于静脉血中的 PO_2(40 mmHg);肺泡气中的 PCO_2(40 mmHg)低于静脉血中的 PCO_2(46 mmHg)。因此,静脉血流经肺毛细血管时,肺泡气中的 O_2 就在分压差的作用下,由肺泡扩散入血液;而 CO_2 则由血液向肺泡扩散。O_2 和 CO_2 在血液和肺泡之间的扩散极为迅速,不到 0.3 s 即可达到平衡,结果使静脉血变成含 O_2 较多、含 CO_2 较少的动脉血,完成肺换气过程。通常,血液流经肺毛细血管的时间约为 0.7 s,而气体交换仅需 0.3 s 就可完成,因此,肺换气有很大的储备能力(图 5-5)。

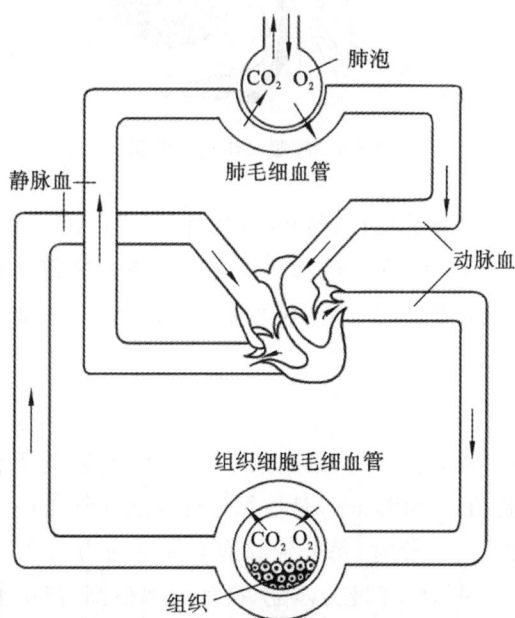

图 5-5 肺换气和组织换气过程示意图

(二)组织换气的过程

动脉血中的 PO_2(100 mmHg)高于组织中的 PO_2(30 mmHg);组织中的 PCO_2(50 mmHg)高于动脉血中的 PCO_2(40 mmHg)。因此,动脉血流经组织细胞毛细血管时,在分压差的作用下,O_2 就由动脉血向组织细胞扩散;而组织细胞中的 CO_2 则扩散入动脉血。结果使动脉血变成含 O_2 较少、含 CO_2 较多的静脉血,完成组织换气过程(图 5-5)。

三、影响肺换气的主要因素

肺换气除了受到气体分子的分压差、分子量和溶解度等因素的影响外,还与呼吸膜的厚度、呼吸膜的面积和通气/血流比值等因素有关。

(一)呼吸膜的厚度和面积

护考提示
影响肺换气的主要因素。

呼吸膜指的是肺泡腔与肺毛细血管管腔之间的膜。呼吸膜由 6 层结构组成:含肺泡表面活性物质的液体层、肺泡上皮细胞层、肺泡上皮基膜层、肺泡与毛细血管之间的间质层、毛细血管基膜层、毛细血管内皮细胞层(图 5-6)。正常呼吸膜非常薄,六层结构总厚度平均约为 $0.6~\mu m$,有的部位只有 $0.2~\mu m$,通透性很大,气体易于扩散通过。正常成人两肺约有 3 亿个肺泡,总扩散面积约 $70~m^2$。安静状态下,用于气体扩散的呼吸膜面积仅需 $40~m^2$ 左右,因而有广大的面积储备。

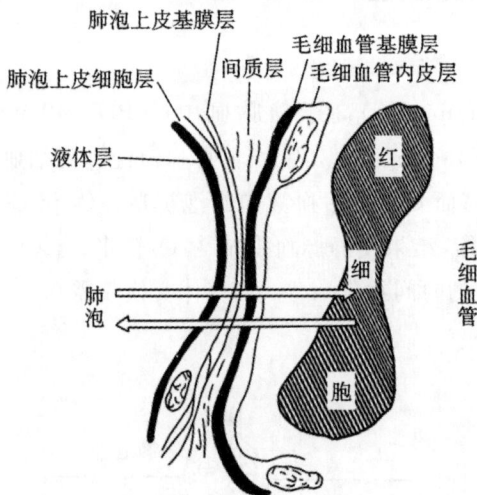

图 5-6 呼吸膜结构示意图

气体的扩散速率与呼吸膜的厚度成反比,与呼吸膜的面积成正比。正常情况下,呼吸膜广大的面积储备和良好的通透性,保证了 O_2 和 CO_2 在肺泡和血液之间能迅速进行交换。临床上,呼吸膜面积减小(如肺气肿、肺不张、肺实变等)或呼吸膜厚度增大(如肺炎、肺纤维化等)的病理改变,都会降低气体的扩散速率,导致扩散量减少。

(二)通气/血流比值

肺换气发生在肺泡气和静脉血之间,要达到高效率的气体交换,既要有充足的肺泡通气量,又要有足够的肺血流量。通气/血流比值(ventilation)是指每分钟肺泡通气量(V)和每分钟肺血流量(Q)之间的比值,简称 V/Q 比值。正常成人安静时,每分钟肺泡通气量约为 4.2 L,每分钟肺血流量(即心输出量)为 5 L,V/Q 比值为 0.84。此时,两者最为匹配,换气效率最高,静脉血流经肺毛细血管,全部变为动脉血。若 V/Q 比值增大,说明肺通气过剩,血流相对不足,部分肺泡气体不能与血液进行充分交换,致使肺泡无效腔增大,换气效率降低。此种情况临床上多见于肺血流量减少,如肺血管部分栓塞。若 V/Q 比值减小,则说明肺通气不足,血流相对过多,部分静脉血流经不良的肺泡,得不到充分地气体交换,形成功能性的动-静脉短路,也使换气效率降低,此种情况临床上多见于支气管痉挛。可见,V/Q 比值等于 0.84 时换气效率最高,无论 V/Q 比值增大或减小,都会使换气效率下降(图 5-7)。

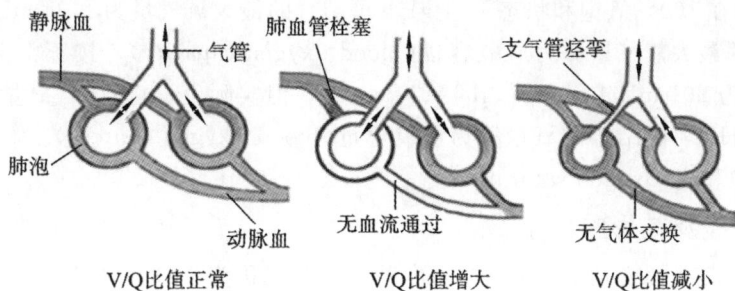

图 5-7 通气/血流比值变化示意图

第三节 气体在血液中的运输

经肺换气进入血液中的O_2，必须由血液循环运输到全身各器官，供组织细胞利用；CO_2经组织换气进入血液后，也必须由血液运输到肺部才能排出体外。O_2和CO_2在血液中的运输方式有两种：物质溶解和化学结合。O_2和CO_2物理溶解的量都很少，主要运输形式为化学结合(表5-3)。物理溶解的O_2和CO_2虽然很少，但很重要，因为气体必须先溶解于血浆中，才能发生化学结合，化学结合的气体也必须先溶解到血浆中，才能逸出血液。

表 5-3 血液中 O_2 和 CO_2 的含量 单位：mL/L

分类	O_2			CO_2		
	物理溶解	化学结合	合计	物理溶解	化学结合	合计
动脉血	3	200	203	25	464	489
静脉血	1	152	153	29	500	529

一、氧的运输

血液中以物理溶解形式存在的O_2仅占血液中总O_2含量的1.5%左右。扩散入血液中的O_2绝大部分进入红细胞内，与血红蛋白(Hb)结合形成氧合血红蛋白(HbO_2)而运输，此种化学结合形式约占O_2总运输量的98.5%。

(一)Hb 与 O_2 结合的特征

1.快速性和可逆性 Hb 与 O_2的结合反应快、可逆，不需要酶的催化，反应进行的方向主要受PO_2的影响。当血液流经PO_2高的肺部时，Hb 与 O_2结合，形成氧合血红蛋白(HbO_2)；当血液流经PO_2低的组织时，HbO_2迅速解离，释放出O_2，成为去氧血红蛋白(Hb)。其过程如下式：

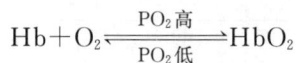

$$Hb+O_2 \underset{PO_2低}{\overset{PO_2高}{\rightleftharpoons}} HbO_2$$

HbO_2呈鲜红色，动脉血含 HbO_2多，故呈鲜红色；Hb 呈紫蓝色，静脉血含 Hb 较多，呈暗红色。当血液中去氧血红蛋白(Hb)达到 50 g/L 以上时，口唇、甲床等毛细血管丰富的浅表部位出现青紫色，称为发绀。临床上发绀一般可作为缺氧的标志。但在一些严重贫血的患者，虽严重缺氧，但由于去氧血红蛋白(Hb)总量未达到 50 g/L，并不表现为发绀；而高原性红细胞增多症患者，Hb 总量过多，超过 50 g/L，虽不缺氧，却出现发绀。

2.氧合而非氧化 Hb 中的 Fe^{2+} 与 O_2结合，Fe^{2+}仍保持低价状态，没有电子的转移，所以该反应是氧合，而不是氧化，生成的血红蛋白称为氧合血红蛋白。

(二)Hb 与 O_2 结合的量

1 分子 Hb 中有 4 个 Fe^{2+}，每一个 Fe^{2+}都能与 O_2进行可逆性结合，因此 1 分子 Hb 最多可结合 4 分

子的 O_2。以此推算,在 100% 氧饱和状态下,1 g Hb 可结合的最大氧气量为 1.34 mL。生理学上,1 L 血液中,Hb 所能结合的最大氧气量称为血氧容量(blood oxygen capacity)。按正常人 Hb 平均浓度 150 g/L 计算,血氧容量为 201 mL/L(1.34×150=201 mL)。但实际上,血液的含氧量一般并不能达到最大值。每升血液中,Hb 实际结合的氧量称为血氧含量(blood oxygen content)。血氧含量占血氧容量的百分比称为血氧饱和度(oxygen saturation)。

(三)氧解离曲线及其影响因素

1. 氧解离曲线　表示血液 PO_2 与血氧饱和度关系的曲线称为氧解离曲线。在一定的范围内,血氧饱和度与 PO_2 呈正相关,但并非完全的线性关系,因此氧解离曲线近似"S"形(图 5-8)。根据氧解离曲线的变化趋势和功能意义,一般将该曲线分为三段。

(1)氧解离曲线上段:相当于 PO_2 在 60~100 mmHg,一般认为它是反映 Hb 与 O_2 结合的部分。该段曲线平坦,表明这个范围内 PO_2 的变化对血氧饱和度(或血液氧含量)的影响不大。这一特点具有重要的生理意义,高原地区生活的居民或有某些呼吸系统疾病的患者,吸入气或肺泡气 PO_2 会有所下降,但只要不低于 60 mmHg,血氧饱和度就能维持在 90% 以上,血液仍可携带足够量的 O_2,而不至于缺氧,说明人体对轻度低氧具有一定的耐受能力。

(2)氧解离曲线中段:相当于 PO_2 在 40~60 mmHg,一般认为是反映 HbO_2 解离释放 O_2 的部分。氧解离曲线中段较陡,随着 PO_2 的降低,血氧饱和度较明显下降,有较多 O_2 从 HbO_2 中解离出来。PO_2 为 40 mmHg 时,相当于静脉血的血氧饱和度为 75%,血氧含量为 144 mL/L。动脉血流经组织时,血氧饱和度从 98% 降至 75%,血氧含量从 194 ml/L 降至 144 mL/L,即每升血液可释放出 50 mLO_2 供组织使用。

(3)氧离曲线下段:相当于 PO_2 在 15~40 mmHg,一般认为它也是反映 HbO_2 解离释放 O_2 的部分。该段曲线最陡,即 PO_2 稍有降低,则血氧饱和度急剧下降,HbO_2 解离,释放出大量的 O_2。在组织活动加强时,PO_2 可降至 15 mmHg,血氧含量仅为 44 mL/L,每升血液能释放 150 mL O_2 供组织使用,是安静时的 3 倍。这一特点在组织活动加强时,对 O_2 需求的急剧增加有利。

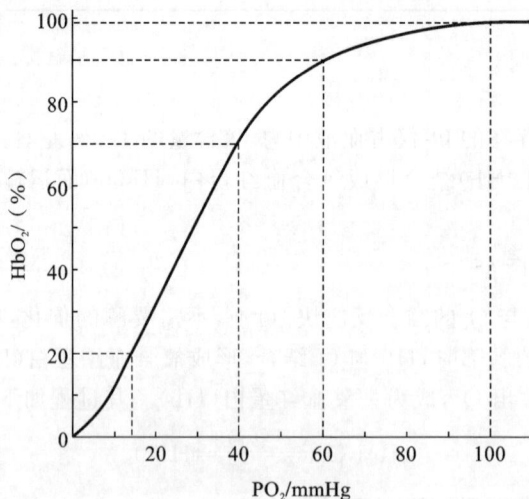

图 5-8　氧解离曲线示意图

2. 影响氧解离曲线的因素　影响氧解离曲线的主要因素是血液中 PCO_2、pH 值、温度(T)和 2,3-二磷酸甘油酸(2,3-DPG)。血液中 PCO_2 升高、pH 值减小和温度升高时,氧解离曲线右移,即 Hb 与 O_2 的亲和力降低,有利于 O_2 的释放;反之,血液中 PCO_2 降低、pH 值增大和温度降低时,氧解离曲线左移,O_2 的释放量减少。2,3-DPG 是红细胞无氧糖酵解的产物,在慢性缺氧、贫血和高原缺氧等情况下,糖酵解加强,2,3-DPG 生成增加,也可使氧解离曲线右移,有利于 HbO_2 释放出更多的 O_2,以改善缺氧状态(图 5-9)。

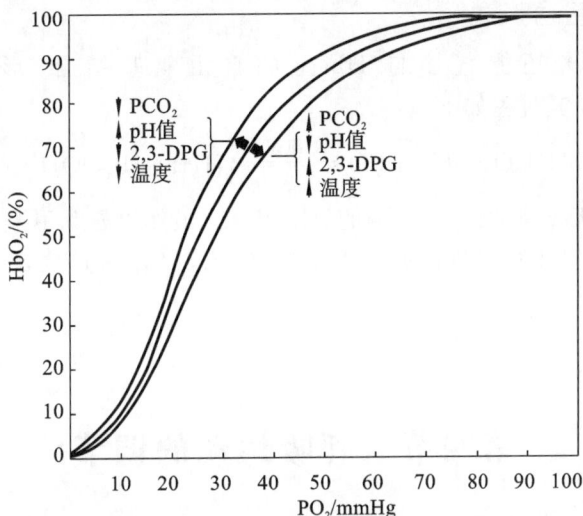

图 5-9 氧解离曲线的影响因素示意图

二、二氧化碳的运输

血液中 CO_2 的物理溶解量占 CO_2 总运输量的 5%左右,化学结合形式占 95%。化学结合形式主要有两种:一是碳酸氢盐形式,约占 CO_2 总运输量的 88%;二是氨基甲酰血红蛋白形式,约占 7%。

(一)碳酸氢盐形式

碳酸氢盐形式是 CO_2 运输的主要形式。血浆中的 CO_2 进入红细胞内,与 H_2O 结合形成 H_2CO_3,H_2CO_3 再解离成 H^+ 和 HCO_3^-。其过程如下式:

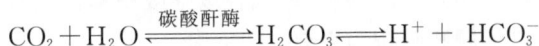

$$CO_2 + H_2O \xrightleftharpoons[]{\text{碳酸酐酶}} H_2CO_3 \rightleftharpoons H^+ + HCO_3^-$$

当动脉血流经组织时,组织细胞代谢产生的 CO_2 经扩散进入血浆,又很快扩散入红细胞内。红细胞内含有较高浓度的碳酸酐酶(carbonic anhydrase,CA),在其催化下,CO_2 与 H_2O 结合形成 H_2CO_3,H_2CO_3 又迅速解离成 H^+ 和 HCO_3^-。红细胞膜对 HCO_3^- 和 Cl^- 等负离子具有极高的通透性,而对 H^+ 等正离子通透性很小。所以,HCO_3^- 除少量在红细胞内与 K^+ 结合为 $KHCO_3$ 外,其余大部分扩散入血浆,与血浆中的 Na^+ 结合成 $NaHCO_3$。从 H_2CO_3 中解离出来的 H^+ 则与 HbO_2 结合,形成 HHb,同时释放出 O_2,供组织细胞使用(图 5-10)。该反应是可逆的,当静脉血流经肺泡时,由于肺泡内 PCO_2 较低,上述反应向相反方向进行,即 HCO_3^- 自血浆进入红细胞,在碳酸酐酶的催化下形成 H_2CO_3,解离出来的 CO_2 扩散入血浆,然后扩散入肺泡,随后排出体外。

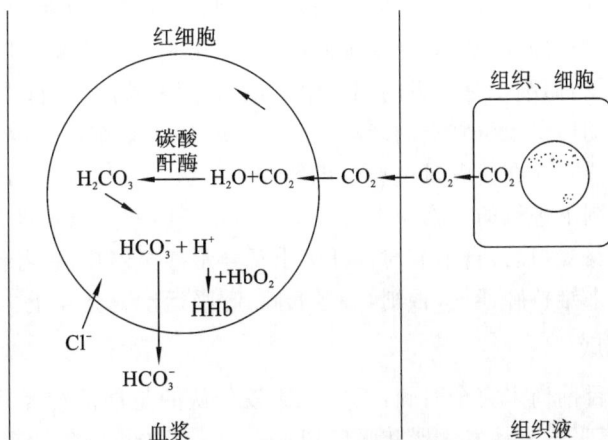

图 5-10 CO_2 在血液中的运输示意图

(二)氨基甲酰血红蛋白形式

进入红细胞内的 CO_2 还能直接与 Hb 上的自由氨基结合,形成氨基甲酰血红蛋白($HHbNHCOOH$)而运输。其过程如下式:

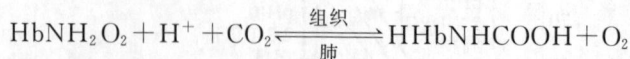

$$HbNH_2O_2 + H^+ + CO_2 \underset{\text{肺}}{\overset{\text{组织}}{\rightleftharpoons}} HHbNHCOOH + O_2$$

这一反应迅速、可逆,无须酶的催化,运输的效率很高。虽然以氨基甲酰血红蛋白形式运输的 CO_2 仅占 CO_2 总运输量的 7%,但在肺部排出的 CO_2 中却有 17.5% 左右是从氨基甲酰血红蛋白中释放出来的。

第四节 呼吸运动的调节

正常机体的呼吸运动,是呼吸肌的一种节律性舒缩活动,其节律性起源于呼吸中枢。此外,呼吸运动的深度和频率可随内、外环境的改变而发生相应变化,例如,劳动或运动时,呼吸可加深加快,肺通气量增大,使机体可摄取更多的 O_2,排出更多的 CO_2,以适应机体代谢的需要。呼吸节律的形成和适应性变化都是通过神经系统的调节而实现的。

一、呼吸中枢和呼吸节律的形成

(一)呼吸中枢

中枢神经系统内,产生和调节呼吸运动的神经细胞群称为呼吸中枢(respiratory center)。它们分布在脊髓、延髓、脑桥、间脑及大脑皮层等广泛部位,形成各级呼吸中枢。正常节律性呼吸运动是在各级中枢的共同作用下产生的,其中以延髓和脑桥为重要。

1.脊髓 支配吸气肌和呼气肌的运动神经元均来自脊髓前角,但呼吸节律不是在脊髓产生的。如果在脊髓与延髓间横断,则呼吸停止,说明脊髓只是联系上位中枢与呼吸肌的中继站。

2.低位脑干 包括延髓和脑桥,它们是呼吸节律产生的主要部位。横断脑干实验证明,延髓是产生节律性呼吸的基本中枢。如果延髓受损,则呼吸停止。延髓内呼吸神经元比较集中,主要集中在两个区域:①背侧呼吸组,分布于延髓背内侧的神经核团内,其中主要含有吸气神经元,主要作用是使吸气肌收缩而引起吸气;②腹侧呼吸组,分布于延髓腹外侧的神经核团内,其内含有多种类型的神经元,主要作用是使呼气肌收缩而引起主动呼气。

脑桥有调节呼吸节律的作用,称为呼吸调整中枢。脑桥上部神经元主要集中于背外侧部的臂旁内侧核和 KF 核等部位,内含呼气神经元,其主要作用是促使吸气向呼气转换,防止吸气过长。动物实验中观察到,如果在延髓和脑桥之间横断,只保留延髓的动物,出现一种喘息样呼吸,呼吸节律很不规则,说明延髓是呼吸的基本中枢,而脑桥是呼吸的调整中枢,只有两者共同作用,才能维持正常的呼吸节律。

3.上位脑干 呼吸运动还受上位脑干的影响,如下丘脑、边缘系统和大脑皮质等,其中以大脑皮质对呼吸运动的作用最为重要。人在清醒时可有意识地控制呼吸的深度、频率,说话、唱歌、屏气、咳嗽等都是在大脑皮质的随意控制下进行的。临床上可观察到自主呼吸和随意呼吸分离的现象。如沿脊髓前外侧索下行的自主呼吸通路受损后,自主节律性呼吸出现异常甚至停止,患者仍可以进行随意呼吸。但这种患者常需依靠呼吸机来维持肺通气,否则,一旦入睡,呼吸运动就会停止。

(二)呼吸节律的形成

呼吸节律形成的机制目前尚未完全明确,近年来比较公认的是局部神经回路反馈控制假说。该学说认为,延髓中存在着中枢吸气活动发生器和吸气切断机制。当中枢吸气活动发生器自发兴奋时,吸气神经元呈渐增性放电,引起吸气。吸气切断机制随之兴奋,促使吸气转为呼气;吸气切断机制的活动减弱时,又引起吸气,但该机制还有待进一步研究。

二、呼吸运动的反射性调节

中枢神经系统接受各种感受器的传入冲动,实现对呼吸运动调节的过程称为呼吸运动的反射性调节。

(一)化学感受性呼吸反射

血液和脑脊液中 PCO_2、PO_2 和 H^+ 浓度变化时,可通过刺激化学感受器,反射性影响呼吸运动的过程,称为化学感受性呼吸反射。

1. 化学感受器 参与呼吸运动调节的化学感受器,按所在部位不同可分为外周化学感受器和中枢化学感受器两种。外周化学感受器指的是颈动脉体和主动脉体,它们能感受动脉血中 PCO_2、PO_2 和 H^+ 浓度的变化。当动脉血中 PCO_2 升高、PO_2 降低和 H^+ 浓度升高时,外周化学感受器兴奋,传入冲动增多,反射性引起呼吸加深加快。在呼吸运动的调节中,颈动脉体的作用大于主动脉体。中枢化学感受器位于延髓腹外侧的浅表部位,它的生理性刺激物是脑脊液和局部细胞外液中的 H^+。

2. CO_2 对呼吸运动的调节 CO_2 是呼吸的生理性刺激物,是调节呼吸运动最重要的生理性化学因素。血液中维持一定浓度的 CO_2 是维持呼吸中枢兴奋性的必要条件。人若过度通气,可发生呼吸暂停,就是由于 CO_2 排出过多,血液中 CO_2 浓度过低,对呼吸中枢的刺激减弱而导致的。动物实验中观察到,当吸入气中的 CO_2 由正常的 0.04% 增加到 1% 时,呼吸开始加深;增至 4% 时,呼吸频率也增快,肺通气量可增加 1 倍。但当吸入气中的 CO_2 超过 7% 时,肺通气量的增大已不足以将 CO_2 完全清除,血液中 PCO_2 明显升高,导致呼吸中枢抑制,引起呼吸困难、头痛、头晕甚至昏迷等症状,临床上称为 CO_2 麻醉。

CO_2 兴奋呼吸的作用是通过刺激中枢化学感受器和外周化学感受器两条途径实现的,以前者为主,占总作用的 80%。中枢化学感受器唯一敏感的刺激是脑脊液和局部细胞外液中的 H^+,当动脉血中 PCO_2 升高时,血液中的 CO_2 能迅速通过血-脑屏障,在脑脊液中与 H_2O 结合形成 H_2CO_3,再解离出 H^+,刺激中枢化学感受器,引起呼吸中枢兴奋。动脉血中的 CO_2 也能直接刺激颈动脉体和主动脉体外周化学感受器,传入冲动沿窦神经和主动脉神经到达延髓呼吸中枢,反射性引起呼吸加深加快。

3. H^+ 对呼吸运动的调节 动脉血中 H^+ 浓度升高时,可引起呼吸加深加快。由于 H^+ 不易通过血-脑屏障,所以 H^+ 兴奋呼吸的作用主要是通过刺激外周化学感受器实现的。

4. 低氧对呼吸运动的调节 当吸入气中 PO_2 降低时,肺泡气和动脉血中 PO_2 都随之降低,可引起呼吸加深加快,肺通气量增加。通常动脉血 PO_2 下降到 80 mmHg 以下时,肺通气量才会增加,其改变对正常呼吸运动的调节作用不大。但严重肺气肿、肺心病等患者,由于肺换气功能障碍,导致低氧和 CO_2 潴留,长时间的 CO_2 潴留能使中枢化学感受器对 CO_2 的刺激发生适应,但外周化学感受器对低氧的适应则很慢,在这种情况下,低氧对外周化学感受器的刺激就成为调节呼吸运动的主要因素。

低氧兴奋呼吸的作用完全是通过刺激外周化学感受器实现的。低氧对呼吸中枢的直接作用是抑制。在轻、中度低氧时,低氧通过刺激外周化学感受器兴奋呼吸中枢的作用,可对抗其对中枢的直接抑制作用,从而使呼吸加强。但在严重低氧时,来自外周化学感受器的兴奋作用,不足以克服其对中枢的直接抑制作用,将导致呼吸抑制。

(二)肺牵张反射

由肺的扩张或缩小引起的反射性呼吸变化称为肺牵张反射(pulmonary stretch reflex),又称黑-伯反射(Hering-Breuer reflex)。

肺牵张反射的感受器位于支气管和细支气管的平滑肌中,对牵拉刺激非常敏感。当吸气时,肺被扩张,牵拉呼吸道,使呼吸道扩张,牵张感受器兴奋,传入冲动沿迷走神经进入延髓中枢,通过一定的神经联系,使吸气停止,转为呼气。当呼气时,肺缩小,牵张感受器所受的刺激减弱,传入冲动减少,解除对吸气中枢的抑制,吸气中枢再次兴奋,产生呼气,从而开始一个新的呼吸周期。肺牵张反射是一种负反馈调节,其意义是阻止吸气过深过长,促使吸气转为呼气,与脑桥呼吸中枢共同调节呼吸的频率和深度。

肺牵张反射的敏感性有物种差异。在动物,尤其是家兔,这一反射作用比较明显。正常人在平静呼吸时,此反射的生理意义不大。深吸气时,才能引起此反射。病理情况下,如肺炎、肺充血、肺水肿等,由

护考提示
CO_2、O_2 和 H^+ 对呼吸运动的调节。

于肺弹性阻力增大,顺应性降低,肺不易扩张,吸气时对牵张感受器的刺激作用增强,肺牵张反射传入冲动增多,可使呼吸变浅、变快。

(三)防御性呼吸反射

呼吸道黏膜受刺激时,可引起一些对人体有保护作用的呼吸反射,称为防御性呼吸反射。常见的主要有咳嗽反射和喷嚏反射。

1.咳嗽反射 咳嗽反射是一种常见的重要的防御反射。感受器位于喉、气管和支气管的黏膜,当受到机械或化学性刺激时,兴奋经迷走神经传入延髓,引起一系列协调而有次序的反射效应。首先表现为短暂或较深的吸气,继而声门紧闭,呼气肌强烈收缩,肺内压和胸膜腔内压急剧升高,然后声门突然打开,气体以极快的速度从高压的肺内冲出,将呼吸道内异物和分泌物排出。正常的咳嗽反射有清洁、保护呼吸道的作用。但长期剧烈咳嗽对人体不利。

2.喷嚏反射 与咳嗽反射类似。由鼻黏膜受到刺激而引起,反射的效应是腭垂下降,舌压向软腭,使肺内呼出的气流主要从鼻腔迅速冲出,其生理意义是清除鼻腔中的异物。

(谭秋婵)

直通护考在线答题

第六章　消化和吸收

能力目标

1. 掌握:消化和吸收的概念;胃液、胰液、胆汁的成分和作用;小肠在消化吸收中的重要性;主要营养物质的吸收形式和过程。

2. 熟悉:胃肠的运动;胃肠激素的作用。

3. 了解:消化的方式;消化器官的神经和体液调节。

4. 会用本章所学知识解释:临床上通常采用灌肠方法给药的原理;溃疡患者为何会有反酸的临床表现。初步学会分析观察消化器官功能;能运用灌肠给药和催吐法抢救患者。

扫码看课件

第一节　概　　述

在生命活动过程中,人体不仅需要从外界摄取足够的氧气,还必须从外界摄取各类营养物质包括蛋白质、脂肪、糖类、水、无机盐和维生素。这些营养物质主要来自食物。前三类物质都是结构复杂的大分子有机物,必须先在消化道内分解成结构简单的小分子物质,才能透过消化道黏膜进入血液循环,供机体利用。食物在消化道内分解成小分子物质的过程称为消化(digestion)。食物经消化后形成的小分子物质,以及维生素、无机盐和水通过消化道黏膜上皮细胞进入血液和淋巴的过程称为吸收(absorption)。消化是吸收的前提,吸收是消化的目的,两者相辅相成,紧密联系。

消化方式有两种:一是机械性消化(mechanical digestion),是指通过消化道平滑肌的舒缩活动,将食物切割、磨碎、促使食物与消化液混合,并向消化道下方推送的过程;二是化学性消化(chemical digestion),是通过消化液所含消化酶将食物分解为可被吸收的小分子物质的过程。在整个消化过程中,两种形式消化同时进行,相辅相成,共同完成对食物的消化作用。

消化和吸收是消化系统的主要生理功能。此外消化系统还具有重要的内分泌功能和免疫功能。

一、消化道平滑肌的生理特性

(一)一般生理特性

整个消化道中除口腔、咽、食管上端的肌肉和肛门外括约肌为骨骼肌外,其他部分的肌组织均属于平滑肌。故消化道的运动主要是由平滑肌完成。消化道平滑肌具有肌肉组织的共同特性,如兴奋性、传导性和收缩性等,但这些特性的表现均有其自身的特点。

1. 兴奋性较低　与骨骼肌相比,消化道平滑肌兴奋性较低,舒缩缓慢。收缩的潜伏期、收缩期和舒张期的时间都比骨骼肌长,变异较大。

2. 节律性运动　消化道平滑肌离体后在体外适宜的环境中仍能进行节律性舒缩,但频率较慢,通常每分钟数次至十余次,但其节律性远不如心肌规则。

3.富有伸展性 消化道平滑肌具有较大伸展性,可以容纳大量食物而不发生明显压力变化。例如,进食后,大量食物暂时储存于胃内而不发生明显的压力改变。

4.具有紧张性 消化道平滑肌经常处于微弱的持续收缩状态,即紧张性收缩。这种特性对保持消化道腔内一定压力及维持胃肠等器官的位置和形态有重要意义。消化道各种不同形式的运动也是在此基础上进行的。

5.对不同性质刺激的敏感性不同 对化学、温度、牵张刺激较敏感,对电刺激不敏感。

(二)电生理特性

消化道平滑肌的生物电活动比较复杂,主要有三种表现形式:静息电位、慢波(基本电节律)、动作电位。

1.静息电位 静息状态下,消化道平滑肌静息电位较低,为$-60 \sim -50$ mV,电位不稳定,波动较大,主要由 K^+ 外流至平衡状态形成。此外,少量的 Na^+、Ca^{2+} 向膜内扩散和膜内 Cl^- 向膜外扩散也有一定的作用。

2.慢波 消化道平滑肌细胞在静息电位的基础上,自发地周期性地产生去极化而形成的一种缓慢的节律性电变化,称为慢波(slow wave)。慢波可决定消化道平滑肌的收缩节律,又称基本电节律(basic electrical rhythm,BER)。其波幅为$10 \sim 15$ mV,持续时间由数秒至十几秒,频率随部位不同而异,胃为3次/分,十二指肠为$11 \sim 13$次/分,回肠末端为$8 \sim 9$次/分。

BER产生机制尚不清楚。目前认为,慢波广泛存在于胃体、胃窦及幽门部的环行肌和纵行肌之间的Cajal细胞。该细胞是胃肠活动的起搏细胞。切断支配平滑肌的外来神经或用药物阻断神经冲动后慢波仍存在,表明其产生并不依赖于神经的支配,可能是肌源性的。

3.动作电位 当BER的电位波动使细胞膜电位去极化达到阈电位水平时(如-40 mV),就可触发一个或多个动作电位,随后出现肌肉收缩。动作电位的时程较短,仅$10 \sim 20$ ms,幅值较低。它的去极化主要是由 Ca^{2+} 内流引起。动作电位与肌肉收缩之间存在很好的相关性,每个BER上出现的动作电位数目越多,肌肉收缩力越大(图6-1)。

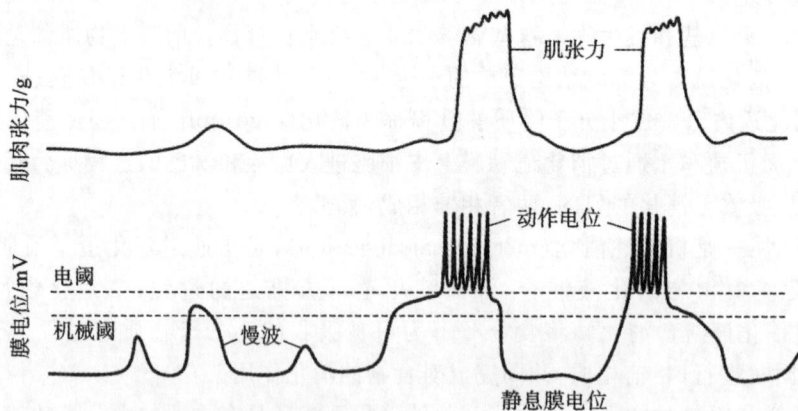

图6-1 消化道平滑肌的电活动与收缩之间的关系

平滑肌的收缩是继动作电位之后产生的,而动作电位则在慢波基础上发生。因此,慢波是胃肠运动的起步电位,控制着平滑肌收缩的节律,并决定消化道蠕动的方向、节律和速度。

二、消化腺的分泌功能

人体每日由各种消化腺分泌的消化液总量达$6 \sim 8$ L。消化液主要由水、有机物(酶和黏液等)及各种电解质组成(表6-1)。

消化液的主要功能:①稀释食物,使之与血浆的渗透压相等,利于吸收;②改变消化道内的pH值,使之适应于消化酶活性的需要;③水解复杂的食物成分,使之成为小分子物质便于吸收;④通过分泌黏液、抗体和大量液体,保护消化道黏膜,防止物理性和化学性的损伤。

消化腺的分泌是腺细胞主动活动的结果,包括由血液内摄取原料、在细胞内合成分泌物,以及将分泌物从细胞内排出等一连串的复杂活动。研究表明,腺细胞膜上往往存在着多种受体,不同的刺激物,如各种激素和不同的神经递质与相应的受体结合后,可引起细胞内一系列的生化反应,最终导致分泌物的释放。

表 6-1　各种消化液的 pH 值、分泌量、所含消化酶比较

消化液	pH 值	分泌量/(L/d)	所含消化酶
唾液	6.0～7.0	0.8～1.5	唾液淀粉酶
胃液	0.9～1.5	1.5～2.5	胃蛋白酶
胰液	7.8～8.4	1～2	胰淀粉酶、胰脂肪酶、胰蛋白酶、糜蛋白酶
胆汁	6.8～7.4	0.8～1	无
小肠液	7.6	1～3	肠激酶
大肠液	8.3～8.4	0.6～0.8	二肽酶

三、消化道的神经及其支配作用

消化道的功能受分布于消化道壁内的内在神经系统和外来神经(自主神经)系统的双重调节。两者相互协调,共同完成对消化道运动和消化腺分泌的调节。

(一)内在神经系统

消化道的壁内存在无数的神经元,其神经元的总数约 10^8 个,相当于脊髓内神经元的总数。壁内神经丛中有感觉神经元,可感受消化道内化学、机械和温度等刺激;有运动神经元,支配消化道平滑肌、腺体和血管;还有大量的中间神经元。它们之间通过短的神经纤维形成网络联系,构成了一个完整的、可以独立完成反射活动的整合系统。

内在神经系统主要包括两组:①肌间神经丛:位于消化道环行肌与纵行肌之间,主要支配平滑肌细胞,调节肌层的运动。②黏膜下神经丛:位于消化道黏膜下层,调节黏膜肌的收缩和腺体的分泌。内在神经系统神经末梢释放的神经递质种类很多,它们在调节消化道运动、消化腺分泌、血管舒缩等方面具有独立作用,但在整体情况下,可受外来神经的控制。

(二)外来神经系统

外来神经是指由脑和脊髓发出的自主神经,包括交感神经和副交感神经(图 6-2)。因其来自胃肠道外,故称为外来神经。

消化道除口腔、咽、食管上端的肌肉及肛门外括约肌由躯体神经支配外,主要接受交感和副交感神经的双重支配。

交感神经的节前纤维来自脊髓第 5 胸段至第 2 腰段侧角,经腹腔神经节换元后,节后纤维分布于消化道各部(如胃、小肠、结肠),节后纤维末梢释放的递质是去甲肾上腺素,可引起消化道运动减弱,消化腺分泌减少。

副交感神经来自迷走神经和盆神经。其节前纤维进入胃肠组织后,主要与肌间神经丛和黏膜下神经丛的神经元形成突触,节后纤维分布至消化道各部,支配腺细胞、上皮细胞、血管和消化道平滑肌细胞。副交感神经节后纤维末梢释放的递质主要是乙酰胆碱,副交感神经兴奋时,通过激活 M 受体,可使消化道运动加强,消化腺分泌增多,而消化道括约肌却松弛。部分副交感神经节后纤维末梢释放的是肽类物质,如 P 物质、血管活性肠肽、脑啡肽、生长抑素等,它们的作用视具体情况而不同。

四、消化道的内分泌功能

分散在胃肠道黏膜内的内分泌细胞合成和分泌的多种具有生物活性的化学物质,统称为胃肠激素

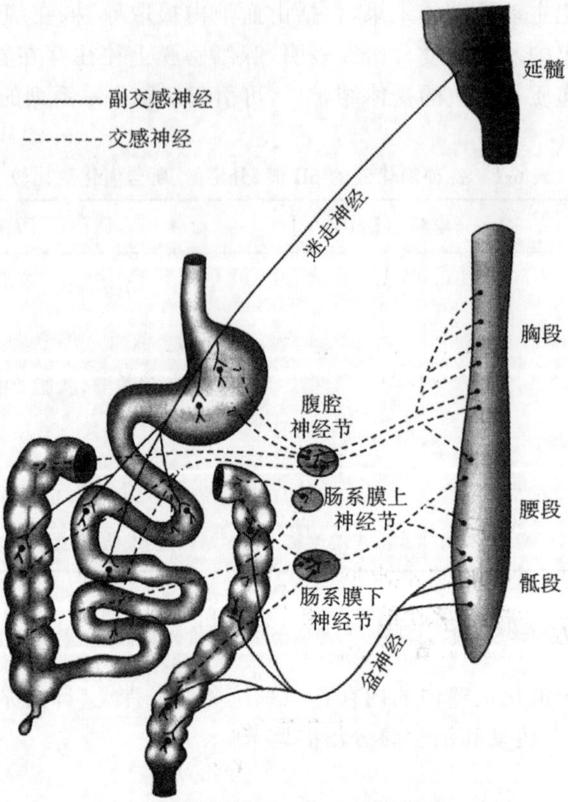

图 6-2 胃肠的神经支配

(gastrointestinal hormone)。在胃肠道黏膜层内分布着大约 40 种内分泌细胞,其总数远远超过体内所有内分泌腺细胞的总和。因此消化道被认为是体内最大、最复杂的内分泌器官。胃肠激素在化学结构上绝大部分都是肽类,主要有促胃液素、促胰液素、缩胆囊素、肠抑胃肽等。胃肠激素的生理作用极为广泛,可概括为以下几点。

1.调节消化道的运动和消化腺的分泌 这是胃肠激素的主要作用。例如,促胃液素既可促进食管-胃括约肌、胃和小肠以及胆囊平滑肌的收缩,又可促进胃酸、胰酶、胆汁和小肠液的分泌;促胰液素可促进胰液和胆汁的分泌,也可抑制胃和小肠的运动。

2.调节其他激素的释放 例如,血糖浓度升高时,肠抑胃肽可以促进胰岛素的释放。

3.营养作用 有些胃肠激素具有促进消化道组织代谢和生长的作用。研究发现,促胃液素和缩胆囊素分别有刺激胃泌酸部和胰腺组织的蛋白质合成的作用(表 6-2)。

表 6-2 几种主要胃肠激素的概况

激素	分布部位	主要作用	引起释放因素
促胃液素	胃壁、十二指肠	促进胃液分泌和胃的运动;促进胰酶、胆汁分泌;促进胃黏膜生长	迷走神经兴奋、蛋白质分解产物
促胰液素	十二指肠、空肠	促进胰液分泌;促进胆汁和小肠液分泌;抑制胃液分泌和胃的运动	蛋白质分解产物、盐酸
缩胆囊素	十二指肠、空肠	促进胆囊收缩;促进胰液分泌;促进胰腺生长	蛋白质、脂肪分解产物
肠抑胃肽	十二指肠、空肠	抑制胃液分泌和运动;促进胰岛素分泌	葡萄糖、氨基酸、脂肪酸

第二节 口腔内消化

消化过程从口腔开始,是一个连续而复杂的过程。食物在口腔内被咀嚼磨碎,在舌的搅拌下与唾液混合形成食团,经吞咽由食管入胃。唾液对食物具有较弱的化学性消化作用。

一、咀嚼和吞咽

口腔内的机械性消化有咀嚼和吞咽两种基本形式。

(一)咀嚼

咀嚼是由咀嚼肌群按顺序收缩所组成的节律性动作。咀嚼是随意运动,其作用是咬切、磨碎食物,并使食物与唾液充分混合形成湿润的食团以便于吞咽。此外,咀嚼运动还能反射性地引起胃、胰、肝和胆囊的活动加强,为随后的消化过程做好准备。

(二)吞咽

吞咽是指食团由舌背推动经咽和食管进入胃的过程。吞咽过程是一个复杂的反射过程。根据食团在吞咽时所经过的部位不同,可将其分为三个阶段。

1. 口腔期 食团由口腔被推送到咽的时期,是随意动作。主要通过舌的运动把食团从舌背推送到咽部。此期的运动受大脑皮层的控制。此后发生的吞咽过程,将不再受大脑皮层控制而随意启动或停止。

2. 咽期 食团由咽部进入食管上端。当食团刺激软腭部感受器时,反射性引起一系列肌肉收缩:软腭上升,咽后壁前压,封闭鼻咽通路;声带内收,喉头上移紧贴会厌,封闭了咽与气管的通路;喉头前移,食管上段括约肌舒张,使咽与食管的通路开放,食团由咽被推入食管。

3. 食管期 食团沿食管下行经贲门入胃。此期主要通过食管蠕动实现。蠕动(peristalsis)是消化道的基本运动形式,是消化道平滑肌顺序收缩引起的一种向前推进的波形运动(图6-3)。当食团刺激软腭、咽和食管等处的感受器时,反射性地引起食管蠕动,表现为食团上端的食管收缩,下端的肌肉舒张,从而挤压食团向前推进。同时,食团对食管壁的刺激,反射性地引起食管下括约肌舒张,将食团推送入胃。

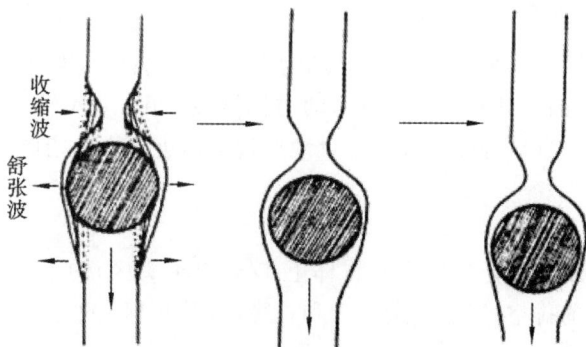

图 6-3 食管蠕动示意图

吞咽反射基本中枢在延髓,传入神经来自软腭、咽后壁、会厌和食管,传出神经在第Ⅴ、Ⅸ、Ⅹ、Ⅻ对脑神经中。当吞咽反射发生障碍时,食物易误入气管。例如,昏迷或脑功能障碍的患者,其吞咽功能障碍。进食时,尤其是流质食物,易误入气管。老年人吞咽反射的灵敏度降低,易使食物或口腔和上呼吸道的分泌物误入气管。

二、唾液及其作用

（一）唾液的性质和成分

唾液是三对大唾液腺（腮腺、颌下腺、舌下腺）及散在的许多小唾液腺分泌的混合液。

唾液为无色无味近中性（pH 值 6.6～7.1）的低渗液体，正常成人每天分泌量 0.8～1.5 L,最高的分泌量可达 4 mL/min。其中水分占 99%,有机物主要为黏蛋白、免疫球蛋白、氨基酸、尿素、尿酸、唾液淀粉酶和溶菌酶等,无机物的种类同血浆大致相同,有 Na^+、K^+、Ca^{2+}、Cl^- 等。此外,还有一些气体分子,如 O_2、N_2、CO_2。某些进入体内的重金属和狂犬病毒也可经由唾液腺分泌出现在唾液中。唾液几乎全被吞下,其中的水分和离子在消化道内被重吸收回血液。

（二）唾液的作用

1. 清洁和保护口腔　唾液可清除口腔内食物残渣,稀释和中和进入口腔的有毒物质。溶菌酶和免疫球蛋白有杀灭细菌和病毒的作用。

2. 湿润和溶解食物　使食物易于咀嚼、吞咽并有助于引起味觉。

3. 完成食物的初步消化　唾液中的淀粉酶可把食物中的淀粉分解为麦芽糖。该酶的最适 pH 值为 7.0,pH 值低于 4.5 时将完全失活。

第三节　胃内消化

导学案例6-1

案例解析
6-1

患者,男,40 岁。患胃溃疡 5 年余,近几个月自觉症状加重。6 h 前患者进食后突感上腹部刀割样剧痛,很快延及全腹,伴恶心、呕吐入院。体格检查:体温 37.1 ℃,脉搏 107 次/分,呼吸 25 次/分,血压 110/80 mmHg。腹式呼吸消失,板状腹,全腹有压痛、反跳痛及腹肌紧张,肝浊音消失,移动性浊音阳性,肠鸣音明显减弱。

具体任务:

1. 患者最可能存在什么问题?患者胃酸和胃蛋白酶有何变化?

2. 患者目前的主要护理问题是什么?

胃是消化道中最膨大的部分,成年人胃的容量为 1～2 L。胃具有暂时储存食物和消化食物的功能。胃的消化功能包括胃液的化学性消化和胃运动的机械性作用,进入胃内的半固体食团被胃液水解和胃运动研磨,变成半流体的食糜,然后逐次、分批地通过幽门进入十二指肠。

一、胃的运动

根据胃壁肌层的结构和功能特点,胃底和胃体上 1/3（也称头区）的主要功能是容纳和暂时储存食物,调节胃内压及促进液体的排空;胃体其余 2/3 和胃窦（也称尾区）的主要功能是混合、磨碎食物形成食糜,并加快固体食物的排空。

（一）胃的运动形式

1. 容受性舒张（receptive relaxation）　当咀嚼和吞咽时,食团对咽、食管等处感受器的刺激可反射性引起胃底和胃体上部平滑肌的舒张,称为容受性舒张。胃容量由空腹时的 50 mL 增加到进食后的 1500 mL,适应于大量食物的摄入,同时胃内压变化不大,从而更好地实现胃容受和暂时储存食物的功能。容受性舒张是胃的特征运动形式。

2. 紧张性收缩（tonic contraction）　胃壁平滑肌经常处于一定程度的持续收缩状态,称为紧张性收

Note

缩。这种运动不但有助于胃保持正常的位置和形态,还可使胃内压升高,有助于胃液渗入食物内部,促进化学性消化,并协助推动食糜移向十二指肠。紧张性收缩是消化道平滑肌共有的运动形式,也是胃其他运动形式进行的基础。当胃的紧张性收缩降低时,可出现临床上常见的胃扩张或胃下垂。

3. 蠕动 胃的蠕动是一种起始于胃的中部向幽门方向推进的收缩环,空腹时基本见不到胃的蠕动,食物入胃后 5 min 左右开始出现,在传播过程中逐渐加强。每个蠕动波约需 1 min 到达幽门,每分钟约 3 次,通常是一波未平一波又起。其作用是搅拌、研磨食物,促进食物与胃液充分混合,以利于化学性消化,推送食糜不断地通过幽门进入十二指肠(图 6-4)。

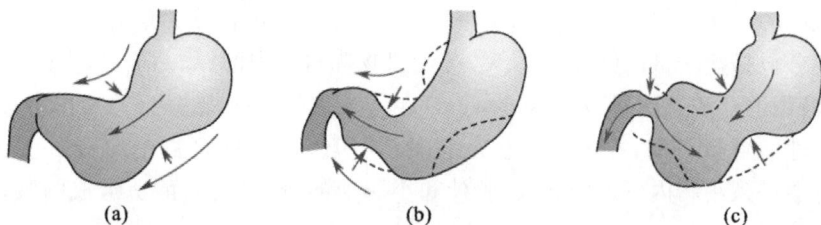

图 6-4 胃的蠕动示意图

(二)胃排空

胃内容物排入十二指肠的过程,称胃排空(gastric emptying)。食物入胃 5 min 左右就开始胃排空。胃排空的速度与食糜的理化形状和化学组成有关。一般来说,流体食物较固体食物排空快,小颗粒食物较大块食物排空快。三大营养物质中,糖类排空最快,蛋白质次之,脂肪最慢。混合食物由胃完全排空需 4~6 h。

胃排空主要取决于胃和十二指肠之间的压力差。胃排空的动力来源于胃的运动,阻力来源于幽门和十二指肠的收缩。只有胃内压大于十二指肠内压才发生排空。进食后,食物对胃的扩张刺激可引起胃的运动加强,胃内压升高,胃内压大于十二指肠内压时,发生一次胃排空:幽门括约肌舒张,使部分胃内食糜排入十二指肠。在十二指肠中有酸、脂肪和渗透压感受器,接受食糜的相应刺激后,可通过神经和体液途径抑制胃的排空,胃的运动减弱,排空暂停。随着胃酸被中和,食糜被推送入十二指肠远端且其中的营养物质被吸收,对胃的抑制作用消失,胃的运动逐渐加强,胃排空再次发生。该过程反复进行,直到内容物排完为止。可见,胃排空是在神经和体液因素的控制下间断进行的,胃内因素促进排空,十二指肠内因素抑制胃的排空,两种因素互相消长,自动控制着胃排空,使得胃排空能很好地适应十二指肠内的消化和吸收的速度。

知识拓展

马丁胃瘘试验及其历史意义

18 世纪前,生理学家们还不能对某一消化器官的生理过程进行比较系统的观察。直到 19 世纪 20 年代,美国的威廉·博蒙特(William Beaumont)利用亚历克西斯·圣马丁(Alexis St. Martin)的胃瘘来分析胃的消化过程,才使消化生理学的研究得到真正的提高。

1822 年,有个叫圣马丁的士兵,由于步枪不慎走火,肋下被打了一个大洞,他被送到驻扎在美国密歇根州边远军队中的军医博蒙特那里治疗,博蒙特医生以他精湛的医术挽救了圣马丁的生命。圣马丁虽然恢复了健康,但却在左腹部遗留下一个通向胃的直径约 2 m 的瘘管,迟迟不能愈合,只能塞上纱布防止食物漏出。博蒙特想到,利用这个孔道可以观察食物在胃中的变化。于是在圣马丁配合下,他们进行了持续多年之久的研究工作。研究成果于 1833 年公布,内容包括胃在各种条件下的活动状况,以及胃液的消化功能,共报告了 238 个实验实例。

(三)呕吐

呕吐是将胃及上段小肠内容物从口腔强力驱出的过程。呕吐时,胃和食管下端舒张,膈肌和腹肌强烈收缩,从而挤压胃内容物通过食管而逆入口腔。同时,十二指肠和空肠上段有力收缩,使肠内容物流入胃内,故呕吐物中常混有胆汁和小肠液。

呕吐是一种具有保护意义的防御性反射,其中枢在延髓。临床上遇到误服毒物或食物中毒的患者,可借用催吐的方法把胃内有害的物质排出,但频繁的呕吐会影响进食和正常的消化活动,造成大量的消化液丢失,甚至导致体内水、电解质和酸碱平衡的紊乱。

二、胃液的成分及其作用

胃液(gastric juice)主要是由贲门腺、泌酸腺和幽门腺及分布于胃的所有区域的上皮细胞分泌的,胃液是一种无色、透明的酸性液体,pH 值为 0.9～1.5。正常成人每日分泌量为 1.5～2.5 L。除含大量的水以外,主要成分包括盐酸、HCO_3^-、Na^+、K^+ 等无机物和胃蛋白酶原、黏蛋白、内因子等有机物。

1.盐酸 胃液中的盐酸又称胃酸(gastric acid),由胃底腺的壁细胞分泌。其作用:①激活胃蛋白酶原,使之成为有活性的胃蛋白酶,并为其提供适宜的酸性环境;②使食物中的蛋白质变性,易于水解;③杀菌作用;④胃酸进入小肠内可促使胰液、胆汁和小肠液的分泌;⑤胃酸所造成的酸性环境有利于铁和钙的吸收。

正常人胃排空 6 h,没有任何食物刺激的情况下,盐酸排出量为 0～5 mmol/h,称为基础酸排出量。在食物或某些药物(如胃泌素或组胺)的刺激下,盐酸排出量明显增加,其最大排出量可达 25 mmol/h。盐酸的最大排出量主要取决于胃黏膜壁细胞的数目及其功能状态,男性的胃酸分泌率大于女性,50 岁以后分泌速率有所降低。胃酸分泌减少时,会出现消化不良、细菌的生长繁殖。当由于胃酸分泌不足而导致消化不良时,可服用胃蛋白酶等。但若分泌过多对胃和十二指肠则有侵蚀作用,是溃疡病发病的重要原因之一。奥美拉唑在临床上被用来抑制胃酸分泌。

2.胃蛋白酶原(pepsinogen) 胃蛋白酶原主要由泌酸腺的主细胞合成和分泌,不具有酶的活性。在盐酸作用下可激活为有活性的胃蛋白酶。其作用是把蛋白质分解为䏡、胨、少量的肽和游离氨基酸。已被激活的胃蛋白酶对胃蛋白酶原也有激活作用。胃蛋白酶只有在较强的酸性环境中才能保持活性,最适 pH 值为 1.8～3.5,当 pH 值>5.0 时,胃蛋白酶即失活。胃蛋白酶对母乳中的酪蛋白有凝乳作用,这对婴儿较为重要,有利于充分消化。

3.内因子(intrinsic factor) 壁细胞在分泌盐酸的同时也会分泌的一种被称为内因子的糖蛋白。内因子可在胃内与维生素 B_{12} 结合,使维生素 B_{12} 免遭小肠中水解酶的破坏,并促进其吸收。当内因子缺乏时(如胃大部切除的患者),可因维生素 B_{12} 吸收障碍影响红细胞生成,引起巨幼细胞贫血。

4.黏液 由胃黏膜表面的上皮细胞、胃底腺的颈黏液细胞、贲门腺和幽门腺共同分泌,主要成分为糖蛋白。由于黏液具有较高的黏滞性,可在胃黏膜表面形成一层约 0.5 mm 的凝胶层,内还含有大量的由胃黏膜上皮细胞分泌的 HCO_3^-。两者联合作用形成黏液-碳酸氢盐屏障(mucus-bicarbonate barrier),一方面可减少粗糙食物对胃黏膜的机械性损伤;另一方面将胃蛋白酶与胃黏膜相隔离,并中和 H^+、减缓 H^+ 向黏膜的弥散,防止胃酸和胃蛋白酶对胃黏膜的侵蚀,有效保护胃黏膜(图 6-5)。酒精、胆盐、阿司匹林类药物、肾上腺素以及幽门螺杆菌感染等,均可破坏或削弱胃黏膜的屏障作用,严重时可造成胃黏膜的损伤,引起胃炎或胃溃疡。

在空腹时,胃液分泌量少,称为消化间期胃液分泌;进食后所引起的胃液分泌,称为消化期胃液分泌。进食后,胃液的分泌开始增多。通常可按接受食物刺激部位的不同,将胃液分泌分为头期、胃期和肠期三个时期,实际上这三个时期几乎是同时开始,互相重叠的,它们都受神经和体液因素的双重调节。头期胃液分泌由进食动作引起,因感受器均位于头部而得名。头期胃液分泌机制曾用假饲的方法而得到证实。头期胃液分泌的潜伏期为 5～10 min,分泌持续时间可长达 2～4 h;其特点是胃液分泌量占整个消化期胃液分泌量的 30%。酸度和胃蛋白酶原含量都很高,因而消化力强;胃期胃液分泌是指食物入胃后继续引起的胃液分泌。胃期胃液分泌的持续时间长,可达 3～4 h。其特点是胃液分泌量大,占整个消化期胃液分泌量的 60%,胃液的酸度也很高,但胃蛋白酶原的含量比头期少,故消化力比头期弱;肠期胃液分泌是指食物进入小肠上段后继续引起的胃液分泌。食物进入小肠后,可通过其机械扩张和消化产物的化学性刺激,使十二指肠黏膜的 G 细胞释放胃泌素,同时还释放肠泌酸素等均可刺激胃酸

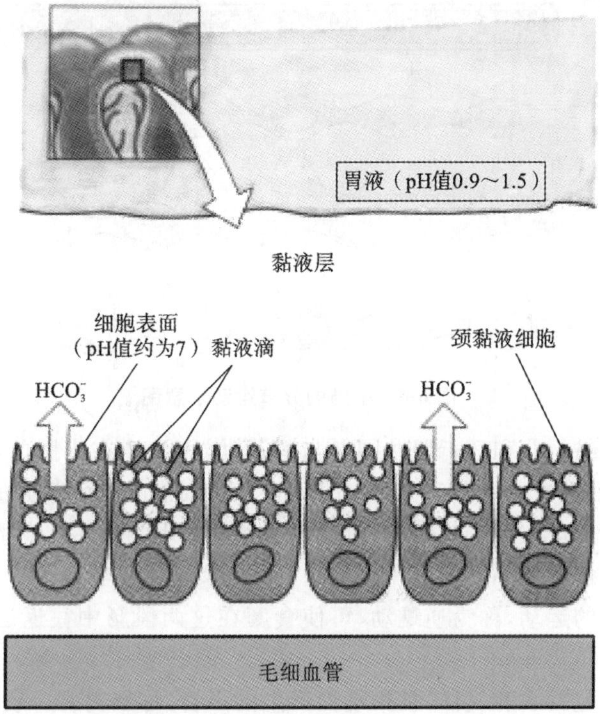

胃液（pH值0.9～1.5）

黏液层

细胞表面
（pH值约为7）黏液滴

颈黏液细胞

HCO_3^-

HCO_3^-

毛细血管

图 6-5　胃黏液-碳酸氢盐屏障模式图

分泌。小肠吸收的氨基酸也可能参与肠期胃液分泌的体液调节。肠期胃液分泌的特点是胃液的分泌量较少，约占消化期胃液分泌量的 10％，酸度和胃蛋白酶含量均较低。

第四节　小肠内消化

　　小肠是食物消化和吸收的重要部位，小肠内的消化也是整个消化过程中最重要的阶段。食糜由胃进入小肠后，一般停留 3～8 h，当食糜通过小肠后，消化、吸收过程基本完成，未被消化的食物残渣则从小肠进入大肠。在小肠内，食物受到胰液、胆汁和小肠液的化学性消化和小肠运动的机械性消化。

一、小肠的运动

　　小肠肠壁的外层是较薄的纵行肌，内层是较厚的环行肌。小肠的运动是靠其肠壁内、外两层平滑肌的舒缩活动完成的。小肠的运动主要受肌间神经丛的调节。空腹时，小肠运动很弱，进食后逐渐增强，与胰液、胆汁和小肠液的化学性消化协同活动。

　　1. 紧张性收缩　小肠平滑肌的紧张性收缩是小肠其他运动形式有效进行的基础，即使在空腹时也存在，进食后则显著增强。当小肠紧张性收缩增强时，肠内容物的混合与推进加快；紧张性收缩减弱时，肠腔易于扩张，肠内容物的混合和运送减慢。

　　2. 分节运动（segmentation）　分节运动是一种以肠环行肌舒缩为主的节律性运动，是小肠特有的运动形式。分节运动在空腹时几乎不存在，进食后逐渐加强。食糜所在的一段肠段内一定间隔的环行肌同时收缩，把食糜分割成许多节段，随后原收缩处舒张，原舒张处收缩，使原来的每个节段分为两半，相邻的两半重新组合成新的节段，如此反复进行（图 6-6）。这种运动可使食糜与消化液充分混合，有利于化学性消化；同时，又使食糜与肠壁紧密接触，有助于吸收；挤压肠壁有利于血液及淋巴的回流。

　　小肠各段分节运动的频率不同，上部频率较高，下部较低，在人的十二指肠约每分钟 11 次，回肠末段约每分钟 8 次。这种活动梯度有助于食糜由小肠上段向下推进。

护考提示
小肠的运
动形式。

Note

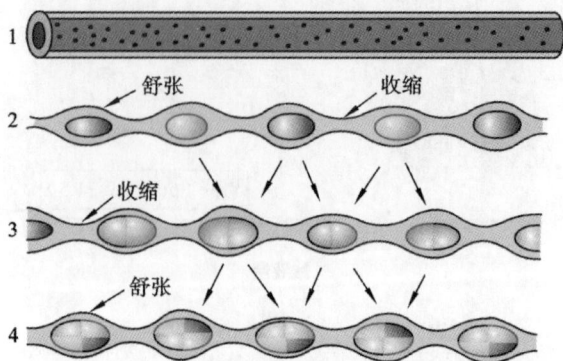

图 6-6 小肠的分节运动示意图

3. 蠕动 蠕动是一种纵行肌和环行肌共同参与的运动,可发生在小肠的任何部位。小肠蠕动速度慢,每个蠕动波仅把食物推进数厘米即消失,其作用是将食糜向小肠远端推进一段,在新的肠段进行分节运动。当吞咽食物或食糜进入十二指肠时,可使小肠产生一种速度快、传播距离远的蠕动,称蠕动冲(peristaltic rush),它可把食糜从小肠始段一直推送到末段,有时可至大肠。在十二指肠和回肠末端还可见一种同蠕动方向相反的运动,称为逆蠕动,可使食糜在这两段肠中往返运行,使食糜的消化和消化产物的吸收更为充分。

肠蠕动时,肠内容物(包括水和气体)被推动而产生的声音,称肠鸣音。肠鸣音强弱可反映小肠的运动状态,可作为手术后肠运动功能恢复的一个客观标准。肠蠕动亢进时,肠鸣音增强;肠麻痹时,肠鸣音减弱或消失。

二、胰液及其作用

胰腺兼有外分泌和内分泌双重功能(内分泌功能主要与糖代谢有关,在内分泌章节讨论)。胰腺的外分泌部分由腺泡及导管组成,它们所分泌的胰液(pancreatic juice)具有很强的消化能力,是消化液中消化能力最强的消化液。胰液是无色、无味、透明的等渗液体,成人每日的分泌量为 $1\sim2$ L,pH 值为 $7.8\sim8.4$。其主要成分有水、碳酸氢盐和多种消化酶。胰液中的消化酶是由胰腺的腺泡细胞分泌的,达 10 余种。

1. 碳酸氢盐 HCO_3^- 是由胰腺的导管上皮细胞分泌的。其主要作用是中和进入小肠的胃酸,保护肠黏膜免受强酸的侵蚀;此外,HCO_3^- 造成的弱碱性环境也为小肠内多种消化酶的活动提供了适宜的 pH 值环境。

2. 胰淀粉酶(pancreatic amylase) 胰淀粉酶可将淀粉分解为麦芽糖,其最适 pH 值为 $6.7\sim7.0$,在小肠内,淀粉与胰液接触约 10 min 就能全部被水解,故胰淀粉酶的水解效率高、速度快。

3. 胰脂肪酶(pancreatic lipase) 胰脂肪酶是消化脂肪的主要酶,其最适 pH 值为 $7.5\sim8.5$,可将脂肪分解为甘油、脂肪酸和甘油一酯。

4. 蛋白水解酶 胰液中重要的蛋白水解酶分别是胰蛋白酶(trypsin)和糜蛋白酶(chymotrypsin),其中胰蛋白酶的含量最多。胰蛋白酶和糜蛋白酶两者均以无活性的酶原形式存在于胰液中。胰蛋白酶原被肠液中的肠激酶(enterokinase)激活成有活性的胰蛋白酶。胰蛋白酶本身也可激活胰蛋白酶原,也能激活糜蛋白酶原。胰蛋白酶和糜蛋白酶均可分解蛋白质为脒、胨,但当两者共同作用时,则把蛋白质分解为小分子的多肽片段和氨基酸。

综上所述,胰液中含有 3 种主要营养物质的消化酶,因而是最重要的消化液。当胰液分泌发生障碍时,食物的消化和吸收会明显受到影响。

三、胆汁及其作用

胆汁(bile)由肝细胞分泌。直接由肝脏分泌的胆汁称为肝胆汁,呈金黄色,透明清亮,pH 值为 7.4。在非消化期,肝脏分泌的胆汁主要储存在胆囊内,称为胆囊胆汁。胆囊胆汁因浓缩而颜色较深,因碳酸氢盐被胆囊吸收呈弱酸性,pH 值为 6.8。在消化期,肝胆汁、胆囊胆汁共同排入十二指肠,每日分泌量为 0.8~1 L。胆汁中不含消化酶,除水和无机盐外,其主要成分有胆盐、胆色素、胆固醇及卵磷脂等。

胆汁的主要作用是促进脂肪的乳化和吸收。胆盐可以乳化脂肪,形成脂肪微粒,增加与脂肪酶的接触面积,加速脂肪分解;与脂肪分解产物结合成水溶性复合物,促进其吸收;可促进脂溶性维生素 A、维生素 D、维生素 E、维生素 K 的吸收;还可刺激肝细胞分泌胆汁,具有利胆作用。胆固醇是肝脂肪代谢产物,当胆汁中胆固醇增多或胆盐减少时,胆固醇易于沉积形成胆结石。而胆色素是血红蛋白的分解产物,为肝的排泄物。当胆汁分泌减少或胆道有阻塞时,可引起脂肪消化吸收不良及脂溶性维生素吸收障碍。

四、小肠液及其作用

小肠液是由十二指肠腺及小肠腺分泌的弱碱性液体,pH 值约为 7.6,渗透压与血浆相等。小肠液中除含有水、无机盐还有黏蛋白和肠激酶等有机物。小肠液分泌量变动范围很大,成人每天的分泌量 1~3 L。主要作用:①稀释消化产物,降低其渗透压,有利于吸收;②保护十二指肠黏膜免受胃酸侵蚀;③肠激酶可激活胰蛋白酶原,促进蛋白质消化;④为营养物质吸收提供媒介。

第五节　大肠内消化

人类大肠无重要的消化功能,其主要功能是储存食物残渣,吸收水和电解质,形成粪便排出体外。

一、大肠的运动与排便

(一)大肠的运动形式

大肠的运动少而慢,运动形式与小肠相似,对刺激的反应较迟缓,这有利于吸收水分和暂时储存粪便。大肠的运动形式有三种。

1. 袋状往返运动　这是大肠的特征性运动形式,是在空腹和安静时最多见的一种非推进性运动形式。这种运动形式是由环行肌的不规则收缩而引起的,使结肠内的压力升高,结肠袋中的内容物向前、后两个方向做短距离位移,对内容物仅起缓慢的搓揉作用,而不能向前推进,这种运动有助于促进水的吸收。

2. 分节推进和多袋推进运动　分节推进是指环行肌有规则的收缩,将一个结肠袋的内容物推移到邻近肠段,收缩结束后,肠内容物不返回原处;如果在一段较长的结肠壁上同时发生多个结肠袋收缩,并使其内容物向下推移,则称为多袋推进运动。

3. 蠕动　与消化道其他部位一样,蠕动以 1~2 cm/min 的速度将肠内容物向远端推进。大肠还有一种行进速度快、传播距离远的蠕动,称集团蠕动。集团蠕动常发生在进食后,多始于横结肠,可将部分大肠内容物推送至降结肠或乙状结肠。这种蠕动每日发生 3~4 次。这种餐后结肠运动的增强称为胃-结肠反射。胃-结肠反射敏感的人往往在餐后或餐间产生便意,此属于生理现象,多见于儿童。

(二)排便

排便是一种受意识支配的反射活动(图 6-7)。平时直肠内没有粪便,粪便一旦被推入直肠后,就可引起排便反射。过程如下:粪便刺激肠壁内的牵张感受器兴奋,冲动沿盆神经和腹下神经传至脊髓腰骶段的初级排便中枢,同时上传至大脑皮质,产生便意。大脑皮层可以控制排便活动,如条件允许,中枢的传出冲动经盆神经传出,使降结肠、乙状结肠及直肠收缩,肛门内括约肌舒张;同时阴部神经传出冲动减少,肛门外括约肌舒张,使粪便排出体外。此外,在排便时膈肌和腹肌也收缩,增加腹压,协助排便。如果条件不允许,大脑皮质发出冲动,抑制初级排便中枢的活动,暂不排便。若对排便经常抑制,可使直肠对粪便刺激的敏感性降低,不易产生便意,使粪便在大肠内停留时间过长,水分吸收过多而变干硬,这是

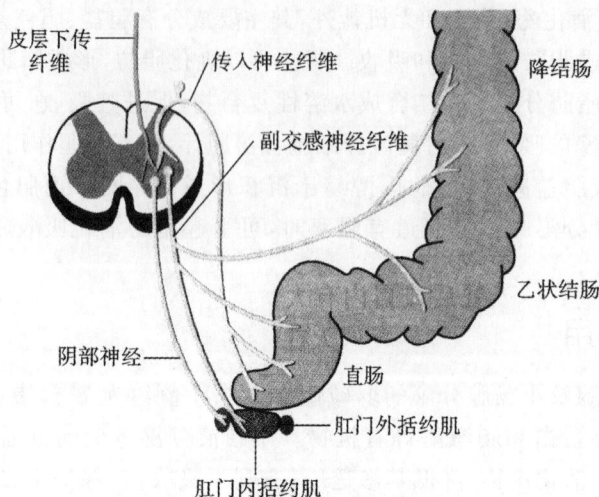

图 6-7　排便反射示意图

产生便秘的原因之一。

二、大肠液的分泌和大肠内细菌的活动

大肠液是由大肠腺和杯状细胞分泌的碱性液体,主要成分为黏液和碳酸氢盐,pH 值为 8.3~8.4,具有保护肠黏膜、润滑粪便的作用。

大肠内有大量的细菌,这些细菌主要来自食物和空气,大肠内有适宜细菌繁殖的温度和酸碱度,据估计,粪便中细菌占粪便固体总量的 20%~30%。大肠内的细菌主要是大肠杆菌、葡萄球菌等,称为"肠道常居菌种"。细菌中含有能分解部分食物残渣的酶。大肠内的细菌还可利用肠道内的简单物质合成 B 族维生素和维生素 K,吸收后可供机体利用。细菌分解糖和脂肪的过程称为发酵,产物有乳酸、乙酸、二氧化碳、脂肪酸、甘油和胆碱等;分解蛋白质的过程称为腐败,其产物有硫化氢、氨、组胺和吲哚等,其中有些成分由肠壁吸收后到肝脏中进行解毒。长期应用抗生素,肠内细菌被抑制,可导致肠内菌群紊乱和维生素缺乏。

第六节　吸　　收

消化道的不同部位所吸收的物质和吸收速度是不同的,这与消化道黏膜的结构特点、食物被吸收的程度,以及在消化道停留的时间密切相关。消化腺每日分泌消化液 6~8 L,机体每日从外界摄入液体 1.5~2 L,它们经过消化道后几乎全部被吸收,可见消化道的吸收能力是巨大的。

一、吸收的部位

口腔和食管几乎没有吸收能力,但口腔黏膜可吸收某些药物(如硝酸甘油等);胃只能吸收乙醇、少量水分和某些药物(如阿司匹林);小肠是吸收的主要部位,糖类、蛋白质和脂肪的消化产物大部分在十二指肠和空肠被吸收。回肠具有其独特的功能,即能主动吸收胆盐和维生素 B_{12}(图 6-8)。食物中大部分营养在到达回肠时,通常已被吸收完毕,因此回肠是吸收功能的储备部分。小肠内容物在进入大肠后可被吸收的物质已非常少。大肠主要吸收水分和无机盐。大肠也能吸收肠内细菌合成维生素和由细菌分解食物残渣产生的短链脂肪酸,如乙酸、丙酸和丁酸等。临床上直肠灌肠可作为一种有效的给药途径,如某些麻醉药、镇静剂等药物可以通过灌肠迅速被大肠吸收。

小肠是吸收的主要部位(图 6-8),这是由于:①小肠有巨大的吸收面积。正常成年人的小肠长 4~5 m。小肠内面黏膜具有许多环状皱襞,皱襞上有大量绒毛,每一条绒毛的外表面是一层柱状上皮细胞,而每一柱状上皮细胞的顶端膜上约有 1700 条微绒毛,使小肠黏膜的吸收面积增加约 600 倍,达 200~250 m² (图 6-9)。②有充分的吸收时间。食物在小肠内停留的时间长达 3~8 h。③在小肠内,糖类、蛋白质、脂类已被消化成可吸收的小分子物质。④小肠绒毛内有丰富的毛细血管和毛细淋巴管,由于绒毛的伸缩和摆动可促进血液和淋巴液回流,有利于吸收。

二、主要营养物质的吸收

吸收主要有两种方式:一种是被动转运,即通过滤过、渗透、单纯扩散和易化扩散等方式进入肠壁血管和淋巴管内的吸收方式,如水分子、各种带负电荷离子;另一种是主动转运,即依靠肠黏膜上的转运蛋白特异性地逆电化学梯度将某些物质由肠腔转运至肠壁内血管和淋巴管的吸收方式,如葡萄糖、氨基酸和各种

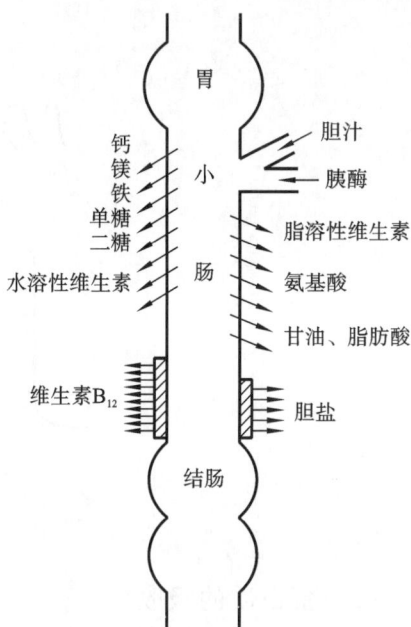

图 6-8 各种营养物质在小肠的吸收

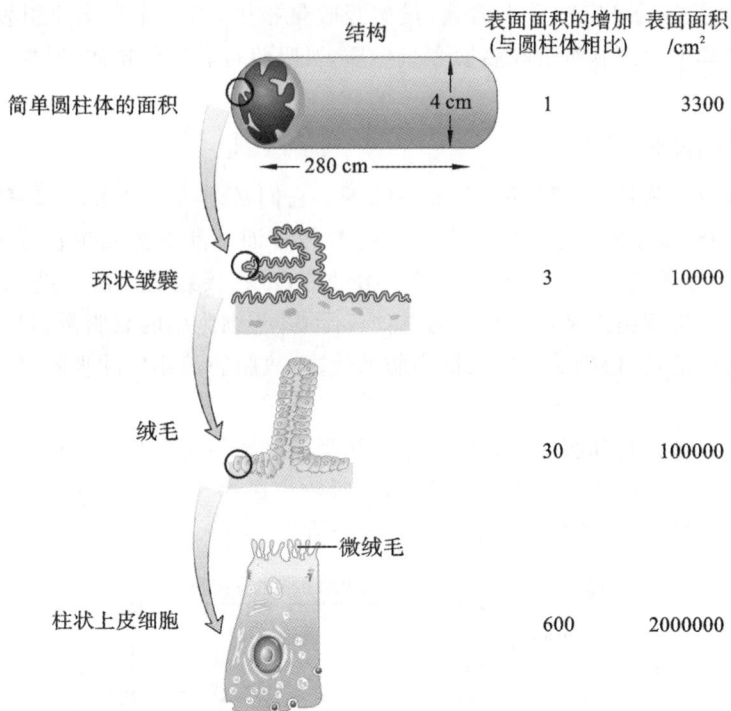

图 6-9 小肠黏膜上的环状皱襞、绒毛、微绒毛示意图

带正电荷离子,这种转运方式需要消耗能量。

(一)糖的吸收

食物中的糖类一般以单糖形式被小肠上皮细胞吸收入血。主要的单糖是葡萄糖,另有少量果糖和半乳糖等。各种单糖的吸收速率有很大差别,主要与转运体亲和力有关。其中半乳糖和葡萄糖的吸收较快,果糖次之,甘露糖则最慢。单糖是逆浓度梯度进行的继发性主动转运过程,其吸收方式是通过小肠黏膜上皮细胞的载体转运,载体在转运单糖时需要 Na^+ 提供能量。如果 Na^+ 的主动转运受阻,葡萄糖的吸收也发生障碍(图 6-10)。

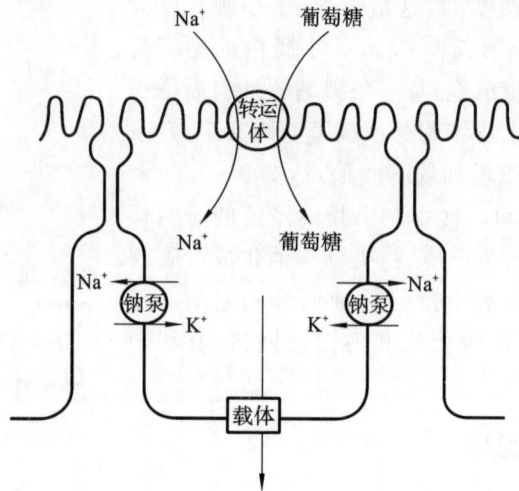

图 6-10 葡萄糖的吸收示意图

(二)蛋白质的吸收

食物中的蛋白质被分解成氨基酸后,几乎全被小肠吸收,其吸收方式与单糖相似,经继发性主动转运过程自肠腔进入小肠黏膜细胞,通过毛细血管进入血液。

少量小分子食物蛋白质可完整进入血液,虽然吸收量很少,但可作为抗原引发过敏反应或中毒反应。新生儿的小肠黏膜上皮细胞可吸收多肽和蛋白质,可吸收母乳中的抗体,对提高婴儿对病原体的免疫力具有重要意义。

(三)脂肪和胆固醇的吸收

在小肠内脂肪被分解为甘油、脂肪酸、甘油一酯等。它们必须与胆盐形成水溶性融合微胶粒,才能顺利进入小肠黏膜上皮细胞内。进入细胞内的脂肪酸和甘油一酯的去路取决于脂肪酸分子的大小。中、短链脂肪酸分解产生的脂肪酸和甘油一酯是水溶性的,可直接经毛细血管进入血液;长链脂肪酸及甘油一酯在小肠黏膜上皮细胞内又重新合成为甘油三酯,并与细胞中的载脂蛋白形成乳糜微粒,进入毛细淋巴管。由于膳食中的动、植物油中含长链脂肪酸较多,故脂肪消化后的吸收途径以淋巴管内吸收方式为主(图 6-11)。

肠道中的胆固醇来自食物和胆汁。其吸收过程和吸收途径与长链脂肪酸相同。胆固醇的吸收受多种因素影响,一般来说,食物中的胆固醇含量越高,其吸收也越多。食物中的脂肪和脂肪酸可促进胆固醇的吸收,而各种植物固醇以及食物中不能被利用的纤维素、果胶、琼脂等可妨碍胆固醇的吸收。

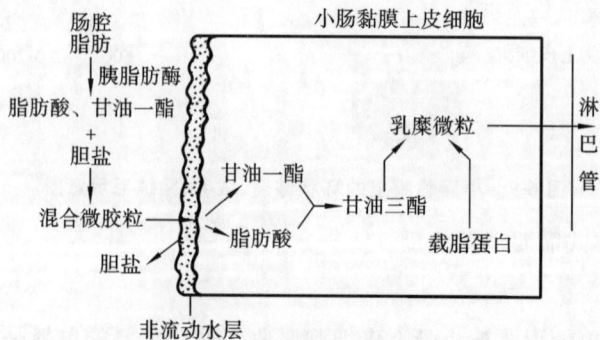

图 6-11 脂肪吸收示意图

(四)维生素的吸收

大部分维生素是在小肠上段被吸收,而维生素 B_{12} 是在回肠被吸收。维生素分水溶性维生素和脂溶性维生素两类。大多数水溶性维生素(如维生素 B_1、维生素 B_2、维生素 B_6、维生素 PP)以易化扩散的方式在小肠上段吸收入血。维生素 B_{12} 须先与内因子结合成复合物后,再到回肠被主动吸收(图 6-12)。脂溶性维生素 A、维生素 D、维生素 E、维生素 K 的吸收机制与脂类消化产物的吸收相似。

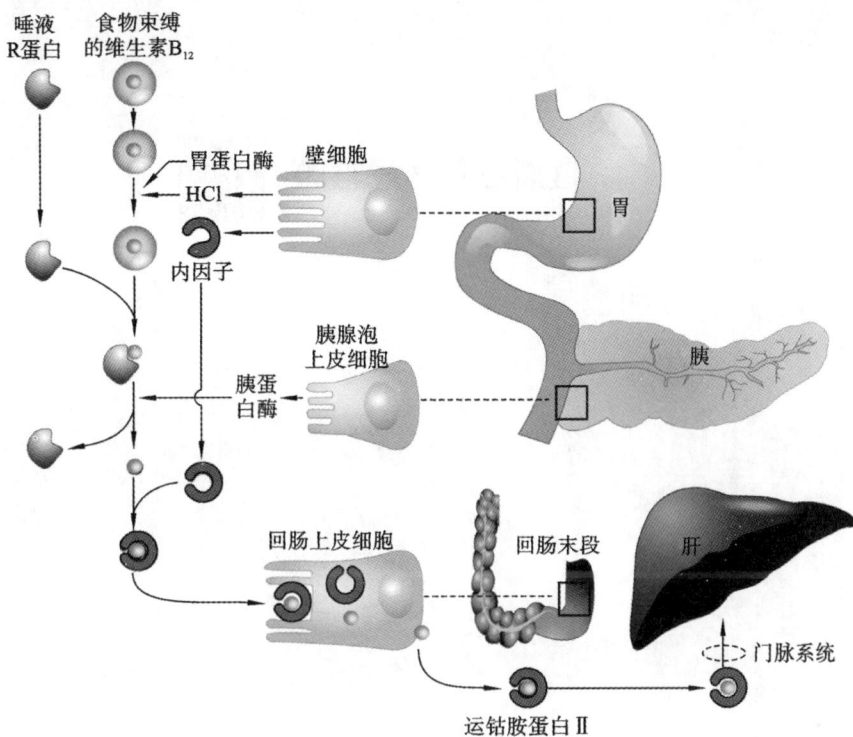

图 6-12 维生素 B_{12} 的吸收示意图

(五)水和无机盐的吸收

成年人每日摄入 1~2 L 水,每日分泌的消化液为 6~8 L,所以胃肠每日吸收的液体总量多达 8 L 左右,每日随粪便排出的水仅 0.1~0.2 L。水的吸收是随溶质分子的吸收而被动吸收的,各种溶质特别是 NaCl 吸收后形成渗透压差是水吸收的主要动力。急性呕吐、腹泻患者可在短时间内损失大量液体,造成电解质紊乱。

一般来说,单价碱性盐(钠、钾、铵盐等)吸收快,多价碱性盐(钙、镁等)吸收慢,凡能与钙结合形成沉淀的盐则不能被吸收。

1. 钠的吸收 肠内容物中绝大多数的钠被小肠黏膜吸收回血液。钠的吸收是主动吸收,钠在肠上皮细胞顶端膜通过转运体进入细胞时,往往与葡萄糖、氨基酸和 HCO_3^- 同向转运,所以钠的吸收可为葡萄糖、氨基酸、水、HCO_3^- 等的吸收提供动力。

2. 钙的吸收 小肠各部分均有吸收钙的能力,其中以十二指肠的吸收能力为最强。正常成人每天吸收的钙约 100 mg,仅为食物中的小部分,大部分的钙随粪便排出。维生素 D 和机体对钙的需要是影响钙吸收的主要因素。高活性的维生素 D 能促进小肠对钙的吸收。儿童和哺乳期的妇女因需要量增多,每天吸收的钙较常人多。钙只有呈离子状态(如氯化钙和葡萄糖酸钙)才能被吸收。在 pH 值约为 3 时,钙呈离子化状态,吸收最好。脂肪酸可与钙结合形成钙皂,后者可和胆汁酸结合形成水溶性复合物而被吸收,故脂肪食物对钙的吸收有促进作用。若肠内容物中磷酸盐过多,可与钙形成不溶解的磷酸钙,使钙不能被吸收。

钙的吸收是主动转运过程,钙主要通过刷状缘膜上的 Ca^{2+} 通道进入细胞,再经底侧膜上的钙泵转运入血。小部分钙在基底膜通过 Ca^{2+}-Na^+ 交换进入血液。

3. 铁的吸收 铁的吸收量比较有限,人每日吸收铁约 1 mg,仅占每日膳食中含铁量的 5%~10%。铁的吸收与人体对铁的需要量有关。体内铁过多,可抑制其吸收;孕妇、儿童及急性失血者对铁的吸收量增加,比正常人高 2~5 倍。

铁的吸收部位是十二指肠和空肠上段,是一个复杂的主动转运过程,食物中的铁大部分是 Fe^{3+},必须还原为 Fe^{2+} 才能被吸收。维生素 C 和胃酸可促进铁的吸收。胃大部分切除的患者可伴发缺铁性贫血。

(李安娜)

直通护考在线答题

第七章　能量代谢和体温

第一节　能量代谢

新陈代谢是生命活动最基本的特征。物质代谢和能量代谢是新陈代谢密不可分的两个方面,物质在合成与分解的过程中必然伴有能量的转化。通常把物质代谢过程中所伴随的能量的释放、转移、储存和利用,统称为能量代谢(energy metabolism)。

一、能量的来源和利用

(一)能量的来源

生命活动需要的能量主要来源于糖、脂肪和蛋白质三大营养物质。

糖是最主要的供能物质,机体所需的能量70%以上由糖类物质氧化分解提供,其余能量由脂肪提供。蛋白质一般不作为供能物质,只有在长期饥饿或体力极度消耗等情况下,体内糖原和脂肪耗竭时,机体才分解蛋白质提供能量来维持必需的生理功能。

(二)能量的去路

能源物质在体内氧化分解释放能量,有50%以上转化为热能,用于维持体温,其余部分在细胞内以化学能的形式储存于三磷酸腺苷(adenosine triphosphate,ATP)的高能磷酸键中。ATP 是直接供能物质,也是重要的储能物质。ATP 分解时,高能磷酸键断裂,成为二磷酸腺苷(adenosine diphosphate,ADP),同时释放能量,供机体细胞完成各种生理活动,如肌肉收缩、神经传导等。当机体产能过剩时,ATP 可以把能量通过高能磷酸键转移给肌酸,生成磷酸肌酸(creatine phosphate,CP),将能量储存;反之,当组织细胞耗能增加时,CP 将储存的能量转移给 ADP,提供高能磷酸键重新生成 ATP,以补充组织细胞 ATP 的消耗(图 7-1)。

二、影响能量代谢的因素

在各种因素的影响下,机体的能量代谢经常发生变化。影响能量代谢的因素主要有以下四个方面。

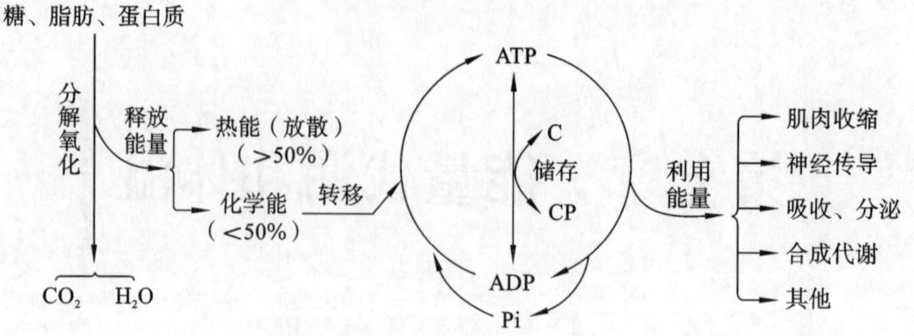

图 7-1　体内能量的释放、转移、储存和利用示意图
注:C-肌酸;Pi-无机磷酸;CP-磷酸肌酸。

1. 肌肉活动　肌肉活动对能量代谢率的影响最为显著,任何轻微的肌肉活动都会使能量代谢率明显提高。肌肉活动的强度越大,耗氧量越多。轻微活动,机体耗氧量比安静时增加 25%～60%;剧烈运动时,机体耗氧量可达到安静时的 10～20 倍,耗氧量越多,产热量越多(表 7-1)。

表 7-1　机体不同状态下的能量代谢率　　　　　　　　单位:kJ/(m² · min)

机体的状态	产热量
静卧	2.73
开会	3.40
擦窗	8.30
洗衣	9.89
扫地	11.36
打排球	17.50
打篮球	24.22
踢足球	24.96

2. 环境温度　机体安静时的能量代谢率在 20～30 ℃的环境中最稳定。环境温度过低或过高时,机体能量代谢率均会提高。低温环境下,机体发生寒战和肌紧张增强,使能量代谢率提高;高温环境下,体内生化反应速率加快,呼吸、循环功能增强,也会使能量代谢率提高。

3. 精神活动　人在平静思考时,对能量代谢的影响不大,但在情绪激动、恐惧、愤怒等精神紧张的状态下,能量代谢率可显著提高。精神紧张时,一方面骨骼肌张力增高导致产热增加,另一方面交感神经兴奋使肾上腺髓质激素及甲状腺激素等分泌增多,细胞代谢增强,机体产热量增加。

4. 食物的特殊动力效应　一般从进食后 1 h 左右开始,延续 7～8 h,即使机体处于安静状态,其产热量也比进食前有所增加。这种由进食引起机体额外产生热量的现象,称为食物的特殊动力效应。不同食物产生的特殊动力效应不同:蛋白质最为显著,进食蛋白质,额外增加的热量可达 30%;糖和脂肪进食后,额外增加的热量分别为 6%和 4%;混合性食物约为 10%。这种额外增加的热量可用于维持体温,因此在寒冷季节宜多食蛋白质类食物,以利于御寒。

三、基础代谢

(一)基础代谢和基础代谢率

基础代谢是指人体在基础状态下的能量代谢。人体在基础状态下的能量代谢率,称为基础代谢率(basal metabolism rate,BMR)。基础状态是指人处于如下状态:①清晨、清醒、静卧;②精神安宁;③室温保持在 20～25 ℃;④空腹(禁食 12 h);⑤体温正常。此时排除了各种影响能量代谢的因素,人体各种生理活动和代谢水平较低,其能量消耗仅限于维持心跳、呼吸等最基本的生命活动。

(二)基础代谢率的正常值及其临床意义

正常人基础代谢率随性别、年龄的不同而有所差异(表7-2)。在相同的条件下,男性的基础代谢率高于女性;性别相同的人群,儿童高于成人;年龄越大,基础代谢率越低。

表7-2 我国正常人基础代谢率平均值 单位:kJ/(m² · h)

年龄/岁	11~15	16~17	18~19	20~30	31~40	41~50	51 及以上
男性	195.5	193.4	166.2	157.8	158.6	154.0	149.0
女性	172.4	181.7	154.0	146.5	146.9	142.3	138.5

在临床工作中,基础代谢率通常用相对值来表示,即实际测定值高于或低于正常平均值的百分数。其公式如下:

$$基础代谢率的相对值＝(实际测定值－正常平均值)/正常平均值×100\%$$

基础代谢率的实际测定值同正常平均值相比,如果相差在±15%之内,均属于正常;相差超过±20%时,才可能是病理状态。很多疾病都伴有基础代谢率的改变,尤其是甲状腺功能异常的疾病。甲状腺功能亢进时,基础代谢率可比正常值高 25%~80%;甲状腺功能低下时,基础代谢率可比正常值低20%~40%。其他疾病,如肾上腺皮质和垂体功能低下时,基础代谢率也可降低;发热时基础代谢率会升高,一般体温每升高 1 ℃,基础代谢率约升高 13%。

第二节 体 温

导学案例7-1

李某,男,8 岁,发热、头痛 2 天,体温最高 39.5 ℃,家长自行给予复方对乙酰氨基酚口服,体温降至正常。但2~3 h后体温又升至38.5 ℃,伴头痛、乏力等症状。查体:T 38.7 ℃,R 23 次/分,P 90 次/分,咽充血,心、肺、腹无异常。血常规:白细胞计数 7.8×10⁹/L,中性粒细胞比例 45.2%,淋巴细胞比例 44.8%。诊断:流行性感冒。处理:对症支持治疗,物理降温,多饮水,补充维生素 C,口服抗病毒口服液和清热解毒中成药。

具体任务:用生理学的知识分析该患儿发热的原因。对该患儿可采取什么物理降温方法?

案例解析
7-1

人的体温是相对稳定的,这是机体新陈代谢和生命活动正常进行的必要条件。人体的体温分为体表温度和深部温度。人体皮肤的温度属于体表温度,它易随环境温度及衣着情况的变化而改变;心脏、脑、肺和腹腔器官的温度属于深部温度,它们之间的温度差异较小,相对比较稳定。生理学上所说的体温(body temperature)指机体深部的平均温度。

一、正常体温及其生理变动

(一)正常体温

临床上通常用腋窝、口腔、直肠的温度来代表体温,其正常值分别为腋窝温度36.0~37.4 ℃,口腔温度 36.7~37.7 ℃,直肠温度 36.9~37.9 ℃。直肠温度最接近机体深部的温度,但是测量不方便,腋窝温度测量法操作方便,是临床上最常用的体温测量法。测量时应要求被测者保持腋窝干燥,上臂紧贴胸廓,测量时间至少 10 min。

(二)体温的生理波动

在生理情况下,人的体温可随下列因素而有所波动。

1.昼夜变化 体温随昼夜呈周期性波动,清晨2—6时体温最低,午后1—6时最高,波动幅度不超过1℃。体温的这种周期性昼夜变化称为昼夜节律或日节律。

2.性别 成年女性的平均体温比男性高0.3℃,而且随月经周期发生周期性变化。月经期和排卵前期体温偏低,排卵日最低,排卵后逐渐升高,并超过排卵前期,直到下次月经来潮。这种变化规律与体内孕激素水平的周期性变化有关。因此,连续测定基础体温,可以判定受试者有无排卵和推算排卵日期(图7-2)。

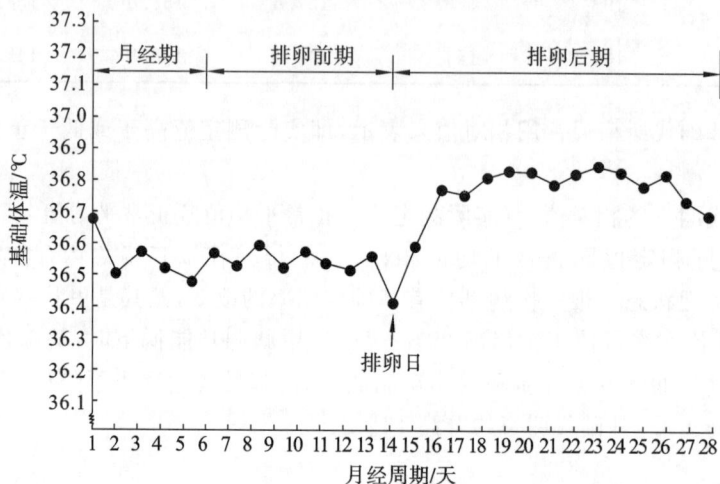

图7-2 成年女性月经周期中基础体温的变动曲线

3.年龄 不同年龄的人,能量代谢率不同,体温也不同。一般来说,儿童体温高于成人,而老年人又略低于成人。新生儿特别是早产儿,由于体温调节中枢尚未发育成熟,调节体温能力差,其体温易受环境温度的影响发生较大的波动。因此,老年人和新生儿要特别注意保暖。

4.肌肉活动和精神因素 肌肉活动、精神紧张、情绪激动等情况都会使机体的代谢增强,产热量增加,导致体温升高。因此,测量体温应在安静状态下进行。

二、机体的产热与散热

护考提示
体温的正常值及其生理波动。

机体体温的相对稳定,是在体温调节中枢的控制下,产热与散热两个生理过程保持动态平衡的结果。

(一)机体的产热

机体的热量来自体内供能物质的分解代谢。各组织器官的功能状态和代谢水平不同,其产热量也各不相同。

机体主要的产热器官是内脏和骨骼肌。安静时以内脏为主,约占全身产热量的56%,其中肝是体内代谢最旺盛的器官,产热量最多。劳动或运动时,骨骼肌是最主要的产热组织。此外,人体在寒冷环境中骨骼肌可发生寒战,以增加产热量维持体温恒定;寒冷刺激还可使机体的甲状腺激素、肾上腺素等分泌增多,代谢增强,产热量增多。

(二)机体的散热

护考提示
人体的散热方式及物理降温方法。

机体的热量除小部分随呼出气体、排尿、排便等散发外,大部分是通过皮肤散发的。因此,皮肤是主要的散热器官,其散热方式有以下几种。

1.辐射散热 辐射散热是机体以热射线(红外线)的形式将热量传给周围较冷物体的散热方式。其散热量的多少取决于环境温度和有效辐射面积。环境温度越低或有效辐射面积越大,散热量越多。机体在安静状态下,辐射散热约占机体总散热量的60%。如果环境温度高于皮肤温度,机体不仅不能辐射散热,而且会吸收周围物体的辐射热。

2.传导散热 传导散热指机体将热量直接传给同皮肤接触的较冷物体的散热方式。散热量的多少,取决于皮肤与接触物体之间的温度差、接触面积及被接触物体的导热性能。衣物是热的不良导体,故穿衣能起到隔热保暖的作用。脂肪的导热性能较差,故肥胖者由深部向体表的传导散热较少。水的导热性能好,因此临床上可用冰帽、冰袋给高热的患者降温。

3. 对流散热 对流散热是通过气体的流动来交换热量的散热方式,它是传导散热的一种特殊形式。皮肤将热量传递给与之接触的空气,空气流动将热量带走,从而实现机体热量的散发。其散热量取决于气温和空气流动速度(风速)。气温越低,风速越大,散热量越多。夏季可以通过吹电风扇,加快空气流动,增加散热,达到降温的目的。

> **知识拓展**
>
> ### 中　暑
>
> 中暑是在暑热季节、高温和高湿环境下,由于体温调节中枢功能障碍、汗腺功能衰竭和水、电解质丢失过多而引起的以中枢神经和(或)心血管功能障碍为主要表现的急性疾病。
>
> 根据我国《职业性中暑诊断标准》,中暑分为如下三种。①先兆中暑:在高温环境下,出现头痛、头晕、口渴、多汗、四肢无力、注意力不集中、动作不协调等,体温正常或略有升高。②轻症中暑:除上述症状外,体温往往在 $38.5\,℃$ 以上,伴有面色潮红、大量出汗、皮肤灼热,或出现四肢湿冷、面色苍白、血压下降、脉搏增快等表现。③重症中暑:包括热痉挛、热衰竭和热射病三型。除轻症中暑表现外,还有热痉挛、腹痛、高热晕厥、昏迷、虚脱或休克表现。热射病是最严重的中暑类型。

4. 蒸发散热 蒸发散热是机体通过体表水分的蒸发来散发热量的散热方式。由于蒸发是吸热的过程,体表每蒸发 1 g 水,可从体表带走 2.43 kJ 的热量,所以蒸发是一种很有效的散热方式。在环境温度接近或高于体表温度时,蒸发散热是机体唯一的散热途径。临床上对一些高热患者采用酒精擦浴,就是通过蒸发散热达到降温的目的。

蒸发散热分为两种形式,不感蒸发和可感蒸发。

(1)不感蒸发:又称不显汗,指机体的水分透过皮肤和黏膜,在未形成水滴前就蒸发的现象。这种蒸发不易被察觉,与汗腺的活动无关,在低温环境下仍然存在。人体每日不感蒸发的水分可达到 1 L,其中,经皮肤蒸发 0.6~0.8 L,经呼吸道黏膜蒸发 0.2~0.4 L。

(2)可感蒸发:又称发汗,是汗腺分泌汗液的活动,汗液在体表聚集成汗滴,可以被机体感觉到,故称可感蒸发。汗腺的分泌量和发汗速度与多种因素有关,如劳动强度、环境温度和湿度、风速及机体对高温的适应程度等。人在安静状态下,环境温度达 30 ℃ 时便开始发汗。环境湿度大时,汗液不易蒸发,热量不易散失,会反射性引起大量发汗。风速大时,汗液蒸发快,散热加快。因此,人在高温、高湿、通风差的环境中容易发生中暑。

发汗分为温热性发汗和精神性发汗。温热性发汗由温热刺激引起,发生在全身各处,其生理意义在于蒸发散热、调节体温。精神性发汗主要见于掌心、足底和腋窝等部位,发生在精神紧张时,与体温调节无关。这两种发汗经常同时出现,不能截然分开。

汗液是一种低渗液,其中水分占 99% 以上,溶质以 NaCl 为主,还有少量的 KCl 和尿素等。当机体大量出汗而造成脱水时,常表现为高渗性脱水,但如果大量出汗后只补充水分而不及时补充 NaCl,则又可导致低渗性脱水。所以,大量出汗时,在补充水分的同时还应注意补充 NaCl,以防止电解质平衡紊乱。

三、体温调节

当环境温度发生变化时,人和其他恒温动物的体温仍能保持相对稳定,这是由于机体具有一套完善的体温调节机制。体温调节包括自主性体温调节和行为性体温调节两种。

（一）自主性体温调节

自主性体温调节是在下丘脑体温调节中枢的控制下，通过增减皮肤血流量、发汗、寒战等生理反应，调节机体的产热和散热活动，使体温保持相对稳定的调节方式，是体温调节的基础。

1.温度感受器 可分为外周温度感受器和中枢温度感受器两大类。

（1）外周温度感受器是指分布于皮肤、黏膜、内脏和肌肉等部位，对温度变化敏感的游离神经末梢，分为冷感受器和热感受器。当局部温度升高时，热感受器兴奋，反之冷感受器兴奋，神经冲动传入中枢后，产生温度感觉，并引起体温调节反应。

（2）中枢温度感受器是指中枢神经系统内对温度变化敏感的神经元，分布于下丘脑、脑干网状结构和脊髓等部位，分热敏神经元和冷敏神经元，可感受局部组织温度的变化，从而引起体温调节反应。

2.体温调节中枢 指具有调节体温功能的中枢结构。体温调节的基本中枢在下丘脑。

下丘脑的视前区-下丘脑前部（PO/AH）的温度敏感神经元，可感受中枢温度的变化，还能对其他温度感受器传入的信息做整合处理，对散热和产热两个过程进行调节，从而维持体温的恒定。因此，PO/AH是基本的体温调节中枢。

3.体温调定点学说 该学说认为，体温的调节类似于恒温器的调节。PO/AH的温度敏感神经元对温度的感受有一定的阈值，即机体控制体温稳定的平衡点，称为体温调定点。

一般认为体温调定点是37℃。当体温为37℃时，机体的产热与散热处于平衡状态。当体温超过37℃时，PO/AH的热敏神经元兴奋，产热活动减弱，散热活动增强，使体温回降到37℃；反之，当体温低于37℃时，冷敏神经元兴奋，产热活动增强，散热活动减弱，使体温回升到37℃。这样，机体的体温始终稳定在调定点水平，以保证机体生命活动和新陈代谢的正常进行。

机体的发热主要是由致热原使热敏神经元的兴奋性降低，对温度感受的阈值升高，使调定点上移所致。例如，细菌、病毒感染时，在致热原的作用下，调定点上移到39℃，而实际体温还在37℃，则冷敏神经元兴奋，引起恶寒、寒战等产热反应，机体产热增加、散热减少，直到体温升高到39℃。只要致热原不消除，机体的产热和散热就会在新的调定点（如39℃）维持动态平衡，使机体持续处于发热状态。某些解热药（如阿司匹林、对乙酰氨基酚等）可使调定点降到正常水平而具有退热作用（图7-3）。

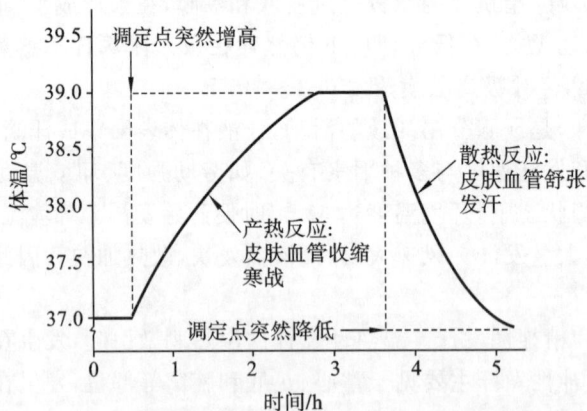

图7-3 体温调定点的变化对产热和散热的影响

（二）行为性体温调节

行为性体温调节是人体有意识地通过一定行为来调节产热和散热活动以保持体温的相对恒定，是自主性体温调节的补充，如根据环境温度增减衣服、使用电风扇或暖气、人工改变气候条件等。

（吴春生）

直通护考在线答题

第八章　肾脏的排泄功能

能力目标

1. 掌握：肾小球滤过功能；肾小管重吸收的部位及特点；尿生成的调节。
2. 熟悉：影响肾小球滤过的因素；肾小管和集合管重吸收及分泌的方式。
3. 了解：肾脏结构特征；肾血流量的调节；尿液的浓缩和稀释；尿液的排放。
4. 会用本章所学知识解释：饮水少尿量也少、饮水多尿量也多的机制；糖尿病患者尿糖的机制。

排泄是指机体将代谢终产物和进入体内过多的物质及异物和有害物质，经血液循环由相应的排泄器官从体内排出的过程。人体的排泄器官主要有肾脏、肺、皮肤和消化器官等，在所有的排泄器官中，肾脏排泄的代谢产物种类最多，数量最多，因此，肾脏是最主要的排泄器官。

机体的泌尿功能是由肾脏、输尿管、膀胱和尿道共同完成的。肾脏是产生尿液的器官，尿液由输尿管输送至膀胱，当膀胱中尿液达到一定容量后，机体产生尿意，尿液经尿道排出体外。肾脏通过尿的生成达到以下目的：①排出机体大部分代谢终产物、过剩的物质及进入体内的异物；②调节细胞外液量和渗透压；③保留体液中的重要电解质，如钠、钾、碳酸氢盐及氯离子等，排出氢离子，维持酸碱平衡。所以，肾脏是维持机体内环境相对稳定的最重要的排泄器官。

肾脏除排泄功能外，还能合成多种激素和生物活性物质，如促红细胞生成素、肾素等。本章仅介绍肾脏的排泄功能，重点阐述肾脏生成尿的过程及其调节机制。

第一节　概　　述

一、肾脏的结构特点

（一）肾单位和集合管

肾单位（nephron）是肾脏结构与功能的基本单位，与集合管共同完成泌尿功能，包括肾小体和肾小管两个部分（图 8-1），肾单位示意图如图 8-2 所示。

集合管不属于肾单位，但结构上与远曲小管相连，功能上，在尿的生成过程中，尤其在尿液的浓缩和稀释以及维持电解质平衡中起重要作用。

（二）皮质肾单位和近髓肾单位

肾单位依所在部位分皮质肾单位和近髓肾单位两类（图

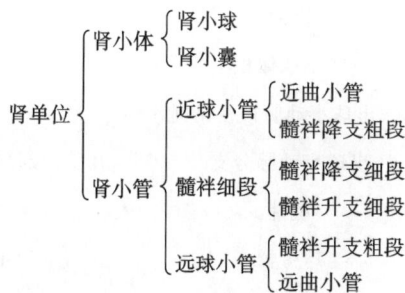

肾单位
├─ 肾小体 ┬─ 肾小球
│   └─ 肾小囊
└─ 肾小管 ┬─ 近球小管 ┬─ 近曲小管
           │   └─ 髓袢降支粗段
           ├─ 髓袢细段 ┬─ 髓袢降支细段
           │   └─ 髓袢升支细段
           └─ 远球小管 ┬─ 髓袢升支粗段
                        └─ 远曲小管

图 8-1　肾单位组成

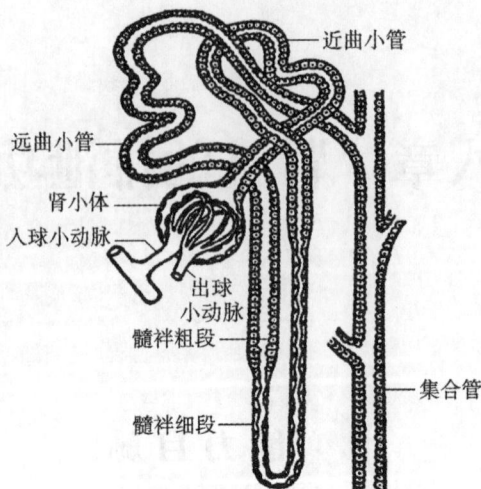

图 8-2　肾单位示意图

8-3),两者的比较如表 8-1 所示。

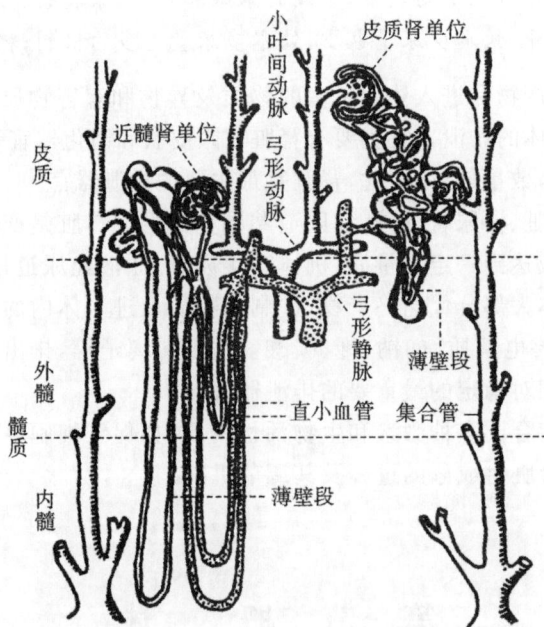

图 8-3　肾单位和肾血管示意图

表 8-1　皮质肾单位和近髓肾单位的比较

项目	皮质肾单位	近髓肾单位
分布	外、中皮质层	内皮质层（近髓）
比例	85%～90%	10%～15%
肾小球体积	较小	较大
入、出球小动脉口径比例	2	1
出球小动脉分支	几乎全部分布于皮质部肾小管周围	在髓袢形成 U 形直小血管
髓袢	短,只达外髓层	长,深入内髓层,甚至乳头部
球旁器	有,肾素含量高	几乎无
功能	泌尿	尿的浓缩与稀释

(三)球旁器

球旁器(juxtaglomerular apparatus,JGA)又称球旁复合体,由球旁细胞、致密斑和球外系膜细胞三个部分组成(图 8-4)。球旁细胞能分泌肾素;致密斑是一种离子感受器,能感受远曲小管内钠离子的浓度变化,并将信息传递给邻近的球旁细胞,调节肾素的释放;球外系膜细胞与吞噬和收缩作用有关。

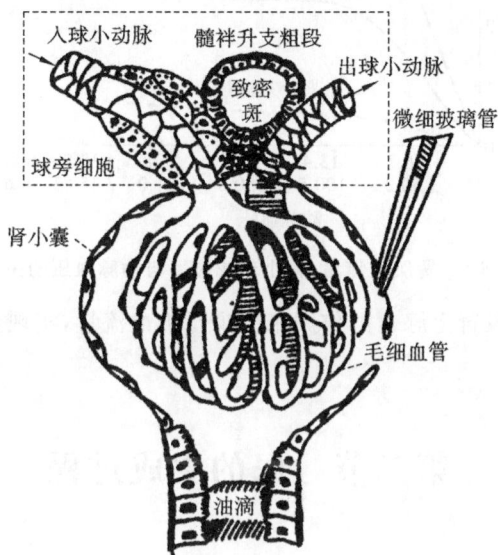

图 8-4 肾球旁器示意图

二、肾脏血液循环特点

(一)肾脏血流量很丰富,分布不均匀

肾脏的血流量很丰富,在安静时,心输出量的 1/5~1/4 流经肾脏。其中,绝大部分流经肾皮质,约占全肾血流量的 94%;髓质血流量只占很小一部分,且以外髓为主,约占全肾血流量的 5%,内髓血流量更少,仅占 1% 左右。

(二)两次形成毛细血管网

两次形成的毛细血管网分别是肾小球毛细血管网和肾小管周围毛细血管网。肾小球毛细血管网内血压较高,有利于血浆在流经肾小球时被滤过进入肾小囊;肾小管周围毛细血管网血压较低,有利于肾小管重吸收。

三、肾脏血流量的调节

(一)肾脏血流量自身调节

当动脉血压在 80~180 mmHg(10.0~24.0 kPa)范围内变动时,肾脏血流量可保持相对恒定(图 8-5),这种现象在离体肾脏或移植肾脏完全缺乏神经体液支配的情况下依然存在,表明这是一种自身调节机制。

(二)肾脏血流量的神经、体液调节

肾入球小动脉和出球小动脉平滑肌受交感神经支配。安静时肾脏交感神经的紧张性较低,对肾脏血流量影响不大。当应急情况如急性失血、脑缺血、严重缺氧及剧烈肌肉运动或环境温度升高时,交感神经兴奋,肾脏血管强烈收缩,血流量减少,血液转移到心、脑等重要器官,以适应全身血液分配的需要。体液因素中,肾上腺素、去甲肾上腺素、血管紧张素、内皮素、血管升压素等也能使血管收缩;乙酰胆碱、前列腺素、缓激肽、一氧化氮等可舒张血管。

总之,在通常情况下,肾脏主要依靠自身调节来保持血流量的相对稳定,以维持正常的泌尿功能。

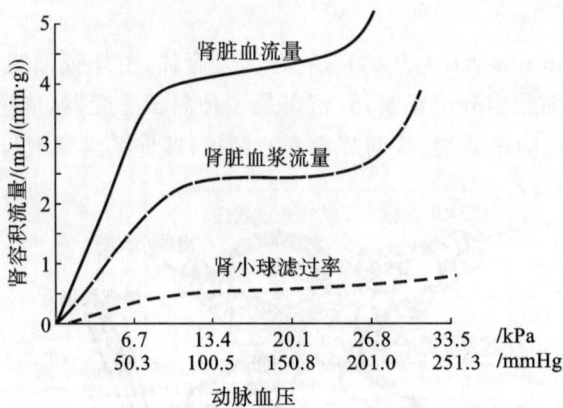

图 8-5　肾脏血流量、肾小球滤过率与动脉血压的关系

在紧急情况下,通过交感神经及肾上腺素的作用来减少肾脏血流量,实现全身血液的重新分配。

第二节　尿的生成过程

案例解析
8-1

导学案例8-1

某患者近日晨起时眼睑明显水肿,活动后减轻,尿量减少,呈洗肉水样。入院检查:尿蛋白(＋＋＋)。医生诊断为急性肾小球肾炎。

具体任务:

1.尿生成的过程包括哪三个环节?

2.影响肾小球滤过的因素有哪些?

3.该患者为什么会出现血尿、蛋白尿、少尿?

尿生成包括三个基本过程(图8-6):①肾小球的滤过作用;②肾小管和集合管的重吸收;③肾小管和集合管的分泌。通过这三个过程最终形成终尿。

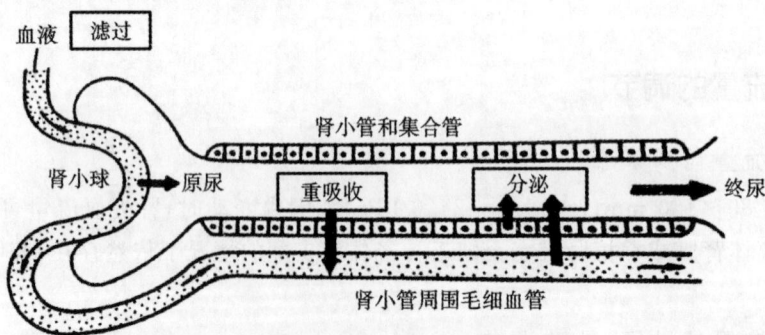

图 8-6　尿生成的三个基本过程示意图

一、肾小球滤过

肾小球滤过指当血液流经肾小球毛细血管时,血液中的水分和小分子溶质透过滤过膜进入肾小囊腔形成超滤液也即原尿的过程。微量分析结果显示,原尿中的化学成分除蛋白质含量甚少外,其他成分

与血浆极为相似(表8-2)。

表8-2 血浆、原尿、终尿成分比较

成分	血浆/(g/100 mL)	原尿/(g/100 mL)	终尿/(g/100 mL)	终尿中浓缩倍数
水	90	98	96	1.1
蛋白质	8	0.03	0	—
葡萄糖	0.1	0.1	0	—
Na^+	0.33	0.33	0.35	1.1
K^+	0.02	0.02	0.15	7.5
Cl^-	0.37	0.37	0.6	1.6
$H_2PO_4^-$	0.004	0.004	0.15	37.5
尿素	0.03	0.03	1.8	60.0
尿酸	0.004	0.004	0.05	12.5
肌酐	0.001	0.001	0.1	100.0
氨	0.0001	0.0001	0.04	400.0

(一)滤过的结构基础——滤过膜

1.滤过膜的组成 滤过膜由三层结构组成:①内层是肾小球毛细血管内皮细胞,上有微孔,称为窗孔,直径为50~100 nm,可阻止血细胞通过,但对血浆蛋白几乎无限制作用;②中间层是基膜,厚约300 nm,多角网孔直径为2~8 nm,可允许水分和部分溶质通过,而大分子蛋白质很难通过;③外层是肾小囊脏层的足细胞及其交错排列的足突,足突之间形成裂孔,裂孔上覆盖裂孔膜,膜上有直径为4~8 nm的小孔,可限制蛋白质通过。

以上三层结构,具有不同直径的微孔,组成了滤过膜的机械屏障(图8-7)。此外,在滤过膜的各层,均覆有一层带负电荷的物质(主要是糖蛋白),这些物质起着电学屏障的作用。

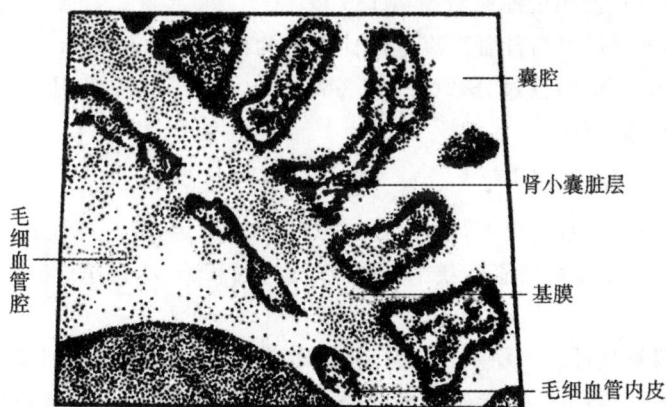

图8-7 肾小球滤过膜示意图

2.滤过膜的通透性 血浆中物质能否通过滤过膜,取决于被滤过物质的分子大小及其所带的电荷。凡相对分子质量小于69000,有效半径小于3.6 nm的带正电荷或呈电中性的物质,如水、Na^+、尿素、葡萄糖等,均可自由地通过滤过膜。血浆白蛋白的相对分子质量为69000,有效半径为3.5 nm,本可通过滤过膜,但由于带负电荷,不能通过电学屏障,故原尿中几乎不含白蛋白。一些肾脏疾病时,如急性和慢性肾小球肾炎、肾病综合征时,由于滤过膜上的电学屏障受损,对白蛋白的限制作用减少而出现蛋白尿。故肾小球滤过膜既具有机械屏障作用又具有电学屏障作用,这些屏障决定了滤过膜的选择透过性,也决定了原尿的性质和成分。

3.滤过膜的面积 正常成人两肾有效滤过面积约为 1.5 m²,如此大的滤过面积再加上滤过膜的高通透性,使其有利于血浆的大量滤过。

(二)滤过的动力——有效滤过压

肾小球滤过作用的动力是有效滤过压(图 8-8)。与组织液生成的机制相似,有效滤过压的大小是由推动滤过的力量和阻止滤过的力量共同决定的,是二者的代数和,即肾小球有效滤过压=(肾小球毛细血管血压+囊内滤过液胶体渗透压)-(血浆胶体渗透压+肾小囊内压)。由于肾小囊内滤过液中蛋白质浓度极低,其胶体渗透压可忽略不计。因此,计算公式可写为有效滤过压=肾小球毛细血管血压-(血浆胶体渗透压+肾小囊内压)。

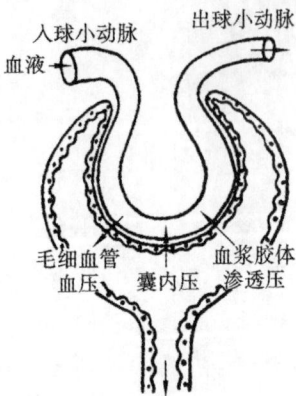

图 8-8 有效滤过压示意图

用微穿刺法测定发现,肾小球毛细血管血压在入球端和出球端几乎相等,约为 45 mmHg。肾小囊内压也较为恒定,约为 10 mmHg。发生改变的只有血浆胶体渗透压,据测定,大鼠肾小球毛细血管入球端的血浆胶体渗透压约为 25 mmHg,在血液流经肾小球毛细血管时,由于水分及小分子物质不断被滤出,血液中血浆蛋白浓度就会逐渐增加,血浆胶体渗透压也随之升高,至出球端升高到 35 mmHg。

入球端的有效滤过压=45-(25+10)=10 mmHg

出球端的有效滤过压=45-(35+10)=0 mmHg

由此可见,肾小球毛细血管并非全段都参与滤过,产生滤过作用的毛细血管长度取决于有效滤过压下降的速率。当有效滤过压下降的速率减慢时,则产生滤过作用的毛细血管长度延长,生成的原尿量增多;反之,则减少。

(三)评价滤过功能的指标

护考提示
肾小球滤过率和滤过分数的概念和正常值。

1.肾小球滤过率 单位时间(每分钟)内两肾生成的超滤液量,称为肾小球滤过率(glomerular filtration rate,GFR)。肾小球滤过率是衡量肾功能的重要指标。据测定,正常成年人肾小球滤过率平均为 125 mL/min,故一昼夜滤出的原尿量高达 180 L。

2.滤过分数 肾小球滤过率与肾血浆流量的比值称为滤过分数(filtration fraction,FF)。经测算,肾血浆流量约为 660 mL/min,故滤过分数为(125/660)×100%≈19%,即流经肾的血浆有约 1/5 由肾小球滤出到肾小囊腔中形成原尿。

(四)肾小球滤过率的影响因素

1.滤过面积和通透性 正常情况下肾小球滤过面积相对稳定,肾小球滤过率及尿量变化不大。急性肾小球肾炎时,因肾小球毛细血管管腔狭窄或阻塞,滤过面积减少,肾小球滤过率下降,可出现少尿甚至无尿。

生理状态下,滤过膜通透性相对稳定。在肾脏疾病如缺氧时,滤过膜上带负电荷的糖蛋白减少,其电学屏障减弱,滤过膜的通透性增大,导致正常情况下不能被滤过的大分子蛋白质甚至红细胞滤出而出现蛋白尿或血尿。

2.有效滤过压 如上所述,有效滤过压取决于三个因素,其中任何一个因素变化时,都会影响肾小球滤过率。在其他条件相对不变时,肾小球毛细血管血压与肾小球滤过率呈正相关关系,血浆胶体渗透压、肾小囊内压则与肾小球滤过率呈负相关关系。

(1)肾小球毛细血管血压:由于肾血流量的自身调节机制,当动脉血压在 80～180 mmHg 范围内变动时,肾小球毛细血管血压可保持相对稳定,肾小球滤过率基本不变。当动脉血压降低到 80 mmHg 以下时,肾小球毛细血管血压降低,有效滤过压降低,肾小球滤过率减小。当血压下降到 40 mmHg 以下时,肾小球滤过率减小到零,无原尿生成。

(2)血浆胶体渗透压:正常人的血浆蛋白浓度维持相对恒定,对肾小球滤过率影响不大。若因某些疾病使血浆蛋白的浓度明显降低,或因静脉输入大量生理盐水使血浆稀释,均可致血浆胶体渗透压降低,有效滤过压升高,肾小球滤过率增大,尿量增多。

(3)肾小囊内压:正常情况下囊内压是比较稳定的,当肾盂或输尿管有结石形成或受到肿物压迫使尿流阻塞时,可导致肾盂内压升高,肾小囊内压也将升高,有效滤过压降低,肾小球滤过率减小。

3. 肾血浆流量 对肾小球滤过率有明显影响。在其他条件不变时,肾血浆流量与肾小球滤过率呈正相关关系。在临床上,由静脉大量输入生理盐水或 5% 葡萄糖溶液时,肾血浆流量增加,肾小球毛细血管内血浆胶体渗透压升高的速率和有效滤过压下降的速率均减慢,产生滤过作用的毛细血管长度增加,肾小球滤过率增大。动物实验表明,当肾血浆流量比正常值大 3 倍时,毛细血管全长均有滤过作用。相反,剧烈运动及各种原因所致的休克时,由于交感神经兴奋,肾血管收缩,肾血流量减少,血浆胶体渗透压上升的速率和有效滤过压下降的速率均加快,肾小球滤过率减小。

二、肾小管和集合管的重吸收

原尿进入肾小管后称为小管液。小管液在流经肾小管和集合管时,其内的物质穿过管壁上皮细胞重新进入血液的过程称为肾小管和集合管的重吸收。

(一)肾小管和集合管的重吸收特点

1. 重吸收量大 两肾每日生成的原尿量可达 180 L,而终尿量一般为 1.5 L,说明原尿中 99% 以上的水和大部分溶质都被重吸收入血。

2. 选择性重吸收 葡萄糖和 Na^+、HCO_3^- 等对机体有用的物质可被全部或大部分重吸收,用途小的如尿素和磷酸根离子等可被部分重吸收,而肌酐等代谢产物和进入体内的异物(如药物)则不被重吸收而全部排出体外。

3. 有限性重吸收 肾小管和集合管的重吸收能力有一定限度。例如,当血糖浓度过高,滤液中葡萄糖含量超过肾小管重吸收限度时,葡萄糖便不能被完全重吸收,尿中即出现葡萄糖,称为糖尿。

(二)肾小管和集合管的重吸收方式

重吸收的实质是物质跨膜转运过程,分为主动转运和被动转运两种。主动重吸收过程需要借助管壁细胞膜上的泵或转运体为其提供能量,Na^+、K^+、葡萄糖和氨基酸等物质的重吸收是主动重吸收。被动重吸收过程不需要消耗能量,顺浓度差、电位差或渗透压差而进行,尿素、Cl^- 和水的重吸收为被动重吸收。

重吸收的途径有两种(图 8-9)。一是跨细胞转运途径,包括 2 个步骤:①溶质通过管腔膜进入小管上皮细胞内;②进入细胞内的物质通过特定的方式跨过基底侧膜进入组织间隙及毛细血管。二是细胞旁转运途径,小管液中的水和 Na^+、Cl^- 等可直接通过小管上皮细胞间的紧密连接进入细胞间隙而被重吸收。以跨细胞转运途径为主。

(三)重吸收部位

肾小管各段和集合管都具有重吸收功能,近端小管重吸收的物质种类最多,数量最大,是各类物质重吸收的主要部位。

(四)主要物质的重吸收

1. Na^+ 和 Cl^- 的重吸收 原尿中的 Na^+、Cl^- 在流经肾小管与集合管时 99% 以上被重吸收。各段肾小管对 Na^+ 的重吸收率并不相同,近端小管占 65%~70%,远曲小管约占 10%,其余在髓袢和集合管重吸收。

近端小管对 Na^+ 的重吸收为主动重吸收,Cl^- 顺其电位差和浓度差而被动重吸收。Na^+ 的重吸收也会促进葡萄糖和氨基酸的重吸收(图 8-9)。髓袢升支粗段对 NaCl 的重吸收是以 Na^+:Cl^-:K^+ 按照 1:2:1 的比例同向转运模式进行的(图 8-10)。在髓袢升支粗段上皮细胞的管腔膜上,Na^+、Cl^-、K^+ 结合于同一载体上形成 Na^+-$2Cl^-$-K^+ 的同向转运复合物,Na^+ 顺着由管周膜及侧膜上 Na^+ 泵活动所形成的 Na^+ 浓度差将 Cl^-、K^+ 一起同向转运至细胞内。随后 Na^+ 被泵至细胞间液,Cl^- 顺浓度梯度

护考提示
呋塞米(速尿)的利尿机制。

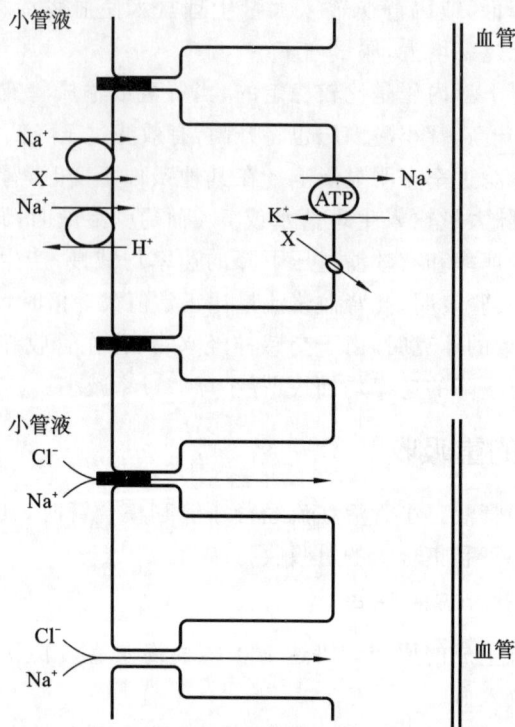

图 8-9　近端小管重吸收 NaCl 示意图

经管周膜上的 Cl^- 通道进入组织液；K^+ 顺浓度梯度经管腔膜重返小管液。呋塞米和依他尼酸能抑制 Na^+-Cl^--K^+ 同向转运体的功能,使 NaCl 的重吸收减少。远曲小管和集合管对 Na^+ 的重吸收与 K^+ 和 H^+ 的分泌有关,并受醛固酮的调节。

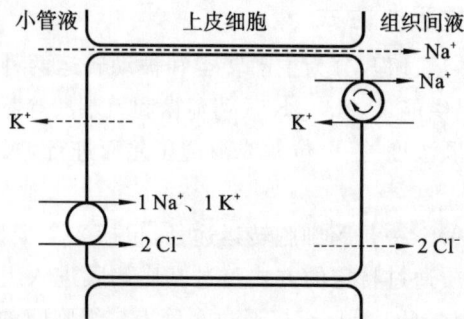

图 8-10　髓袢升支粗段主动重吸收 Na^+、Cl^-、K^+ 示意图

2. 水的重吸收　正常人原尿中的水分有 99% 被重吸收,仅有 1% 排出,水的重吸收都是被动的,分两种情况:一种是在近端小管,由于 NaCl 在此大量重吸收,水随之渗透而被重吸收,与机体是否缺水无关,也不受抗利尿激素的影响,占重吸收量的 60%～70%,称为必需性重吸收;另一种是在远曲小管和集合管,水的重吸收受抗利尿激素的调节,在机体缺水时,抗利尿激素释放增加,水的重吸收增加,反之,水的重吸收减少,故属于调节性重吸收,对机体水平衡的调节起重要作用。

3. HCO_3^- 的重吸收　正常 HCO_3^- 的重吸收率达 99%,80%～85% 在近端小管重吸收,与 Na^+-H^+ 交换密切相关。由于小管液中 HCO_3^- 不易通过管腔膜,它先与肾小管细胞分泌的 H^+ 结合成 H_2CO_3,再分解为 CO_2 和 H_2O,以 CO_2 形式进入上皮细胞,并在细胞内碳酸酐酶的催化下与 H_2O 结合生成 H_2CO_3,再解离为 HCO_3^- 和 H^+,H^+ 被分泌到管腔,HCO_3^- 则与 Na^+ 一起重吸收入血。因此,HCO_3^- 是以 CO_2 形式重吸收(图 8-11)。

4. K^+ 的重吸收　原尿中 90% 左右的 K^+ 被重吸收,近端小管是 K^+ 重吸收的主要部位,小管液中的 K^+ 浓度约为 4 mmol/L,细胞内浓度约为 150 mmol/L,因而,近端小管 K^+ 的重吸收是逆 K^+ 的浓度差

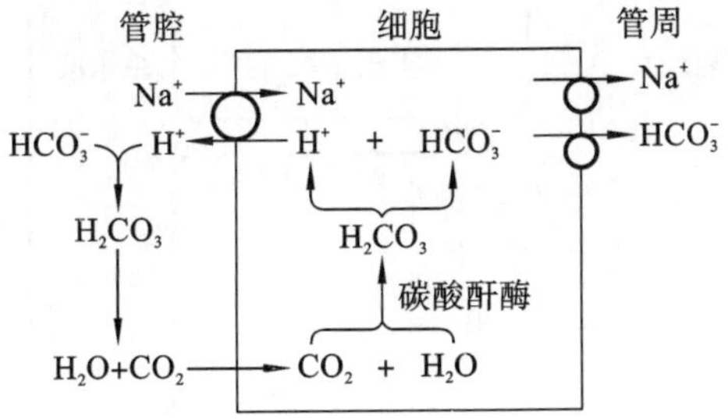

图 8-11 HCO_3^- 重吸收示意图

和电位差而进行的主动重吸收。终尿中的 K^+ 主要来自远曲小管和集合管的分泌,其分泌量的多少取决于体内血中 K^+ 浓度,并受醛固酮的调节。

5. 葡萄糖的重吸收 葡萄糖在近端小管被全部重吸收。葡萄糖在近端小管的重吸收是与 Na^+ 协同重吸收的,需要依赖管腔膜上的 Na^+-葡萄糖同向转运体。当 Na^+ 顺电位差进入上皮细胞时,葡萄糖也逆浓度差被转运到细胞内,随后 Na^+ 被泵出到细胞间液,葡萄糖则通过易化扩散转到细胞间液而重吸收入血。因此,葡萄糖的重吸收是一种继发性主动转运过程。由于近端小管管腔膜上转运体数量有限,因此对葡萄糖的重吸收有一定限度。当血糖浓度超过 160 mg/100 mL 时,部分近端小管上皮细胞对葡萄糖的吸收已达极限,葡萄糖就不能被全部重吸收,随尿排出形成糖尿。尿中开始出现葡萄糖时的血糖浓度称为肾糖阈(renal glucose threshold)。

6. 其他物质的重吸收 此外,氨基酸的重吸收也是通过和 Na^+ 协同转运而被重吸收的,SO_4^{2-}、HPO_4^{2-} 可能也是与 Na^+ 相伴通过载体同向转运而被重吸收。正常时滤过的少量小分子蛋白质则通过小管上皮细胞的胞饮作用而被重吸收。

三、肾小管和集合管的分泌

肾小管和集合管上皮细胞将自身代谢产物排入小管腔的过程称为分泌作用,将血液中的某种物质排入小管腔的过程称为排泄作用,二者通常不严格区分,统称为肾小管和集合管的分泌作用。肾小管和集合管主要分泌 H^+、NH_3 和 K^+,对于保持体内酸碱平衡和 Na^+、K^+ 平衡具有重要意义。

(一)H^+ 的分泌

近曲小管、远曲小管和集合管上皮细胞均有分泌 H^+ 的功能,但主要在近曲小管。由细胞代谢产生或由小管液进入细胞的 CO_2,在碳酸酐酶的催化下,与 H_2O 生成 H_2CO_3,H_2CO_3 解离成 H^+ 和 HCO_3^-。细胞内的 H^+ 和小管液中 Na^+ 与细胞膜上的转运体结合,H^+ 被分泌到小管液中,而小管液中的 Na^+ 则被重吸收入细胞,完成 H^+-Na^+ 交换。在细胞内生成的 HCO_3^-,同其中的 Na^+ 生成 $NaHCO_3$ 并转运入血。分泌入小管液的 H^+ 与其内的 HCO_3^- 生成 H_2CO_3,后者分解的 CO_2 又扩散入细胞,在细胞内再生成 H_2CO_3,如此循环往复。每分泌一个 H^+,可重吸收 1 个 Na^+ 和 1 个 HCO_3^- 回到血液(图 8-12)。因此,肾小管和集合管分泌 H^+ 有"排酸保碱"的作用,对维持体内酸碱平衡具有非常重要的意义。还有少部分 H^+ 是在远曲小管和集合管处分泌,在远曲小管和集合管除 H^+-Na^+ 交换外还有 K^+-Na^+ 交换,因此两者具有竞争性抑制作用。

(二)NH_3 的分泌

正常情况下,NH_3 主要由远曲小管和集合管分泌。细胞内的 NH_3 主要来源于谷氨酰胺的脱氨反应,其他氨基酸也可氧化脱氨生成 NH_3。NH_3 是脂溶性物质,可通过自由扩散进入小管液,其扩散量取决于小管液的 pH。进入小管液的 NH_3 与其中的 H^+ 结合成 NH_4^+。NH_4^+ 的生成减少了小管液中的 H^+ 有助于 H^+ 的继续分泌。小管液中的 NH_4^+ 与强酸盐(如 NaCl)的负离子结合生成铵盐(NH_4Cl)随尿排出。强酸盐的正离子(如 Na^+)则与 H^+ 交换而进入肾小管细胞,然后和细胞内 HCO_3^- 一起被转运入血。随着小管液中的 NH_3 与 H^+ 结合生成 NH_4^+,小管液中的 NH_3 浓度降低,有利于 NH_3 的继续分泌(图 8-12)。

由此可见,NH_3 的分泌与 H^+ 的分泌密切相关,H^+ 分泌增加可促使 NH_3 分泌增多。肾小管和集合

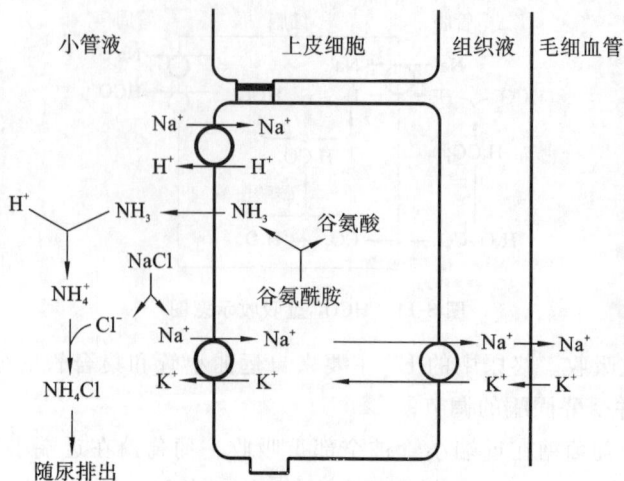

图 8-12　远端小管和集合管分泌 H^+、NH_3、K^+ 的机制

管细胞在分泌 H^+ 和 NH_3 的同时,促进了 $NaHCO_3$ 的重吸收,从而实现了肾脏排酸保碱的功能。

(三)K^+ 的分泌

小管液中的 K^+ 绝大部分在近曲小管重吸收入血,所以终尿中的 K^+ 主要是由远曲小管和集合管分泌的。K^+ 的分泌与 Na^+ 的主动重吸收有密切的联系。远曲小管和集合管具有主动重吸收 Na^+ 的作用。Na^+ 的吸收使管腔内成为负电位;另外钠钾泵的活动促使组织液的 K^+ 进入细胞,增加了细胞内和小管液之间的 K^+ 浓度差,二者均有利于 K^+ 进入小管液中。这种 K^+ 的分泌与 Na^+ 重吸收的相互联系,称为 K^+-Na^+ 交换(图 8-12)。

知识拓展

血液净化疗法的应用与发展

血液净化的含义是通过一种净化装置,除去患者血液中的有毒物质,达到治疗疾病的目的。其方法包括多种,下面仅简单介绍其中最重要的两种:血液透析、腹膜透析。

(1)血液透析(HD)又称人工肾透析。1944 年由 Koff 首先引入临床。其原理是将体内血液引流至体外透析器中,通过弥散、超滤、吸附和对流原理和透析液进行物质交换,从而清除体内的代谢废物和多余的水分、维持电解质和酸碱平衡。

(2)腹膜透析(PD)是利用腹膜作为半渗透膜的特性,将透析液灌入腹膜腔,由于在腹膜两侧存在溶质的浓度梯度差,随着透析液不断地更换,以达到清除体内代谢产物、毒性物质及纠正水、电解质平衡紊乱的目的。

第三节　尿的浓缩与稀释

在不同的生理情况下,人体肾脏可以形成和排出浓缩的或稀释的尿液。当机体缺水时,水的重吸收量增多,尿量减少,尿被浓缩,尿的渗透压升高,高于血浆渗透压时,称为高渗尿;反之,当饮水过多时,水的重吸收量减少,尿量增多,尿被稀释,尿的渗透压降低,低于血浆渗透压时,称为低渗尿。生理情况下,尿渗透压与血浆渗透压几乎相等,称为等渗尿。因此,尽管人体摄入的水量和从肾外途径排出的液体量可能变化很大,但通过肾脏排出浓缩或稀释的尿液的功能,人体仍可以保持体内的水平衡和渗透压平衡。

一、肾髓质高渗梯度

由肾小球滤出的原尿为等渗液,经过近曲小管的等渗性重吸收,小管液渗透压仍然与血浆相等,这表明尿液的浓缩与稀释是在髓袢、远曲小管和集合管中进行。实验证明,肾皮质部位的组织液渗透压与血浆相等,而进入肾髓质的组织液渗透压高于血浆,且从外髓部至内髓部存在很大的渗透压梯度,越向乳头部,渗透压越高,可高达血浆渗透压的 4 倍(图 8-13)。肾髓质高渗梯度的形成与肾小管各段对不同物质的通透性不同有关。

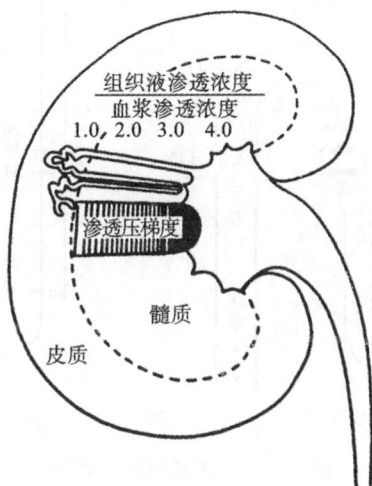

图 8-13　肾髓质渗透梯度示意图

(一)外髓部高渗梯度的形成

外髓部高渗梯度是由髓袢升支粗段对 NaCl 的主动重吸收形成的。髓袢升支粗段对水不易通透,当髓袢升支粗段小管液向皮质方向流动时,因其中 NaCl 不断主动重吸收进入组织液,一方面使小管液渗透压逐渐降低,成为低渗液;另一方面造成外髓部组织液的高渗,而且越近内髓部,渗透压越高,形成外髓部高渗梯度。

(二)内髓部高渗梯度的形成

内髓部高渗梯度是由尿素再循环和 NaCl 重吸收共同形成的。当小管液流经远曲小管和外髓部集合管时,由于管壁对尿素不易通透,同时水因抗利尿激素的作用而被渗透性重吸收,因而管内尿素浓度逐渐升高。至内髓部集合管时,由于管壁对尿素易通透,尿素即顺浓度梯度迅速扩散至管周组织液,造成内髓组织液的高渗。髓袢升支细段对尿素有中等程度通透性,内髓组织液中的尿素可部分扩散入髓袢升支细段,经远曲小管、外髓部集合管至内髓部集合管时再扩散入组织液,形成尿素再循环,这将促进内髓部高渗梯度的形成。

在髓袢降支细段,水易通透,但 NaCl 不易通透,当小管液流经该段时,在髓质高渗的作用下,小管液中的水不断渗入组织液,管内 NaCl 的浓度逐渐升高,至转折处达最高。当小管液流向髓袢升支细段时,由于该段对水不易通透而对 NaCl 通透性良好,小管液中的 NaCl 即不断向管外组织液扩散形成渗透压梯度。

综上所述,外髓部的高渗梯度主要由髓袢升支粗段对 NaCl 主动重吸收形成;内髓部的高渗梯度主要是由集合管的尿素和髓袢升支细段的 NaCl 向组织液扩散共同形成的。

(三)肾髓质高渗梯度的保持

肾髓质主要依靠直小血管的逆流交换作用保持其高渗梯度。直小血管与髓袢平行,对水和溶质都有很高的通透性,当其中的血液沿降支下行时,在任一平面组织液的渗透浓度都高于同一水平面直小血管的血浆,组织液中的 NaCl 和尿素便顺浓度差扩散入直小血管,而直小血管中的水则渗出到组织液中,越深入内髓层,直小血管血液中的 NaCl 和尿素浓度越高,至折返部达最高。当血液沿升支回流时,直小血管中的 NaCl 和尿素浓度又比同一水平面组织液的高,NaCl 和尿素又不断扩散到组织液,水又被重新吸收入直小血管。这样,NaCl 和尿素就在直小血管的升支和降支间循环,产生逆流交换的作用。直小血管细而长,阻力大,血流缓慢,有充分的时间进行逆流交换,当直小血管升支离开外髓部时,带走的是过剩的溶质和水(主要是水),NaCl 和尿素被留了下来,这样,髓质的高渗梯度便得以保持(图 8-14)。

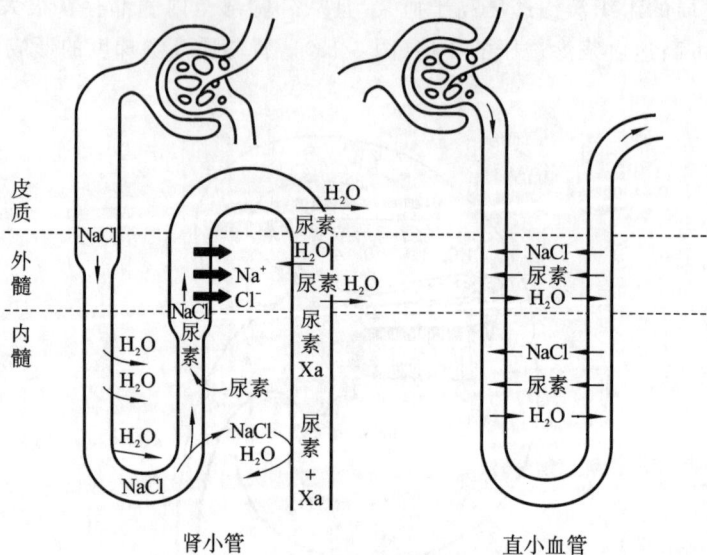

图 8-14 尿浓缩机制示意图

二、尿的浓缩与稀释

肾髓质高渗梯度的存在,是促进远曲小管和集合管重吸收水分,使尿液得以浓缩的基础。在抗利尿激素作用下远曲小管、集合管对水的通透性增高,小管液中的水分不断向髓质高渗环境渗透,管内溶质浓度不断增高而形成浓缩尿;若抗利尿激素分泌减少,远曲小管、集合管对水的通透性降低,水不易向髓质高渗环境渗透,同时由于 Na^+ 不断被主动重吸收,则尿液渗透压下降,从而形成稀释尿。因此,肾髓质高渗梯度及抗利尿激素的存在,是尿液浓缩的基本条件。正常情况下,抗利尿激素的释放量是决定尿液浓缩程度的关键因素。

第四节　尿生成的调节

导学案例8-2

案例解析
8-2

某女性患者,已婚,29 岁。为方便观察,在进行子宫和附件 B 超时,医生说膀胱没有充盈,需增加膀胱内的尿量,于是护士要求患者去买瓶矿泉水迅速喝下。

具体任务:

1. 护士要求患者去买瓶矿泉水迅速喝下,请问依据是什么?

2. 为什么迅速喝下清水可以增加尿量?

尿的生成过程包括肾小球的滤过、肾小管和集合管的重吸收和分泌,因此凡是能影响这三个过程的因素均可调节尿的生成。影响肾小球滤过的因素在前文已述及,本节主要讨论肾小管和集合管的重吸收和分泌的调节作用,包括神经调节、体液调节和自身调节。

一、神经调节

支配肾的神经主要是交感神经。肾交感神经兴奋时释放去甲肾上腺素,引起肾血管收缩,减少肾血流量,肾小球毛细血管的血浆流量减少,肾小球滤过率降低;也可以刺激球旁细胞释放肾素,导致循环血液中的血管紧张素Ⅱ和醛固酮含量增加,增加肾小管对 NaCl 和水的重吸收;同时增加近曲小管和髓袢上皮细胞重吸收 Na^+、Cl^- 和水。人体剧烈运动时,交感神经兴奋,肾血管收缩,肾血流量减少,肾小球滤过率降低,引起少尿或无尿。

二、体液调节

(一)抗利尿激素

1.抗利尿激素的合成和释放部位 抗利尿激素(ADH)即血管升压素,是由 9 个氨基酸残基组成的小肽,由下丘脑的视上核和室旁核的神经元合成和分泌,经下丘脑垂体束运输到神经垂体储存,机体有需要时再释放入血。

2.抗利尿激素的作用 抗利尿激素能提高远曲小管和集合管上皮细胞对水的通透性,从而增加水的重吸收,使尿液浓缩,尿量减少。

3.抗利尿激素分泌的调节 影响抗利尿激素分泌的因素主要有血浆晶体渗透压、循环血量等。

(1)血浆晶体渗透压:当血浆晶体渗透压升高时,可刺激位于下丘脑视上核和室旁核附近的渗透压感受器并引起抗利尿激素的分泌。大量出汗、严重呕吐或腹泻等情况可引起血浆晶体渗透压升高,抗利尿激素分泌增多,使远曲小管和集合管对水的重吸收明显增加,尿液浓缩,尿量减少。

日常生活中,正常人一次饮用 1000 mL 清水后,约过 0.5 h,尿量就开始增加,到第 1 h 末,尿量可达最高值;随后尿量减少,2~3 h 后尿量恢复到原来水平。如果饮用的是生理盐水(0.9% NaCl 溶液),则排尿率不出现饮清水后那样的变化(图 8-15)。大量饮清水导致血浆晶体渗透压降低,引起渗透压感受器被抑制,抗利尿激素合成和释放减少,远曲小管和集合管对水的重吸收减少,尿量增多。这种大量饮清水后引起尿量增多的现象,称为水利尿。临床上可用它来检测肾的稀释能力。

护考提示
抗利尿激素的作用机制及分泌的调节。

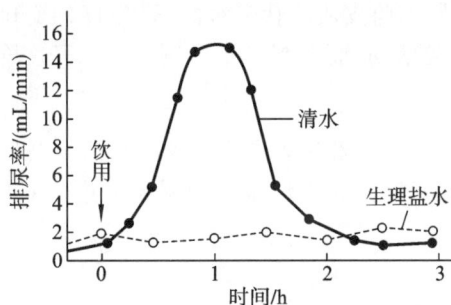

图 8-15 一次饮用 1 L 清水、1 L 生理盐水后的排尿率

(2)循环血量:左心房和胸腔大静脉有容量感受器。当大失血等循环血量减少时,对容量感受器的刺激减弱,反射性引起抗利尿激素释放增多,水的重吸收增多,尿量减少,以恢复循环血量;反之,大量输液后,循环血量增加,抗利尿激素释放减少,水的重吸收减少,尿量增多。

(3)动脉血压:动脉血压升高,可通过压力感受性反射抑制 ADH 释放,水的重吸收减少,尿生成增多。

此外,疼痛、应激性刺激、恶心等可刺激 ADH 释放增加,尿量减少。下丘脑病变导致 ADH 合成、释放不足,患者尿量明显增多,每日达 20 L 以上,称为尿崩症。尿崩症患者必须大量饮水才能维持生命。

(二)醛固酮

1.醛固酮的来源和作用 醛固酮由肾上腺皮质球状带细胞分泌。其作用主要是促进远曲小管和集

合管上皮细胞对 Na^+ 和水的重吸收以及 K^+ 的排出。所以,醛固酮具有保 Na^+、排 K^+ 和保水的作用,对保持体内 Na^+、K^+ 正常浓度,维持血容量的相对稳定具有重要作用。

2.醛固酮分泌的调节 醛固酮的分泌主要受肾素-血管紧张素-醛固酮系统(renin-angiotensin-aldosterone system,RAAS)和血 K^+、血 Na^+ 浓度的调节。

(1)肾素-血管紧张素-醛固酮系统:多种因素如肾血流量减少、小管液 Na^+ 量减少、交感神经兴奋等引起肾素的分泌。肾素能催化血浆中的血管紧张素原为十肽的血管紧张素Ⅰ,当血液流经肺时,血管紧张素Ⅰ又在血管紧张素转换酶的催化下生成八肽的血管紧张素Ⅱ,血管紧张素Ⅱ还可被氨基肽酶水解为七肽的血管紧张素Ⅲ。血管紧张素Ⅱ和Ⅲ均可刺激肾上腺皮质球状带合成和分泌醛固酮,使 Na^+、水重吸收增多,尿量减少,循环血量增加。由于肾素、血管紧张素和肾上腺分泌醛固酮之间存在密切的功能联系,因此常被称为肾素-血管紧张素-醛固酮系统(图 8-16)。

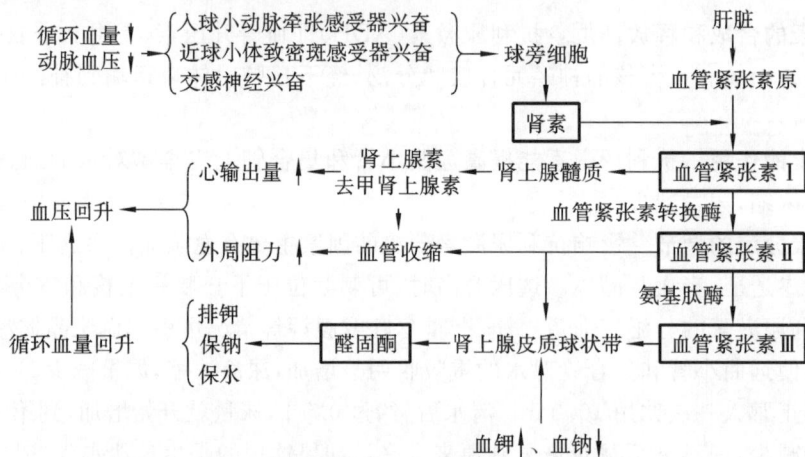

图 8-16 醛固酮分泌的调节及其作用示意图

注:方框表示肾素-血管紧张素-醛固酮系统。

(2)血 K^+、血 Na^+ 浓度:血 K^+ 浓度升高和(或)血 Na^+ 浓度降低,均可直接增加醛固酮的合成和分泌;反之,则使醛固酮分泌减少。肾上腺皮质球状带对血 K^+ 浓度的变化较血 Na^+ 更为敏感,血 K^+ 浓度升高 $0.5~mmol/L$,即可促进其分泌活动,而血 Na^+ 浓度则需更大程度降低才能引起同样的效应。

(三)心房钠尿肽

心房钠尿肽是心房肌合成的由 28 个氨基酸残基组成的激素。循环血量增多使心房扩张和 Na^+ 摄入过多时,均会刺激心房钠尿肽的释放。其生理作用是明显促进 NaCl 和水的排出,对水、盐代谢的调节起重要作用。

知识拓展

利尿药作用的生理学基础是什么?

1.增加肾小球滤过率 例如,氨茶碱通过增加心肌收缩能力,增加肾血流量和肾小球滤过率而利尿。因原尿量约 99% 被重吸收,所以这类药物利尿作用极弱。

2.抑制肾小管的重吸收 ①抑制 H^+-Na^+ 交换:乙酰唑胺可以使细胞内 H^+ 的生成减少,H^+-Na^+ 交换减弱,Na^+ 和 HCO_3^- 的重吸收减少,肾小管中渗透压增加,从而利尿。②抑制髓袢和远曲小管重吸收 NaCl,如呋塞米和利尿酸等,影响髓质高渗梯度的形成,起到强大的利尿作用。

3.抑制肾小管的分泌作用 例如,保钾利尿剂螺内酯能对抗醛固酮的保钠排钾作用,因而能排钠排水而利尿。

4.渗透性利尿 例如,甘露醇可被肾小球滤过又不被肾小管重吸收,提高了小管液的渗透压,水分随之大量排出从而利尿。

三、自身调节

(一)小管液中溶质的浓度

小管液中溶质所形成的渗透浓度,是对抗肾小管和集合管重吸收水的力量。若小管液中溶质浓度增大,渗透浓度随之升高,就会阻碍肾小管对水的重吸收,排出尿量增多,这种利尿现象称为渗透性利尿(osmotic diuresis),如糖尿病患者多尿并且尿中含有糖。临床上常用甘露醇或山梨醇等,以增加小管液中溶质浓度来提高小管液的渗透浓度,对抗水的重吸收,达到渗透性利尿的目的。

(二)球-管平衡

近端小管的重吸收率与肾小球滤过率之间存在着平衡的关系。肾小球滤过率增加时,滤液中 Na^+ 与水含量增加,近端小管对 Na^+ 和水重吸收率也相应增加;反之亦然。正常情况时无论肾小球滤过率增大还是减小,近曲小管呈定比重吸收(constant fraction reabsorption),该段小管重吸收率始终占肾小球滤过率的 $65\% \sim 70\%$,这种定比关系称为球-管平衡(glomerulo-tubular balance)。它使终尿量及溶质不致因肾小球滤过率的增减而出现大幅度波动。

第五节　尿液及其排放

一、尿液

(一)尿量

正常成人每昼夜的尿量为 $1.0 \sim 2.0$ L,平均 1.5 L。如果每昼夜的尿量长期多于 2.5 L,称为多尿;长期持续在 $0.1 \sim 0.5$ L 范围内,称为少尿;若少于 0.1 L,为无尿。多尿、少尿、无尿均属不正常现象。正常成人每天约产生 35 g 固体代谢产物,至少需 0.5 L 尿量才能将其溶解并排出。少尿或无尿会使代谢产物在体内堆积,多尿会使机体脱水,这些变化都会干扰甚至破坏内环境的相对稳定。

(二)尿的理化特性

尿中水分占 $95\% \sim 97\%$,固体物质只占 $3\% \sim 5\%$。固体物质以电解质和非蛋白含氮化合物为主。正常尿中的糖、蛋白质的含量极微,常规临床检验方法一般不能检出,若检出则为糖尿、蛋白尿。

1.颜色　正常情况下尿液呈淡黄色,当尿量减少而被浓缩时颜色变深,尿量多时颜色变浅。尿的颜色主要来自胆色素的代谢产物,并受一些药物和食物的影响。若服用维生素 B_2,尿呈黄色。在病理情况下,尿中含有较多红细胞时,尿呈淡红色,称血尿。

2.酸碱度　正常尿液一般呈弱酸性,pH 在 $5.0 \sim 7.0$ 之间,最大变动范围为 $4.5 \sim 8.0$。尿的酸碱度随食物的性质而异:荤素杂食者由于蛋白质分解产生的硫酸盐、磷酸盐随尿排出,尿呈酸性;素食者由于植物中的有机酸在体内氧化,酸性产物少,而碱排出相对较多,尿呈弱碱性。

3.尿的比重　尿的比重与尿量呈负相关关系,一般在 $1.015 \sim 1.025$ 之间,最大变动范围为 $1.001 \sim 1.035$。若尿比重长期在 1.010 以下,提示尿浓缩功能发生障碍。

二、尿的排放

尿的生成是个连续不断的过程,但是,膀胱的排尿是间歇进行的。尿液在膀胱内储存并达到一定量时,才能引起反射性排尿动作,将尿液经尿道排放至体外。

(一)膀胱和尿道的神经支配

膀胱逼尿肌和内括约肌受交感和副交感神经的双重支配,尿道还受阴部神经的支配(图 8-17)。

1.盆神经　由 $2 \sim 4$ 骶髓发出,其传出神经为副交感神经,可使膀胱逼尿肌收缩,尿道内括约肌舒

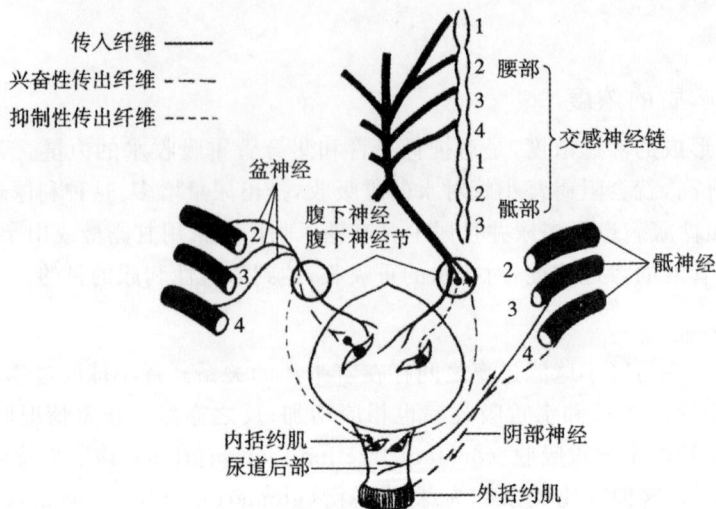

图 8-17　膀胱和尿道的神经支配

张,促进排尿。

2. 腹下神经　由腰髓发出,其传出神经为交感神经,可使膀胱逼尿肌松弛,尿道内括约肌收缩,阻止排尿。

3. 阴部神经　由骶髓发出的躯体神经,可使尿道外括约肌收缩,阻止排尿,受意识支配。

上述三种神经也含有传入纤维。盆神经中有传导膀胱充胀感觉的传入纤维,腹下神经中有传导膀胱痛觉的传入纤维,阴部神经含传导尿道感觉的传入纤维。

(二)排尿反射

当膀胱尿量充盈到 $400\sim500$ mL 时,膀胱壁的牵张感受器受到刺激而兴奋。冲动沿盆神经传入骶髓的初级排尿反射中枢,同时上传到达脑干和大脑皮质的高级排尿中枢,产生尿意。若环境条件不允许,大脑皮质抑制骶髓初级排尿中枢,使腹下神经兴奋,抑制尿的排出。在环境条件允许时,中枢发出排尿冲动沿盆神经传出,引起逼尿肌收缩、内括约肌松弛,尿液进入后尿道,刺激后尿道壁的感受器,冲动沿阴部神经再次传到脊髓排尿中枢,进一步加强其活动,同时通过皮质抑制阴部神经活动,使外括约肌开放,于是尿液被排出体外。这种正反馈过程,使排尿反射一再加强,直至尿液排尽。在排尿末期,尿道海绵体肌肉收缩,可将残留于尿道的尿液排出。此外,在排尿时,腹肌和膈肌的强力收缩也产生较高的腹内压,协助排尿。

储尿或排尿发生障碍时,都可出现排尿异常。婴幼儿大脑皮质对脊髓排尿中枢的控制能力尚未发育完善,因而排尿次数多,且易发生夜间遗尿现象。脊髓排尿中枢与大脑皮质高级中枢失去联系时,排尿不受意识控制,膀胱充盈到一定程度后,通过低级中枢引起反射性排尿,称为尿失禁。当患有膀胱炎或膀胱受到机械刺激时,可引起排尿次数过多,称为尿频。如果骶髓初级排尿中枢受损、反射弧遭到破坏,可致膀胱内尿液不能排出,称为尿潴留。

(陈改英)

直通护考在线答题

第九章 感觉器官

能力目标

1.掌握:感受器的一般生理特性;眼的调节;眼的折光异常;视网膜感光系统;外耳和中耳的传音功能;声音的传导途径。

2.熟悉:感受器、感觉器官、适应现象、简化眼、视力、视野的概念;内耳感音功能;前庭器官的组成及其功能。

3.了解:眼的结构;中耳和内耳的结构;前庭反应。

第一节 概　　述

人类通过感觉认识丰富多彩的客观世界,它是最简单的认识形式。例如,当菠萝作用于我们的感觉器官时,我们通过视觉可以反映它的颜色,通过味觉可以反映它的酸甜味,通过嗅觉可以反映它的清香气味,同时,通过触觉可以反映它的粗糙的凸起。各种感觉都是通过特定的感受器或感觉器官、传入神经和大脑皮层共同活动而产生的。

一、感受器和感觉器官

感受器(receptor)是指分布在体表或各种组织内部的专门感受机体内、外环境变化的结构。感受器的组成形式是多种多样的:有些感受器就是外周感觉神经末梢本身,如体表或组织内部与痛觉感受有关的游离神经末梢;有的感受器是裸露在神经末梢周围再包绕一些特殊的、由结缔组织构成的被膜样结构。但是对于一些与机体生存密切相关的感觉来说,体内存在一些结构和功能上都高度分化了的感受细胞,它们以类似突触的形式直接或单独同感觉神经末梢相联系,如视网膜中的视杆和视锥细胞是光感受细胞、耳蜗中的毛细胞是声波感受细胞等。

感觉器官(sense organ)除含感受器外,还包含一些有利于感受刺激的附属结构。高等动物中最重要的感觉器官,如眼、耳、前庭、鼻、舌等感觉器官,都分布在头部,称为特殊感觉器官。

二、感受器的一般生理特性

(一)适宜刺激

各种感受器有一个共同功能特点,就是它们各有自己最敏感、最容易接受的刺激形式。也就是说,用某种能量形式的刺激作用于某种感受器时,只需要极小的强度就能引起相应的感觉。这一刺激形式或种类,就称为该感受器的适宜刺激(adequate stimulus),如光波是视网膜光感受细胞的适宜刺激。

(二)换能作用

感受器具有转换能量形式的作用,可将作用于它们的各种刺激形式,转变成为相应的传入神经末梢的电反应或特殊的感受细胞的电反应。

(三)编码作用

感受器把刺激所包含的环境变化的信息转移到新的电信号系统即动作电位的序列之中,称为编码作用。因此,感受器将外界刺激转变成神经动作电位的同时,也实现了编码(coding)的作用,中枢就是根据这些电信号序列获得对外界的主观认识。

(四)适应现象

当恒定强度的刺激作用于感受器时,虽然刺激仍持续,但传入神经纤维的冲动频率随时间而下降,称为感受器适应(adaptation)现象。适应现象是所有感受器的一个功能特点,但其出现的快慢在不同感受器有很大的差别,通常可把它们区分为快适应感受器和慢适应感受器两类。触觉和嗅觉感受器属于快适应感受器,其意义在于很快适应环境,有利于接受新的刺激。肌梭、颈动脉窦压力感受器等属于慢适应感受器,有利于机体对姿势、血压等进行持久的调节。

第二节　视觉器官

导学案例 9-1

患者,男,18 岁,近来感觉视远物不清,前往眼科就医,测得视力 0.3,医生诊断为屈光性近视,建议戴凹透镜。

具体任务:

1.请解释患者为什么看远物时不清?

2.人眼视物时进行了哪些调节?

视觉(vision)是人类从外部世界获得信息最主要的途径。人体视觉器官主要由眼及其附属结构,如眼睑、泪腺、眼球外肌等构成。人眼的适宜刺激是波长为 380～760 nm 的电磁波,即可见光。

眼依其功能,可分为折光系统和感光系统。由角膜经房水、玻璃体直至视网膜的前部,都是一些透明而无血管分布的组织,它们构成了眼内的折光系统,使来自眼外的光线发生折射,最后成像在视网膜上。视网膜具有同神经组织类似的复杂结构,其中包含对光刺激高度敏感的视杆细胞和视锥细胞,能将外界光刺激所包含的视觉信息转变成为电信号,并在视网膜内进行初步处理,最后以视神经纤维的动作电位的形式传向大脑。右眼水平切面示意图如图 9-1 所示。

一、眼的折光系统及其调节

(一)眼的折光功能

人眼的折光系统是一个复杂的光学系统,包括四个折射率不同的折光体,分别为角膜、房水、晶状体和玻璃体。光线通过不同折光体发生多次折射,其中晶状体的折光能力最大,又能改变凸度的大小,在眼成像中起着最重要的作用。眼折光成像的原理与凸透镜的成像原理基本相似,为便于理解,通常用简化眼来说明折光系统的成像。

简化眼(reduced eye)又称简约眼或模型眼,是一个人工设定的单球面折光体,其光学参数与正常眼等值,前后径为 20 mm,折光指数为 1.333,节点(n)距角膜前表面 5 mm,后主焦点正好在简化眼的后极,相当于视网膜的位置。利用简化眼可以计算出不同远近的物体在视网膜上成像的大小,公式为物体

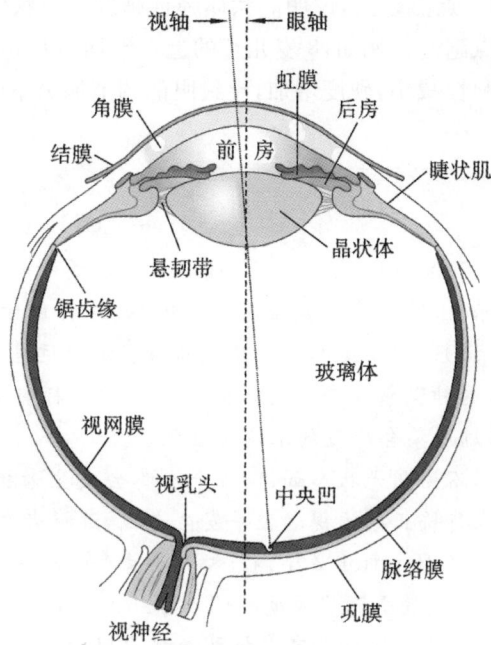

图 9-1　右眼水平切面示意图

大小/物距＝物像大小/像距(图 9-2)。

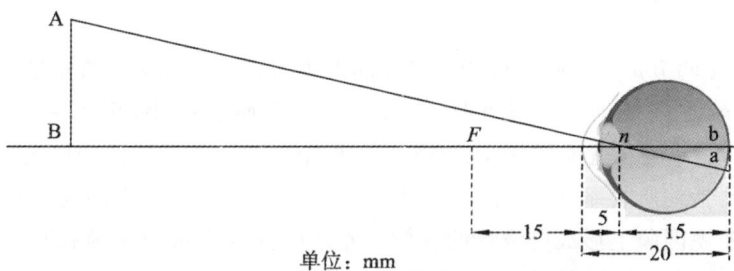

单位：mm

图 9-2　简化眼的视网膜物像形成示意图

(二)眼的调节

位于 6 m 以外的物体,由于其发出或反射的光线在到达眼的折光系统时已近于平行,正常人眼无须调节,即可在视网膜上成清晰的像。通常把眼在安静状态下所能看清物体的最远距离称为远点(far point)。随着物体的移近,物体发出的光线越来越辐散,将成像在视网膜之后,因而物像是模糊的,需人眼进行调节,使近处辐散的光线仍可在视网膜上成清晰的像。眼的调节包括以下三个方面。

1.晶状体调节　晶状体呈双凸透镜形,富有弹性,周边部位借睫状小带与睫状体相连,安静时处于扁平状态。人眼的调节即折光能力的改变,主要靠晶状体形状的改变来完成(图 9-3),这是一个神经反射过程。具体过程如下:远物的光线经其折射后成像在视网膜上,近物的光线折射后成像在视网膜后,视网膜上则成模糊的像,模糊物像信息传至视觉中枢,经神经反射使睫状肌收缩,睫状小带松弛,晶状体由于自身弹性回位而凸度加大,折光能力增强,物像前移落在视网膜上而形成清晰的像。晶状体对视近物的调节有一定限度,这取决于晶状体变凸的最大限度。

晶状体的弹性变形有一定限度,因此,眼视近物的调节能力也有一定限度。通常我们将眼做最大调节所能看清物体的

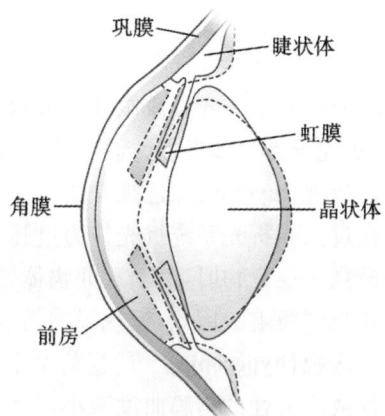

图 9-3　晶状体调节示意图

最近距离称为近点(near point)。近点越近,说明晶状体弹性越好。晶状体的弹性随人的年龄增加而逐渐减弱,年龄越大弹性越差,近点越远。例如,8 岁儿童的近点平均为 8.6 cm,而 60 岁时可增大到 80 cm 或者更远。老年人由于晶状体弹性减小,硬度增加,导致眼的调节能力下降,这种现象称为老视。

知识拓展

老 视

随着年龄增大,晶状体逐渐硬化,弹性减弱,睫状肌功能逐渐减低,从而引起眼调节功能逐渐下降。在 40～50 岁开始,出现阅读等近距离工作困难,这种由于年龄增长所致的生理性调节减弱称为老视(presbyopia)。老视者初期常感觉将目标放得远些才能看清,在光线不足时更为明显,随着年龄的增长,这种现象逐渐加重。为了看清近目标需要增加调节力度,常产生因睫状肌过度收缩和相应的过度集合所致的眼疲劳症状。

老视是一种生理现象,不论屈光状态如何,每个人都会发生老视。但是原有屈光状态将影响老视症状出现的迟早,未行矫正的远视者较早发生老视,近视者发生较晚。

调节力与年龄的关系(Hoffstetter 最小调节幅度公式)如下:

$$最小调节幅度=15-0.25×年龄$$

利用 Hoffstetter 最小调节幅度公式可以推算老视出现的时间和矫正所需的附加度数,一般规律是,正视眼在 45 岁左右约需+1.50 D 附加度数,50 岁左右约需+2.00 D,60 岁以上约需+3.00 D。老视矫正应用凸透镜,可选择单光眼镜、双光眼镜和渐变多焦点眼镜。

2.瞳孔调节 瞳孔调节是指人眼通过调节瞳孔的大小而调节进入眼内的光量。正常人眼的瞳孔直径可在 1.5～8.0 mm 之间变动。当视近物时,反射地引起瞳孔缩小,称为瞳孔调节反射(pupillary accommodationg reflex)或瞳孔近反射(near reflex of the pupil)。该反射活动也是由动眼神经中副交感神经纤维传出,使瞳孔括约肌收缩,瞳孔缩小,其生理意义为减少进入眼内的光线量和减少折光系统的球面像差和色像差,使视网膜上形成更清晰的物像。光线的强弱亦可引起瞳孔直径的变化,光线强,瞳孔缩小,光线弱,瞳孔放大。这种不同强弱的光照射瞳孔时,瞳孔的大小可随光线的强弱而改变的现象称为瞳孔对光反射(pupillary light reflex)。其意义如下:根据所视物体的明亮程度调节进入眼内的光线,以便可在光线弱时增加进入眼内的光线量,看清物体;光线强时避免过量的强光损伤视网膜。瞳孔对光反射具有双侧性,当光照射一侧瞳孔时,两侧瞳孔将同时收缩,又称为互感性对光反射(consensual light reflex)。

3.双眼球会聚 当双眼注视近物或者被视物由远移近时,可见两眼视轴向鼻侧聚拢,称为双眼球会聚(convergence)或视轴汇聚,这样可使物体成像于双侧视网膜的对称点上,从而产生清晰的视觉,避免复视。

(三)眼的折光异常

眼的折光系统异常或眼球的形状发生异常,使得平行光线不能聚焦于视网膜的现象称为屈光不正(或称折光异常),如近视、远视、散光等(图 9-4)。

1.近视(myopia) 近视是指看远物不清楚,只有当物体距眼较近时才能被看清。其发生是由眼的前后径过长或折光系统折光能力过强所致。视远物时,来自远物的平行光线聚焦在视网膜之前,所以视远物模糊。视近物时,由于近处物体发出的是辐散光线,故不需调节或只做较小幅度调节,就能使光线聚集在视网膜上。因此,近视眼的远点和近点都在移近。近视眼可用凹透镜加以矫正。

2.远视(hyperopia) 远视的发生是由眼球前后径过短或折光系统折光能力过弱造成,少数也有因先天性或后天性的角膜曲度减小,以致物像聚焦在静息眼视网膜之后,造成视物模糊。可在眼前加一凸透镜提高折光度以矫正。

3.散光(astigmatism) 散光多数是由角膜表面经线和纬线曲度不一致造成,也有因晶状体曲度异

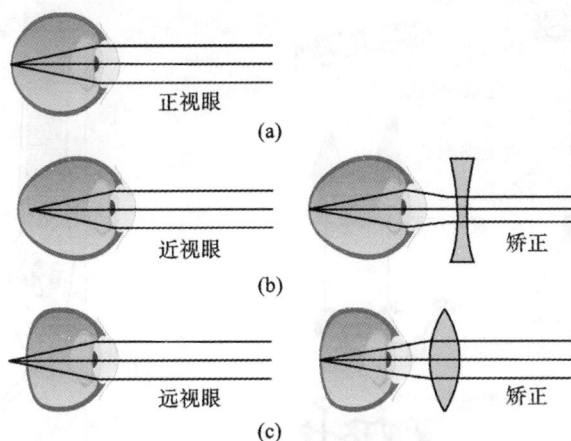

图 9-4 眼的折光异常及其矫正

常造成者。因此,来自不同平面的光聚焦距离有差异,即不能都聚焦于视网膜上,致使视物模糊而歪斜,通常可用柱面镜加以矫正。

三种折光异常的比较见表 9-1。

表 9-1 三种折光异常的比较

折光异常	产生原因	矫正方法
近视	眼球前后径过长或折光能力过强,物体成像于视网膜之前	戴凹透镜
远视	眼球前后径过短或折光能力过弱,物体成像于视网膜之后	戴凸透镜
散光	角膜经、纬线曲度不一致,不能在视网膜上清晰成像	戴柱面镜

二、眼的感光换能系统

(一)视网膜的结构特点

视网膜居于眼球壁的内层,是一层透明的神经组织膜,厚度只有 0.1~0.5 mm。经典组织学理论将视网膜分为十层,但按主要的细胞层次可简化为四层,即色素细胞层、感光细胞层、双极细胞层和神经节细胞层(图 9-5)。

①色素细胞层与脉络膜紧密相连,由色素上皮细胞组成,它们具有支持和营养光感受器细胞、遮光、散热以及再生和修复等作用。②感光细胞层专司感光,包括视锥细胞(cone cell)和视杆细胞(rod cell)(图9-6、表 9-2)。视网膜上视神经乳头处没有感光细胞分布,聚焦于此处的光线不能被感受,在视野中形成生理性盲点(blind spot)。人的视网膜上共有 1.1 亿~1.3 亿个视杆细胞,有 600 万~700 万个视锥细胞。视杆细胞主要在离中央凹较远的视网膜上,而视锥细胞则在中央凹处最多。③双极细胞层,有十到数百个视细胞通过双极细胞与一个神经节细胞相联系,负责联络作用。④神经节细胞层专管传导。视觉信息在视网膜上形成视觉神经冲动,沿视路将视觉信息传递到视中枢形成视觉,这样在我们的头脑中建立起图像。

表 9-2 视锥细胞和视杆细胞的比较

细胞	分布	特点	功能
视锥细胞	主要分布在视网膜的中央部,黄斑的中央凹最为密集	对光敏感性低,主要接受强光刺激,能辨色,分辨力强	昼光觉、色觉
视杆细胞	主要分布在视网膜的周边部	对光敏感性高,主要接受暗光刺激,不能辨色,分辨力弱	暗光觉

Note

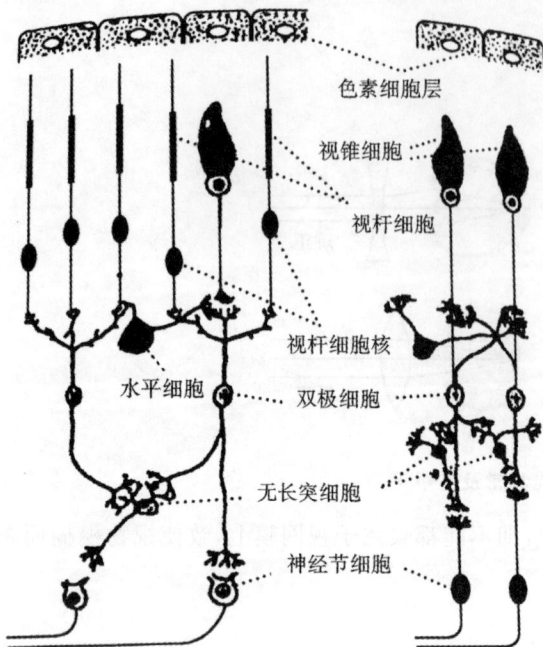

图 9-5　视网膜结构模式图

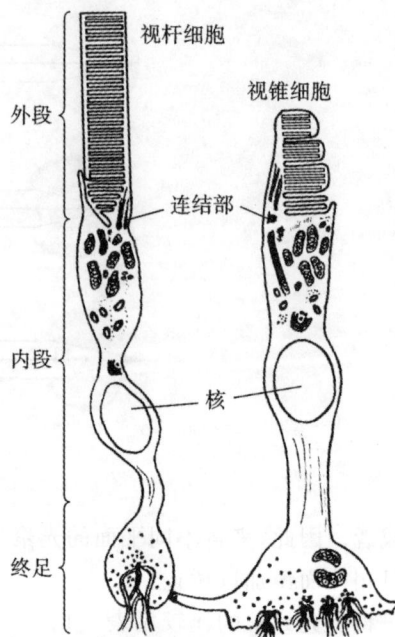

图 9-6　视锥细胞和视杆细胞模式图

(二)视网膜的两种感光换能系统

1. 视杆系统　由视杆细胞和与其相连的细胞构成。视杆细胞主要分布于视网膜周边,对光的敏感性较高,能在昏暗的环境中感受光刺激,但视物无色觉,只能区别明暗,精确度差,故该系统又称为暗视觉系统。

护考提示
视杆系统和视锥系统的功能特点;夜盲症的产生原因。

视杆细胞内的感光物质是视紫红质(rhodopsin)。视紫红质是一种结合蛋白,由一分子视蛋白、一分子视黄醛(11-顺视黄醛)的生色基团组成(图 9-7)。视黄醛由维生素 A 在酶的作用下氧化而成。视紫红质在光照时迅速分解为视蛋白和视黄醛,这是一个多阶段反应。人眼在暗处视物时,视紫红质既有分解,也有合成,这是暗视觉的基础。在暗处,其合成超过分解,视杆细胞中的视紫红质浓度较高,使视网膜对弱光的敏感性也增高。在亮处,视紫红质浓度较低。视紫红质在合成和分解的过程中,有一部分视黄醛被消耗,必须靠血液中的维生素 A 来补充,如果维生素 A 缺乏会影响人在暗处的视力,从而引起夜盲症(nyctalopia)。

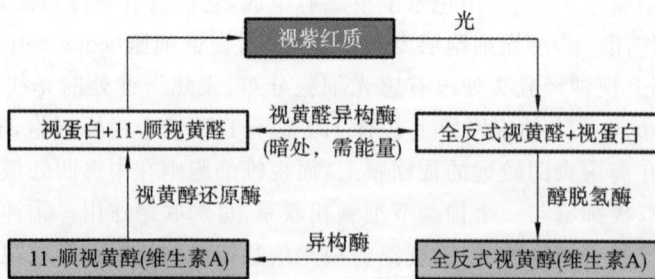

图 9-7　视紫红质的合成和分解

注:分解与合成过程中要消耗一部分视黄醛,靠血液循环中的维生素 A 补充,缺乏维生素 A 会导致夜盲症。

2. 视锥系统　由视锥细胞和与其相连的双极细胞和神经节细胞等构成。视锥细胞分布于视网膜中心部,越靠近中心越多,中央凹处高度密集。其对光的敏感性差,只有在类似白昼的条件下才能被刺激,但视物时可以辨别颜色,精确度高,故又称为明视觉系统。

视锥细胞的重要特点是它具有分辨颜色的能力,产生颜色视觉。正常人的视网膜可分辨波长在 380~760 nm 的 150 余种颜色,但主要是光谱上的红、橙、黄、绿、青、蓝、紫 7 种颜色。目前,色觉形成机制以三原色学说最受认可。三原色学说认为视锥细胞内存在三种感光色素,它们对相当于蓝光、绿光和红光的波长敏感。当光谱上波长介于这三者之间的光线作用于视网膜时,这些光线可对敏感波长与之相近的两种视锥细胞或感光色素起不同程度的刺激作用,于是在中枢引起介于此两种原色之间的其他颜色的感觉(图 9-8)。

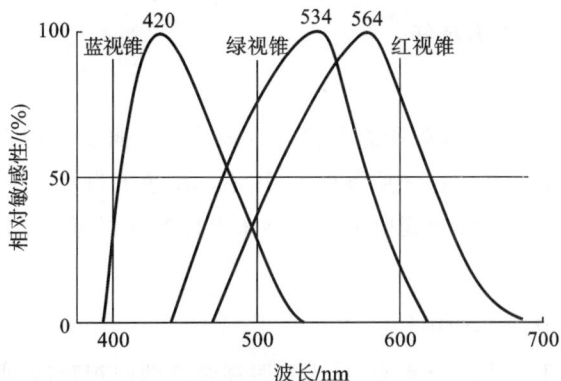

图 9-8 人视网膜中三种不同视锥细胞的光谱敏感性

知识拓展

维生素 A

维生素 A 的化学名为视黄醇,是最早被发现的维生素。维生素 A 有两种:一种是维生素 A 醇(retinol),是最初的维生素 A 形态(只存在于动物性食物中);另一种是胡萝卜素(carotene),在体内转变为维生素原 A(provitamin A,可从植物性及动物性食物中摄取)。

维生素 A 缺乏时,上皮干燥、增生及角化。维生素 A 促进生长发育,当它缺乏时生殖功能衰退,骨骼发育不良,生长发育受阻。到目前为止,维生素 A 与上皮角化及生长发育的关系尚不清楚。此外,维生素 A 是构成视觉细胞内感光物质的成分,维生素 A 缺乏时,对弱光敏感度降低,暗适应发生障碍,重症者产生夜盲。然而,动物实验显示,维生素 A 能干扰软骨细胞的代谢,影响硫酸软骨素的合成,还能使骨膜下骨质增多,使邻近骨松质的髓腔纤维化。大剂量维生素 A 能使小鼠骨骼破骨细胞增多,骨吸收增加,容易发生骨折,还能使骨生长板过早愈合。含丰富维生素 A 的食物有牛奶、奶油、鱼肝油、动物肝脏及某些含胡萝卜素的绿色蔬菜和水果。

色觉障碍有色盲和色弱两种情况,色盲又分全色盲和部分色盲。全色盲极为少见,大多为部分色盲,即不能分辨某些颜色。常见的有红绿色盲,即不辨红绿。色盲患者绝大多数与遗传有关,可能是某种色蛋白的合成障碍,从而缺乏某种视锥细胞的缘故,多见于男性,由遗传因素引起。色弱是指辨别某种颜色的能力较差,多由健康和营养等后天因素引起。

三、与视觉有关的其他生理现象

(一)暗适应(dark adaptation)

从明亮的地方突然进入暗处,最初对任何东西都看不清楚,经过一定时间后,视觉敏感度逐渐升高,在暗处的视觉逐渐恢复,这种现象称为暗适应。在亮处时由于强光的照射,视杆细胞的视紫红质大量分解,剩余量很少,到暗处后不足以引起对暗光的感受;而视锥细胞只感受强光不感受弱光,所以进入暗环境开始阶段什么也看不清。等待一定时间后视紫红质合成增加,于是在暗处的视力逐渐恢复。

(二)明适应(light adaptation)

从暗处突然进入亮处,最初只感到耀眼的光亮,看不清物体,需经一段时间后才恢复视觉,这种现象称为明适应。耀眼的光感是由于在暗处视杆细胞内蓄积大量视紫红质,进入亮处迅速分解,待视紫红质大量分解后,视锥细胞承担起感光任务,明适应完成。明适应的进程很快,通常在几秒内即可完成。

(三)视敏度(visual acuity)

视敏度即视力,指眼对物体细微结构的辨别能力,即分辨物体上两点间最小距离的能力。视力通常用视角的倒数来表示,视角是指物体上两点发出的光线入眼后,在节点相交所形成的夹角。眼能分辨的物体上两点构成的视角越小,视力越好。

(四)视野(visual field)

单眼固定不动正视前方一点时,该眼所能看到的范围即为视野。利用视野可绘出视野图。视野的大小可受所视物体颜色的影响。在同一光照条件下,用不同颜色的目标物测得的视野大小不一,白色视野最大,依次为黄色、蓝色、红色,而绿色视野最小。临床上检查视野可帮助诊断视网膜或视觉传导通路的病变。

(五)双眼视觉(binocular vision)

人视物体时两眼视野差不多大部分重叠,称为双眼视觉。两眼视物时,两侧视网膜上各形成一个完整的物像,不同视网膜部分的物像又各循自己特有的神经通路传向中枢,但正常时人主观感觉上只产生一个物体的感觉。两眼视物只产生一个视觉形象的前提条件是由物体同一部位来的光线,应成像在两侧视网膜的对称点上。双眼视觉可使视觉系统有可能感知物体的厚度,从而形成立体感,称为立体视觉。

第三节　听觉器官

听觉由耳、听神经和听觉中枢活动共同完成。耳是人体的听觉器官,由外耳、中耳构成的传音系统和内耳耳蜗的感音系统组成。位于耳蜗的毛细胞是耳的听觉感受器,起着感声换能的作用。人耳的适宜刺激是 $20\sim20000$ Hz 的声波振动。对于每一种频率的声波,人耳都有一个刚能引起听觉的最小强度,称为听阈。在听阈以上继续增加强度,听觉的感受也相应增强,当强度增加到某一限度时,将引起鼓膜的疼痛感觉,这一限度称为最大可听阈(图 9-9)。人耳最敏感的声波频率在 $1000\sim3000$ Hz 之间,人的语言频率主要分布在 $300\sim3000$ Hz 范围内。

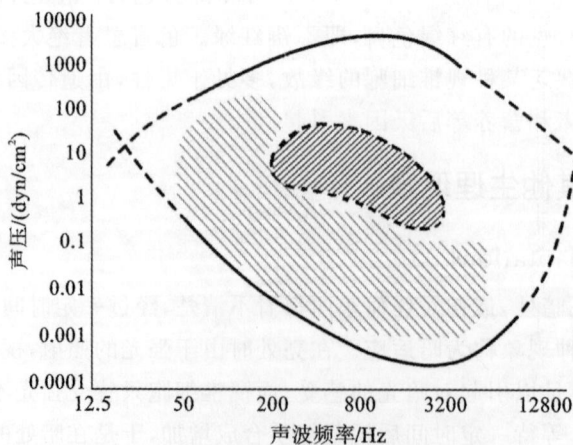

图 9-9　听觉范围示意图

噪 声 污 染

通常认为凡是人们不需要的声音或无价值的声音,统称为噪声。噪声污染是指所产生的环境噪声超过国家规定的环境噪声排放标准,并干扰他人正常工作、学习和生活的现象。噪声污染是一种环境污染,世界各国都很重视噪声问题,将噪声污染列为仅次于大气污染和水污染的第三大公害。早在公元前 7 世纪,人就懂得了噪声使人感到不舒服,逐渐地人们还知道了强烈的噪声会损害人的身体,甚至引起死亡。城市环境噪声主要来自交通噪声和工业噪声。

适宜的生活环境噪声不应超过 45 分贝,不应低于 15 分贝。噪声超过 50 分贝时,便会影响正常的生活;70 分贝以上时,可导致心烦意乱、精神不集中;长期接触 85 分贝以上的噪声,人的听力会减退。试验表明,噪声超过 115 分贝时,大脑皮层的功能便严重衰退,超过 115 分贝的噪声还会造成耳聋。据临床医学统计,若在 80 分贝以上噪声环境中生活,造成耳聋者可达 50%。医学专家研究认为,家庭噪声是造成儿童聋哑的病因之一。噪声达到 165 分贝,动物死亡;噪声超过 175 分贝,人也会丧命。

一、耳的传音系统

(一)外耳的功能

外耳由耳廓和外耳道组成(图 9-10)。耳廓的主要作用是聚集声波,且根据转动头的位置两耳声音强弱的轻微变化,可以判断声源的位置。

外耳道是声波传导的通道,一端开口于耳廓,一端终止于鼓膜。具有类似共鸣腔的作用,声音由外耳道传到鼓膜时,其强度可以增强约 10 倍。

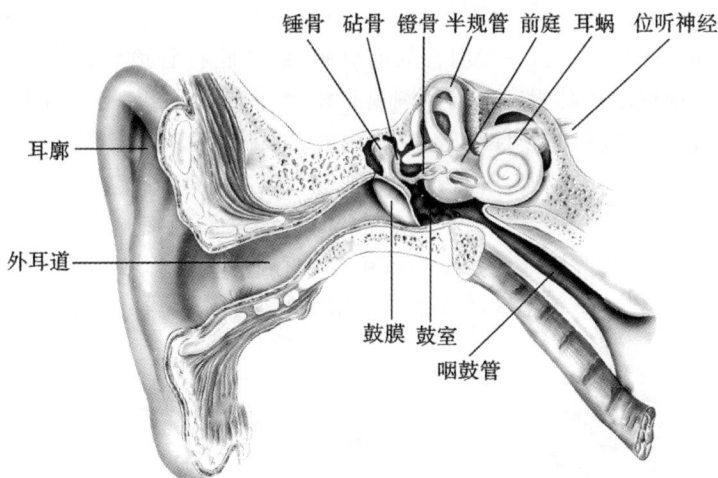

图 9-10　外耳和中耳结构图

(二)中耳的功能

中耳包括鼓膜、听骨链、鼓室和咽鼓管等主要结构(图 9-10)。中耳的主要功能是将空气中的声波振动高效地传递到内耳淋巴液,其中鼓膜和听骨链在声波传递过程中起重要作用。

1. 鼓膜　鼓膜呈椭圆形,厚约 0.1 mm,为一个顶点朝向中耳的略呈漏斗形的膜。鼓膜没有自身固有的振动频率,具有较好的频率响应和较小的失真度,因此能将声音如实地传至内耳。

2. 听骨链　听骨链由锤骨、砧骨及镫骨依次连接而成。锤骨柄附着于鼓膜,镫骨底与卵圆窗膜相贴,砧骨居中。三块听小骨形成一个固定角度的杠杆,锤骨柄为长臂,砧骨长突为短臂,杠杆的支点刚好在听骨链的重心上,因此在声波传递过程中效率最高。

声波由鼓膜经听骨链到达卵圆窗膜时,其声压增强,而振幅略有减小。这就是中耳的增压效应。增压效应具有重要意义。如果没有中耳的增压效应,那么当声波从空气传入耳蜗内淋巴液的液面时,约有99.9%的声能将被反射回空气中,仅约0.1%的声能可透射入淋巴液,由此造成声能的巨大损失。

3.咽鼓管 咽鼓管是连接鼓室与鼻咽腔之间的通道,其在鼻咽部的开口平时处于闭合状态,当吞咽或打哈欠时开放。咽鼓管开放时,可使鼓室内气体与鼻咽腔内气体相通,使鼓室气体与大气压平衡。因此其主要功能是维持鼓膜两侧气压的平衡,从而使鼓膜处于正常状态,进而保持听骨链的正常增压作用。当人们乘坐飞机或潜水时,如果咽鼓管不及时开放,可因咽鼓管两侧出现巨大的压力差而引起鼓膜剧烈疼痛,严重者可造成鼓膜破裂。

(三)声波的传导途径

声波传入内耳,有两条途径,即气传导和骨传导,以气传导为主。

1.气传导(air conduction) 声波的振动被耳廓收集,通过外耳道达鼓膜,引起鼓膜振动,再经过听骨链和卵圆窗膜传入耳蜗,这种途径称气传导,是声波传导的主要途径。

2.骨传导(bone conduction) 声波直接引起颅骨的振动,再引起耳蜗内淋巴液的振动,称为骨传导。正常情况下,骨传导的效能远低于气传导。

临床上可通过检查气传导和骨传导受损情况判断听觉异常的产生部位和原因。气传导明显受损,而骨传导不受影响或甚至相对增强,多是由鼓膜或中耳病变引起,称为传音性耳聋。气传导和骨传导同样受损,多由耳蜗病变引起,称为感音性耳聋。

二、耳的感音系统

内耳又称为迷路,在功能上可分为耳蜗和前庭器官两个部分。耳蜗是听觉的感音系统,前庭器官与平衡感觉有关。

(一)耳蜗的结构特点

耳蜗形似蜗牛壳,由一条骨质的管道围绕一个骨轴盘旋2.5~2.75周而成。在耳蜗管的横断面上可见两个分段膜,一为横行的基底膜,一为斜行的前庭膜,此两膜将管道分为三个腔,分别称为前庭阶、鼓阶和蜗管(图9-11)。前庭阶在耳蜗底部与卵圆窗膜相接,内充外淋巴,鼓阶在耳蜗底部与卵圆窗膜相接,也充满外淋巴。蜗管是螺旋形的膜性盲管,充满内淋巴。内淋巴与外淋巴不相通。在基底膜上有听觉感受器,称为螺旋器或柯蒂器。螺旋器由内、外毛细胞及支持细胞等组成,在蜗管的近蜗轴侧有一行纵向排列的内毛细胞,约3500个,靠外侧有3~5行纵向排列的外毛细胞,约16000个。每个毛细胞顶部都有上百排列整齐的纤毛,称为听毛。外毛细胞中一些较长的纤毛埋植于盖膜的胶状质中。听毛上方是盖膜,盖膜悬浮于内淋巴中。毛细胞的底部有丰富的听觉神经末梢分布。

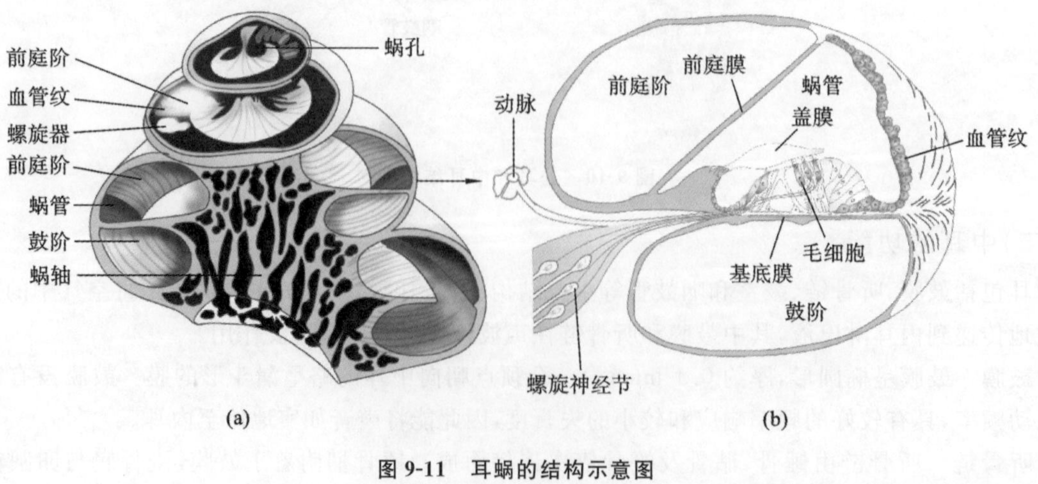

图9-11 耳蜗的结构示意图

注:(a)纵面观;(b)耳蜗管的横断面观。

（二）耳蜗的感音换能作用

1. 基底膜的振动和行波理论　　当声波振动通过听骨链到达前庭窗时，压力变化立即传给前庭阶的外淋巴，再依次传至前庭膜、蜗管内淋巴，继而基底膜振动，基底膜上的毛细胞受到刺激而引起生物电活动。进一步的观察表明，基底膜的振动是以所谓行波（traveling wave）的方式进行的，即振动最先发生在靠近前庭窗处的基底膜，随后以行波的方式沿基底膜向蜗顶部传播。声波频率不同，行波传播距离和最大振幅出现的部位也不同。声波频率越高，行波传播越近，最大振幅出现的部位越靠近蜗底；相反，声波频率越低，行波传播越远，最大振幅出现的部位越靠近蜗顶，即耳蜗的底部感受高频声波，耳蜗的顶部感受低频声波（图 9-12）。

2. 耳蜗的感音换能机制　　基底膜发生振动后，基底膜螺旋器上的毛细胞与盖膜的相对位置发生变化，使毛细胞上的听毛弯曲或偏转，而发生电位变化，称为耳蜗微音器电位（cochlear microphonic potential，CMP）。耳蜗微音器电位是耳蜗螺旋器的多个毛细胞在接受声波刺激时产生的复合型电位，波形和频率与作用于耳蜗的声波振动的波形和频率完全一致，是一种局部电位，可诱发听神经纤维产生动作电位。毛细胞听毛的弯曲是耳蜗中由机械能转变为生物电能的开始。

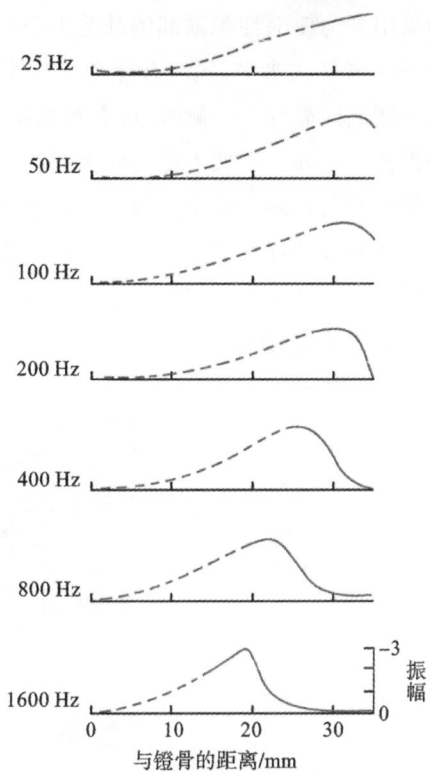

图 9-12　行波理论示意图

第四节　前庭器官

　　小刘，男，5 岁，随父母坐车去姥姥家，开车不久，感觉上腹部不适，恶心、面色苍白、出冷汗，继而呕吐。

　　具体任务：

　　1. 患儿最可能得了什么病？

　　2. 请用生理学知识解释患病的原因。

内耳的前庭器官（vestibular apparatus）包括椭圆囊、球囊和三个半规管，是人体对自身运动状态和头在空间位置的感受器，在保持身体的平衡中起重要作用。前庭器官的感受细胞为毛细胞。

一、前庭器官的功能

（一）前庭器官的感受细胞

前庭器官中的毛细胞有两种纤毛，其中一条最长，位于细胞顶部一侧的边缘处，称为动纤毛；其余的毛较短为静纤毛，数量较多，每个细胞有 40～200 条。当动纤毛和静纤毛都处于自然状态时，细胞膜内外存在着约 -80 mV 的静息电位，同时在与此毛细胞相接触的神经纤维上有中等频率的持续放电；此

案例解析 9-2

时如果用外力使毛细胞顶部的纤毛由静纤毛所在一侧倒向动纤毛一侧,可看到细胞的静息电位去极化到约−60 mV 的水平,同时有神经纤维冲动发放频率的增加;与此相反,当外力使纤毛弯曲的方向由动纤毛一侧倒向静纤毛一侧时,可看到细胞静息电位向超极化的方向转变,而神经纤维上的冲动发放频率也变得比纤毛处于自然不受力状态时为小。这是迷路器官中所有毛细胞感受外界刺激时的一般规律,其换能机制与耳蜗毛细胞类似。在正常条件下,由于各前庭器官中毛细胞所在位置和附属结构的不同,不同形式的运动都能以特定的方式改变毛细胞纤毛的倒向,使相应的神经纤维的冲动发放频率改变,把机体运动状态和头在空间位置的信息传送到中枢,引起特殊的运动觉和位置觉,出现各种躯体和内脏功能的反射性改变(图 9-13)。

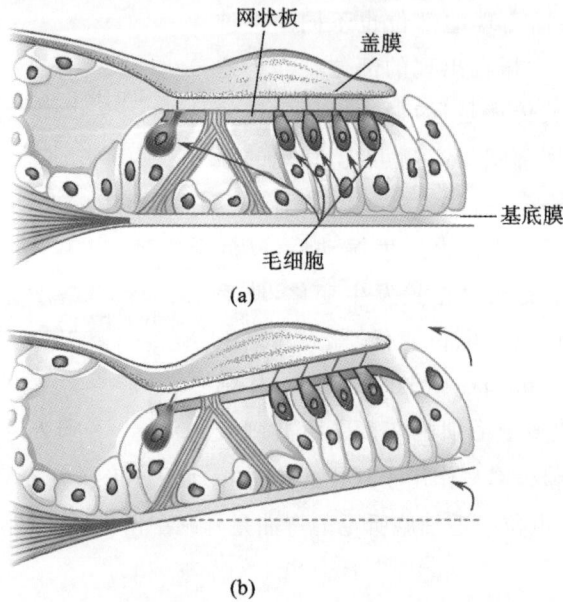

图 9-13　前庭器官中毛细胞纤毛受力侧弯时对静息电位和神经冲动频率的影响

(二)前庭器官的适宜刺激和生理功能

人体两侧内耳各有三个互相垂直的半规管,分别代表空间的三个方向。三个半规管的形状大致相同,每个半规管约占 2/3 个圆周,一端有一个相对膨大的壶腹。壶腹内有壶腹嵴,它的位置和半规管的轴垂直;壶腹嵴是旋转变速运动的感受器。在壶腹嵴中有一排毛细胞面对管腔,而毛细胞顶部的纤毛又都埋植在一种胶质性的圆顶形终帽之中。毛细胞上动纤毛和静纤毛的相对位置是固定的,例如,在水平半规管内,当充满管腔的内淋巴由管腔向壶腹的方向移动时,正好能使壶腹中毛细胞顶部的静纤毛向动纤毛一侧弯曲,于是引起该侧壶腹的传入神经向中枢发放大量的神经冲动。当人体直立并绕身体纵轴旋转时,水平半规管受到的刺激最大;当头部以冠状轴为轴心进行旋转时,前半规管和后半规管受到的刺激最大。

椭圆囊和球囊都是膜质的小囊,充满内淋巴,囊内各有一个囊斑,毛细胞存在于囊斑结构中,其纤毛则埋植在一种称为耳石膜的结构内(图 9-14)。椭圆囊和球囊的适宜刺激分别是直线变速运动和头部位置的改变。当人体在水平方向以任意角度做直线变速运动时,由于耳石膜的惯性,囊斑上有一些毛细胞由于它们的静纤毛和动纤毛的独特方位,正好能发生静纤毛向动纤毛侧的最大弯曲,由此引起的某些特定的传入神经纤维的冲动发放增加,引起机体产生进行着某个方向的直线变速的感觉。由于不同毛细胞纤毛排列的方向不同,当头的位置发生变化或囊斑受到不同方向的重力及变速运动刺激时,有的毛细胞发生兴奋,有的发生抑制。不同毛细胞综合作用的结果,可使机体在各种姿势和运动状况下保持身体的平衡。

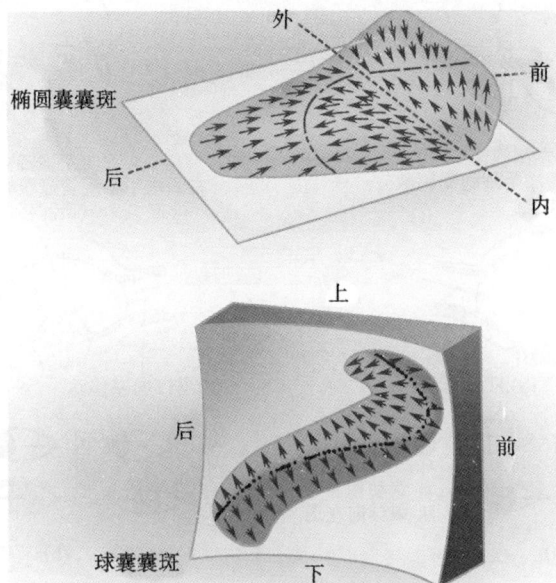

图 9-14 囊斑结构示意图

二、前庭反应和眼震颤

前庭器官受到刺激而兴奋时，其传入冲动到达相关的神经中枢，不但能引起一定的位置觉、运动觉，还能引起各种不同的骨骼肌和内脏功能的改变，我们将这种现象统称为前庭反应。例如，人乘车而车突然加速时，会有背肌紧张加强而后仰的现象，车突然减速时则情况相反；当电梯突然上升时，肢体伸肌抑制而屈曲，产生两腿"发软"的感觉；下降时伸肌紧张加强而伸直，产生两腿"发硬"的感觉。这些均是前庭器官的姿势反射，是为了维持一定的姿势和身体的平衡。

当前庭器官受到强度过大、时间过长的刺激或者前庭器官功能过敏时，常会引起自主神经功能失常，导致心率加速、血压下降、恶心、眩晕、呕吐等现象，称为前庭自主神经反应，严重时可导致晕车、晕船等。

眼震颤是躯体旋转运动时出现的眼球不自主的节律运动，其生理意义在于当头部运动时，人可以保持清晰的视力。常被用来判断前庭功能是否正常。眼震颤主要由半规管的刺激引起，且眼震颤的方向也由于受刺激半规管的不同而不同。水平半规管受刺激时，引起水平方向的眼震颤；前半规管受刺激时，引起垂直方向的眼震颤；后半规管受刺激时，引起旋转性眼震颤。我们以最为常见的水平方向眼震颤为例说明眼震颤的具体情况：人体头部前倾 30°，进行水平方向旋转，当旋转开始时，如果是向左侧旋转，则是左侧壶腹嵴的毛细胞受刺激增强，右侧正好相反，这时出现两侧眼球缓慢向右侧移动，称为慢动相；当慢动相使眼球移动到两眼裂右侧端而不能再移动时，又突然返回到眼裂正中，称为快动相；眼震颤就是先出现慢动相再出现快动相，反复不已（图 9-15）。眼震颤的时间过长或过短，说明前庭器官功能有过敏或减弱的可能。

Note

头前倾30°

头部开始向左侧旋转
左侧水平半规管壶腹嵴毛细胞受刺激
(顶部移位)

头部向左旋转突然停止
右侧水平半规管壶腹嵴毛细胞受刺激
(顶部移位)

内淋巴向右移动

内淋巴向左移动

(右眼外直肌) + 内直肌 (左眼外直肌) 慢动相 眼球向右移

快动相 眼球向左退

(右眼外直肌) + 内直肌 (左眼外直肌) 慢动相 眼球向左移

快动相 眼球向右退

(a)

(b)

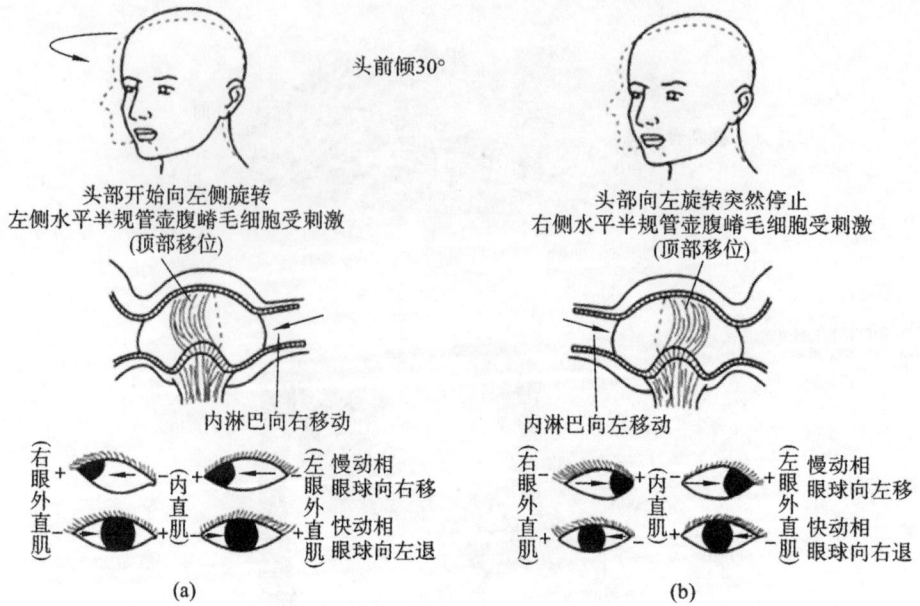

图 9-15　眼震颤时相示意图

（李安娜）

直通护考在线答题

第十章 神经系统

能力目标

1.掌握:突触的概念;经典突触的结构和传递过程;神经递质的概念;中枢兴奋传递的特征;特异投射系统与非特异投射系统;内脏痛与牵涉痛;牵张反射的概念及分类;小脑的运动调节功能;大脑皮层的运动区;自主神经系统的功能及递质与受体。

2.熟悉:神经元的基本结构和功能;神经纤维的功能;神经纤维传导兴奋的特征;兴奋性突触后电位和抑制性突触后电位的产生机制;受体的概念;大脑皮层的感觉代表区;运动单位的概念;脊休克的概念;去大脑僵直的概念;自主神经系统的功能特征;条件反射的概念与意义;脑电图波形与意义;睡眠的时相。

3.了解:神经元的分类;影响神经纤维传导速度的因素;中枢神经元的联系方式;脊髓的感觉传导功能;基底核对运动的调节功能;运动的传出通路;自主神经的结构特点;内脏活动的中枢调节;学习与记忆。

4.会用本章知识解释临床上神经系统疾病临床表现及体征。

神经系统(nervous system)是人体结构和功能最复杂的系统,对机体生理功能调节起主导作用。神经系统在形态和功能上是一个整体,可分为中枢部和周围部。中枢部包括脑和脊髓,含有绝大多数神经元的胞体,具有接受和整合信息的功能,也称中枢神经系统(central nervous system,CNS)。周围部包括脑神经、脊神经、内脏神经,主要由感觉神经元和运动神经元的轴突组成,具有传导信息的功能,又称为周围神经系统(peripheral nervous system,PNS)。本章主要介绍中枢神经系统的生理功能。

第一节 神经元及反射活动的一般规律

导学案例10-1

患者,女,70岁,全身肌紧张增高,随意运动减少,动作缓慢,面部表情呆板,常出现静止性震颤。查体:T 36.7 ℃,R 12次/分,P 100次/分,BP 140/90 mmHg,临床诊断为帕金森病。

具体任务:

1.请问患者病变主要部位在哪里?

2.解释患者发病原因。

一、神经元和神经纤维

神经细胞又称神经元(neuron),是神经系统结构和功能的基本单位。在人类的神经系统中,大约有

1000亿个形态各异且功能多样的神经元,大多数神经元与脊髓运动神经元相似。

(一)神经元的基本结构、功能及分类

如图10-1所示,神经元由胞体和突起两个部分构成。胞体是神经细胞代谢和营养的中心。突起分为树突和轴突。一般树突较短,有多个;轴突细而长,通常只有一个。胞体发出轴突的部位称为轴丘。轴突的起始部位称始段。轴突离开胞体后外面包有髓鞘或神经膜,构成神经纤维(nerve fiber)。轴突的末端有许多分支称为神经末梢。每个神经末梢膨大的部分称为突触小体。其与另一神经元或效应器相接触形成突触。

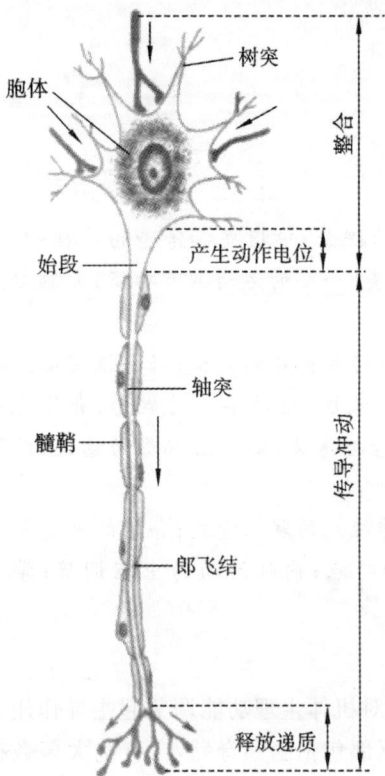

图10-1 运动神经元结构与功能示意图

神经元的主要功能是接受刺激和传递信息。神经元的胞体和树突是接受刺激、整合信息、发出指令的部位,兴奋(动作电位)产生于轴突始段,沿着神经纤维向末端传导,经突触将信息传递给另一个神经元或效应器。

神经元的类型很多,按功能不同可分为三类:①传入神经元,将内、外环境的各种刺激传入中枢部,也称感觉神经元;②传出神经元,将指令自中枢部传向身体各部,支配躯体或内脏活动,也称运动神经元;③中间神经元,指传入神经元和传出神经元之间的中枢部神经元,此类神经元数量很大,负责信息的储存、整合、分析,也称联络神经元。

(二)神经纤维

神经纤维的主要功能是传导兴奋。通常把在神经纤维上传导的兴奋即动作电位称为神经冲动(nerve impulse)。

1.影响神经纤维传导速度的因素 神经纤维的传导速度受纤维直径的粗细、髓鞘的有无、温度的高低以及动物的种属等因素影响。通常直径较粗的、有髓鞘的神经纤维传导速度快,反之较慢。研究表明,在$29\sim38$ ℃之间,温度每上升1 ℃,神经传导速度约增加5%。因为温度升高可加快Na^+的迁移;而温度降低时传导速度减慢,当温度降至0 ℃以下时,神经传导将发生阻滞,这是低温麻醉的依据。临床在肌电图检查中,常通过测定感觉神经或运动神经的传导速度来诊断周围神经性疾病和评估神经损伤的程度及预后。

2.神经纤维传导兴奋的特征

(1)完整性:兴奋在神经纤维上的传导,首先要求神经纤维在结构和功能两方面都保持完整。当神经纤维受到损伤、被切断或局部应用麻醉药物时,兴奋传导均会受阻。

(2)绝缘性:在一条神经干中有许多条神经纤维,但每条纤维传导兴奋时基本互不干扰,表现出相互绝缘的特性,其主要原因是细胞外液对电流的短路作用。

(3)双向性:人为刺激神经纤维上的任何一点,引起的兴奋可沿纤维向两端同时传导。

(4)相对不疲劳性:实验中,神经纤维可连续接受数小时乃至十几小时的电刺激而始终保持传导兴奋的能力。

二、神经元之间的信息传递

神经调节的基本方式是反射,反射的结构基础是反射弧,构成反射弧的各部分之间都通过突触(synapse)传递信息,突触是指神经元之间发生接触并传递信息的部位。传出神经元与效应器细胞之间的突触也称为接头,如神经-肌肉接头。

(一)突触的结构

如图10-2所示,一个经典的化学性突触由突触前膜、突触间隙和突触后膜三个部分组成。突触前

膜为突触前神经元的轴突末梢膜,即突触小体膜,在突触小体的轴浆内,有富含神经递质的囊泡(突触小泡)及线粒体。与突触前膜相对的另一个神经元的胞体或突起的膜称为突触后膜,在突触后膜上分布着能与神经递质结合的受体及离子通道。两膜之间为突触间隙,长为 20～40 nm,充满细胞外液。

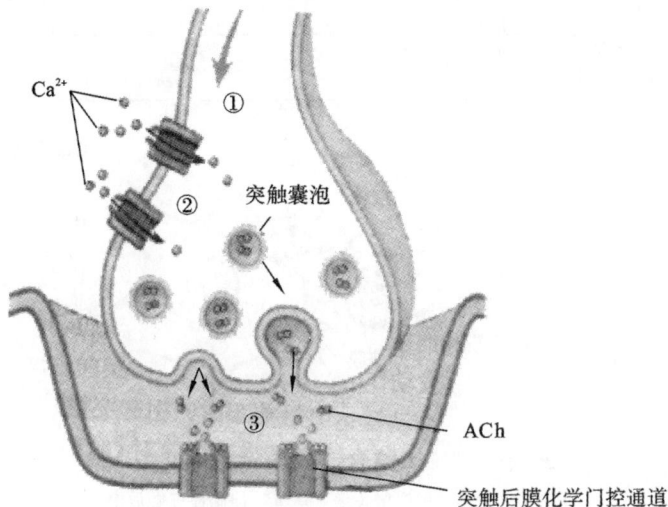

图 10-2 经典化学性突触结构示意图

(二)突触传递的基本过程和机制

突触前神经元的活动经突触引起突触后神经元活动发生改变的过程称为突触传递。其传递的基本过程如下:当神经冲动传导到轴突末梢时,突触前膜去极化,使电压门控 Ca^{2+} 通道开放,Ca^{2+} 内流入突触小体;Ca^{2+} 浓度的升高促使囊泡出胞,将神经递质释放到突触间隙;递质在突触间隙扩散并与突触后膜上的特异性受体结合,导致后膜上某些离子通道的开放,某些带电离子进出突触后膜,使后膜产生去极化或超极化的膜电位改变,产生兴奋性或抑制性突触后电位,从而引起突触后神经元活动发生改变。

1. 兴奋性突触后电位(excitatory postsynaptic potential,EPSP) 突触后膜在兴奋性递质的作用下发生去极化,使突触后神经元的兴奋性升高,这种电位变化称为兴奋性突触后电位。EPSP 的形成机制是突触前膜释放兴奋性递质(如 ACh),该递质与后膜上的特异性受体结合后,主要提高后膜对 Na^+ 的通透性,Na^+ 内流导致突触后膜去极化(图 10-3)。这种电位变化达到阈电位水平时,便可激发突触后神经元爆发动作电位,产生兴奋效应;若未达到阈电位,则表现为易化。

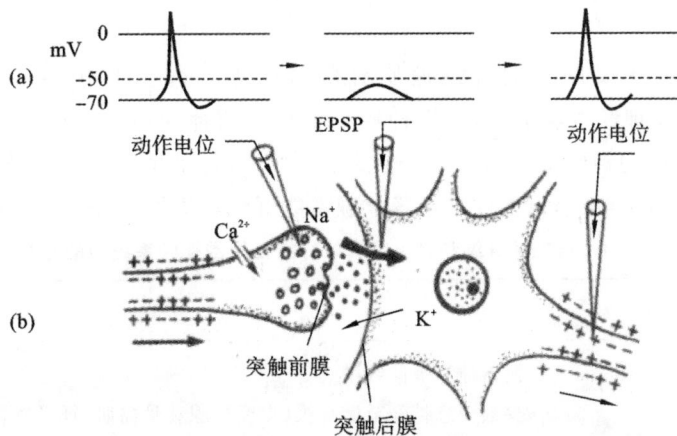

图 10-3 兴奋性突触后电位产生机制示意图

注:(a)电位变化;(b)突触传递。EPSP:兴奋性突触后电位。

2. 抑制性突触后电位(inhibitory postsynaptic potential,IPSP) 突触后膜在抑制性递质的作用下发生超极化,使突触后神经元的兴奋性下降,这种电位变化称为抑制性突触后电位。IPSP 的形成机制是突触前膜释放抑制性递质（如 γ-氨基丁酸），该递质与后膜上的特异性受体结合后，将主要提高后膜对 Cl^- 的通透性，Cl^- 内流导致突触后膜超极化（图 10-4）。这种电位变化降低了突触后神经元的兴奋性，使之不易产生动作电位，表现为抑制效应。

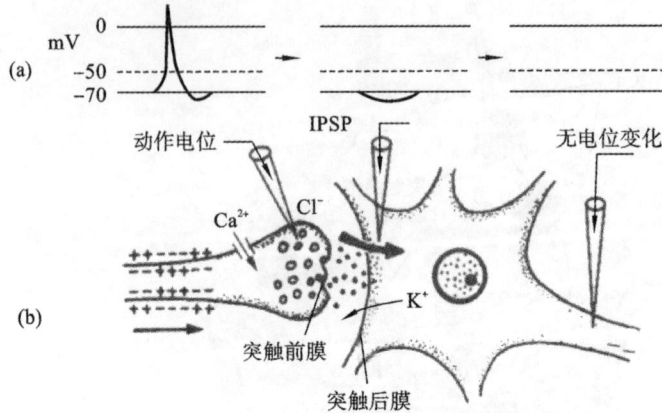

图 10-4 抑制性突触后电位产生机制示意图
注：(a)电位变化；(b)突触传递。IPSP：抑制性突触后电位。

在中枢神经系统中，由于一个神经元常与多个神经元的末梢构成突触，兴奋传递中产生的突触后电位既有 EPSP，也有 IPSP。那么，突触后神经元是表现兴奋还是抑制？这主要取决于在突触后神经元胞体上同时产生的 EPSP 和 IPSP 的代数和。

（三）递质与受体

神经元之间的化学性突触传递，均以神经递质为信息传递的媒介物，是电-化学-电的传递过程。因此，神经递质和受体是化学性突触传递最重要的物质基础。

1. 神经递质(neurotransmitter) 神经递质是指在化学性突触传递中传递信息的特定化学物质，简称递质。一般认为，经典的递质基本符合以下几个条件：①突触前神经元能合成该递质；②递质储存于囊泡内，当神经冲动抵达末梢时，囊泡出胞将递质释放入突触间隙；③递质在突触间隙扩散，与特异性受体结合而产生生理效应；④递质消除的方式有酶促降解和被突触前膜重摄取等；⑤有特异性的受体激动剂和拮抗剂，能模拟或阻断该递质的生理效应。

在神经系统中，目前已知的神经递质有 100 多种，根据它们存在部位的不同，分为外周神经递质和中枢神经递质两大类。

(1)外周神经递质：主要的外周神经递质有乙酰胆碱（acetylcholine，ACh）和去甲肾上腺素（noradrenaline，NA）。在神经生理学中，常以神经末梢释放的神经递质类型来命名和分类神经纤维。凡末梢释放乙酰胆碱递质的神经纤维，称为胆碱能神经纤维；凡末梢释放去甲肾上腺素递质的神经纤维，称为肾上腺素能神经纤维。胆碱能纤维和肾上腺素能纤维在周围神经系统中的分布情况见表 10-1。

表 10-1 胆碱能纤维和肾上腺素能纤维在周围神经系统中的分布

神经纤维名称	递质	分布
胆碱能神经纤维	ACh	交感神经节前纤维 少数交感神经节后纤维(支配汗腺和骨骼肌，舒张血管) 副交感神经节前纤维 副交感神经节后纤维 躯体运动神经纤维
肾上腺素能神经纤维	NA	大多数交感神经节后纤维

除乙酰胆碱和去甲肾上腺素外,在外周,特别是胃肠道,近年来还发现非胆碱能、非肾上腺素能神经纤维释放的多种肽类神经递质,主要包括组胺、P物质、阿片肽、降钙素、基因相关肽、血管活性肠肽、促胃液素和生长抑素等。

(2)中枢神经递质:中枢神经系统内发现的递质比外周神经递质要多而且复杂,主要的递质有胆碱类、单胺类、氨基酸类和肽类等。主要的中枢神经递质在中枢神经系统内的分布和功能特点见表10-2。

表 10-2　主要中枢神经递质在中枢神经系统内的分布和功能特点

名称	分布部位	功能
乙酰胆碱	脊髓、脑干网状结构、丘脑、边缘系统	参与学习与记忆、睡眠与觉醒等活动的调节
单胺类:		
去甲肾上腺素	低位脑干	参与心血管活动、精神情绪活动等活动的调节
多巴胺	黑质-纹状体通路、中脑-边缘系统通路、中脑-皮质通路、结节-漏斗通路	参与躯体运动、精神情绪活动及垂体内分泌活动的调节
5-羟色胺	低位脑干中缝核	参与痛觉、精神情绪、睡眠等活动的调节
组胺	下丘脑后部	与觉醒、性行为、腺垂体激素的分泌等有关
氨基酸类:		
谷氨酸	大脑皮层、脊髓背侧	为兴奋性递质
γ-氨基丁酸	大脑皮层、小脑	为抑制性递质
甘氨酸	脊髓、脑干	为抑制性递质

2. 受体(receptor)　受体是指细胞膜或细胞内能与递质发生特异性结合,并诱发特殊生物效应的大分子蛋白质。能与受体发生特异性结合并产生生物效应的化学物质称为受体的激动剂;能与受体发生特异性结合,但不产生生物效应的化学物质称为受体拮抗剂。二者统称为配体。根据配体的不同将受体进行分类和命名,如以乙酰胆碱为配体的胆碱能受体和以去甲肾上腺素为配体的肾上腺素能受体。各种受体还可以根据分布与效应的不同进一步分出若干层次的亚型,如胆碱能受体可分为 M 受体和 N 受体,N 受体可再分为 N_1 和 N_2 两个受体亚型。受体亚型的出现,表明一种递质能选择性地作用于多种效应器细胞,产生多种多样的生物学效应。

三、反射活动的一般规律

在反射活动中,中枢是反射弧中最复杂的部位。中枢通常是指中枢神经系统内调节某一特定生理功能的神经元群。不同反射的中枢可相差很大。在中枢只经过一次突触传递的反射称为单突触反射,腱反射是体内唯一的单突触反射,如膝跳反射,潜伏期很短(约 0.7 ms);体内大多数反射,在中枢经过多次突触传递,称为多突触反射。

(一)中枢神经元的联系方式

在多突触反射中,以数量众多的中间神经元为桥梁,构成中枢神经系统内的复杂网络。神经元之间的联系方式多种多样,主要有以下几种(图 10-5)。

1. 单线式　神经元之间一对一的联系方式,称为单线式联系。如视网膜中央凹处的视锥细胞、双极细胞及神经节细胞之间的联系。这种单线式联系,信息传递准确,使视锥系统具有较高的分辨力。

2. 辐散式　一个神经元的轴突通过其分支与多个神经元建立的突触联系,称为辐散式联系。此种联系方式可使传入神经的信息同时向许多神经元扩布,引起许多神经元同时兴奋或抑制,从而扩大了神

护考提示
中枢神经元的联系方式。

Note

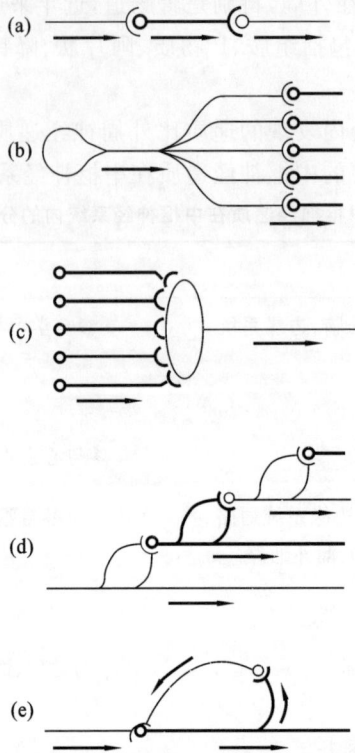

图 10-5　中枢神经元的联系方式模式图
注：(a)单线式；(b)辐散式；(c)聚合式；(d)链锁式；(e)环路式。

经元活动的影响范围。在中枢神经系统内，多见于感觉传入通路。

3. 聚合式　一个神经元可接受多个神经元的轴突末梢的投射而建立的突触联系，称为聚合式联系。此种联系方式有可能使许多来源于不同神经元的兴奋和抑制在同一个神经元上发生总和或整合。在中枢神经系统内，多见于运动传出通路。

4. 链锁式　神经元之间通过侧支依次连接，形成传递信息的链锁，在纵向和横向同时向外传递信息的突触联系，称为链锁式联系。兴奋通过链锁式联系，在空间上扩大了作用范围。

5. 环路式　在神经通路中，中间神经元的轴突分支返回原先发生兴奋的神经元，形成信息传递的闭环联系，称为环路式联系。若中间神经元为抑制性的，则将产生负反馈，使兴奋过程减弱或及时终止；若中间神经元为兴奋性的，则将产生正反馈，使兴奋过程得到加强和时间上的延续，这种现象称为后发放。这种联系方式是反馈调节的结构基础。

(二)中枢兴奋传递的特征

反射活动中，兴奋在中枢经多次突触传递，突触传递明显不同于神经纤维上兴奋的传导，具有以下特征。

护考提示
中枢兴奋
传递的特
征。

1. 单向传递　突触的化学传递过程中，兴奋只能由突触前神经元传向突触后神经元，而不能反向传递的现象称为单向传递。这是因为神经递质通常由突触前膜释放，受体主要位于突触后膜。故神经系统内的反射活动总是具有一定的方向性，限定了信息传递的路线。

2. 中枢延搁　兴奋在突触传递时往往需要较长时间，这种现象称为中枢延搁。突触传递需要经历递质的释放、扩散以及与受体结合产生突触后电位等一系列过程，因此与兴奋在相应长度的神经纤维上的传导相比要慢得多。据测定，兴奋通过一个突触需 $0.3 \sim 0.5$ ms，所以在反射活动中，通过的突触数目越多，所需的时间就越长。

3. 总和效应　在中枢内，突触后神经元的活动取决于突触后电位(EPSP 和 IPSP)的总和效应。兴奋和抑制都可以发生总和现象。总和包括空间性总和及时间性总和，结构基础是聚合式联系。

4. 兴奋节律的改变　在反射活动中，传入神经和传出神经的冲动频率往往不同。这种兴奋节律的改变,是因为传出神经的频率不仅要受传入神经的频率影响,而且还要受中间多个神经元以及自身功能状态的影响。因此最后传出冲动的节律是各种因素总和后的结果。

5.后发放 在反射活动中,当对传入神经的刺激停止后,传出神经在一定时间内仍继续发放神经冲动,使反射效应持续一段时间,这种现象称为后发放。此现象产生的原因主要是神经元间的环路式联系及中间神经元的正反馈作用。

6.对内环境变化敏感和易疲劳性 由于突触间隙与细胞外液相通,反射弧的中枢对内环境的变化十分敏感,如缺 O_2、CO_2 过多、使用麻醉剂以及某些药物等均可影响突触传递。此外,在整个反射弧中,突触也是最容易出现疲劳的部位,可能与突触前膜内神经递质的耗竭有关。

第二节 神经系统的感觉功能

临床上一般将感觉分为特殊感觉、躯体感觉、内脏感觉。特殊感觉包括视觉、听觉、嗅觉、味觉,第九章已经介绍。躯体感觉包括浅感觉和深感觉两大类,浅感觉(即体表感觉)指皮肤与黏膜的感觉,包括痛觉、温度觉、触压觉;深感觉(即本体感觉)指肌肉、肌腱和关节的感觉,主要包括位置觉和运动觉。内脏感觉主要是痛觉,因为内脏中除痛觉感受器外,其他感受器很少分布。

中枢神经系统从脊髓到大脑皮层都与感觉功能有关,他们在产生感觉的过程中发挥不同的作用。感觉的传入通路一般由三级神经元接替。第一级神经元位于脊神经节或脑神经节内,第二级神经元位于脊髓后角或脑干内,第三级神经元位于丘脑内。最终到达大脑皮层产生各种感觉。

一、脊髓的感觉传导功能

除头、面部外,全身的深、浅感觉和大部分内脏感觉冲动,都经脊髓白质的上行纤维束传到脑(图10-6)。传导痛觉、温度觉和粗触觉的脊髓丘脑束可称为浅感觉传导路径,内脏感觉沿同一路径上行;传导精细触觉和本体感觉的薄束和楔束可称为深感觉传导路径;传导本体感觉至小脑的脊髓小脑束可称为小脑本体感觉路径。

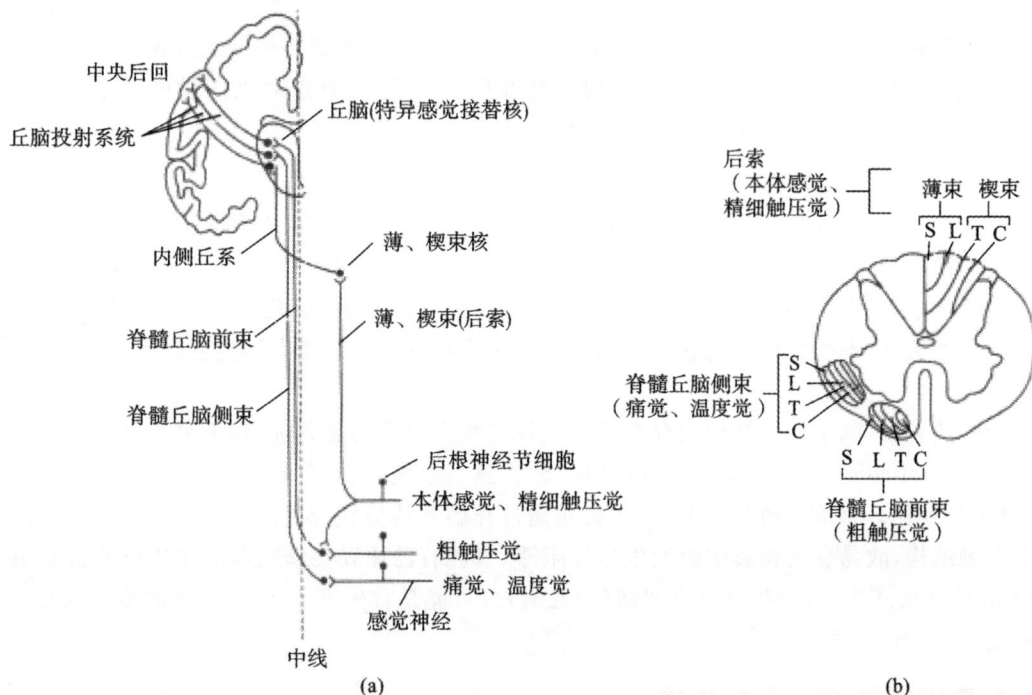

图10-6 感觉传导路径及脊髓横断面示意图

二、丘脑及其感觉投射系统

人体除嗅觉以外的各种感觉传导通路都要在丘脑内换神经元,然后向大脑皮质投射。因此,丘脑是最重要的感觉中继站,且能对感觉传入信息进行初步的分析与综合。由丘脑各部分向大脑皮质投射的通路称为感觉投射系统,根据投射特征的不同分为特异性投射系统和非特异性投射系统(图10-7)。

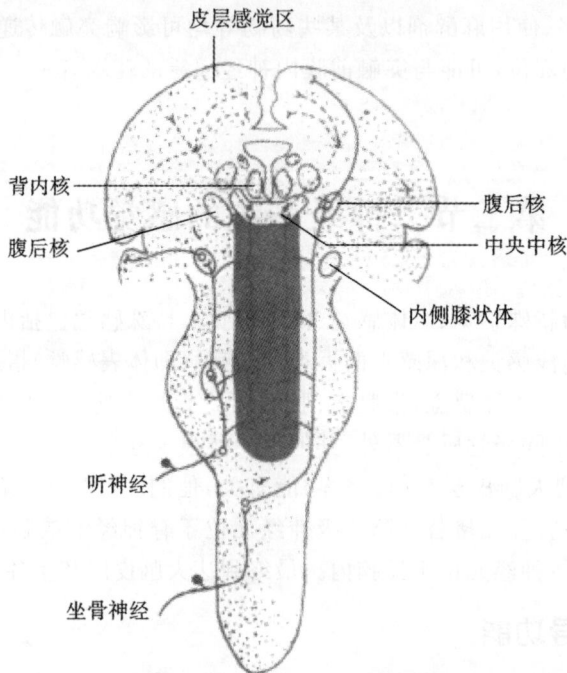

图 10-7 感觉投射系统示意图

注:黑色区代表脑干网状结构;实线代表丘脑特异性投射系统;虚线代表丘脑非特异性投射系统。

(一)特异性投射系统

特异性投射系统(specific projection system)是指丘脑的特异感觉接替核及其投射到大脑皮质特定区域的神经通路。其特点是每一种感觉的投射径路都是专一的,具有点对点的投射关系。其主要功能是引起特定感觉,并刺激大脑皮层发出神经冲动。

(二)非特异性投射系统

非特异性投射系统(nonspecific projection system)是指丘脑的非特异性投射核及其投射到大脑皮质广泛区域的神经通路。感觉传导通路的上行纤维途经脑干时,发出许多侧支与脑干网状结构内的神经元发生突触联系,经多次换元抵达丘脑,再由此发出纤维,投射到大脑皮层的广泛区域。其特点是具有弥散性的投射关系,不引起特定的感觉。其主要的功能是维持和改变大脑皮层的兴奋状态,使机体保持觉醒状态。

在实验中还发现,脑干网状结构内存在具有上行唤醒作用的功能系统,称为脑干网状结构上行激动系统(ascending reticular activating system,ARAS)。这一系统受损,可导致动物昏睡不醒,如用电流刺激此处,可唤醒动物。目前已清楚,ARAS主要是通过丘脑非特异性投射系统而发挥作用的。由于这一系统是多突触结构,故易受药物影响而发生传导阻滞。例如:巴比妥类催眠药的作用可能就是由于阻断了ARAS的传导而产生的;一些全身麻醉药(如乙醚)也可能是首先抑制了ARAS的传导以及大脑皮层的活动而发挥麻醉作用的。

三、大脑皮层的感觉分析功能

人类的大脑皮层是产生感觉的最高级中枢(图10-8)。不同性质的感觉投射到大脑皮层的不同区

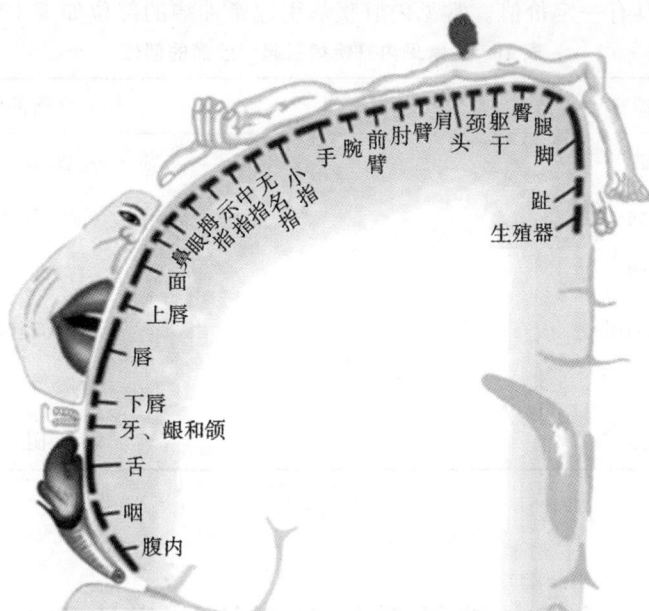

图 10-8　大脑皮层的感觉区

域,经分析整合,产生不同的感觉。

（一）体表感觉区

全身体表感觉主要投射到中央后回,称为第一感觉区。其感觉投射有以下规律。

1. 交叉投射　即躯体一侧感觉传入冲动向对侧的大脑皮层投射,但头面部的感觉投射是双侧性的。

2. 倒置的空间排列　即下肢的感觉代表区在皮层顶部,上肢的感觉代表区在皮层中间部,头面部的感觉代表区在皮层底部,但头面部的内部安排仍是正立的。

3. 投射区域的大小与感觉灵敏程度有关　感觉灵敏程度高的部位如拇指、示指、口唇的代表区大。

在大脑中央前回和脑岛之间还存在第二感觉区,面积远比第一感觉区小。区内的投射规律是双侧性的、正立的,且定位较差。该区只能对感觉进行粗糙的分析,切除后并不产生明显的感觉障碍。

（二）本体感觉区

中央前回既是运动区,也是肌肉、关节的本体感觉代表区。

（三）内脏感觉区

内脏感觉区混杂在第一体表感觉区中。第二体表感觉区、运动辅助区和大脑边缘系统等部位也与内脏感觉有关。由于内脏感觉代表区较小,且不集中,这可能是内脏感觉定位不准确的原因。

四、内脏感觉

内脏感觉主要是痛觉,因为内脏中除痛觉感受器外,其他感受器很少分布。

1. 内脏痛（visceral pain）　内脏痛是指内脏组织器官受到伤害性刺激时产生的疼痛感觉。内脏痛具有一些显著的特征。

（1）定位不准确、对刺激的分辨力差,这是内脏痛最主要的特点。

（2）疼痛发生缓慢,持续时间较长。

（3）中空内脏壁上的感受器对于机械性牵拉、痉挛、缺血、炎症等刺激敏感,而对切割、烧灼等刺激不敏感。

（4）有明显的情绪反应、自主神经活动改变。

2. 牵涉痛（referred pain）　牵涉痛是指某些内脏组织器官病变往往引起体表一定部位产生疼痛或痛觉过敏的现象。如心肌缺血或梗死时,在心前区、左肩和左上臂尺侧发生疼痛;胆囊病变时,可在右肩区出现疼痛;阑尾炎时,可有脐周围或上腹部疼痛等。由于牵涉痛出现的部位是相对固定的,因而在临

护考提示
内脏痛的特点与牵涉痛的意义。

Note

139

床上对某些疾病的诊断具有一定价值。常见内脏疾病引起牵涉痛的部位如表 10-3 所示。

表 10-3　常见内脏疾病引起牵涉痛的部位

患病器官	体表疼痛部位
心脏	心前区、左肩、左上臂尺侧
胃、胰	左上腹、肩胛间
肝、胆	右肩区
小肠、阑尾	上腹部或脐周
肾	腹股沟区
输尿管	睾丸、阴唇

第三节　神经系统对躯体运动的调节

神经系统对躯体运动的调节系统由三级水平的神经结构组成(图 10-9)。大脑皮层联络区、基底神经节和皮层小脑居于最高水平,负责运动的总体策划;大脑皮层运动区和脊髓小脑居于中间水平,负责运动的编程(协调、组织、实施);而脑干和脊髓则处于最低水平,负责运动的执行。接下来分别叙述脊髓、脑干、小脑、基底核、大脑皮层对躯体运动的调节功能。

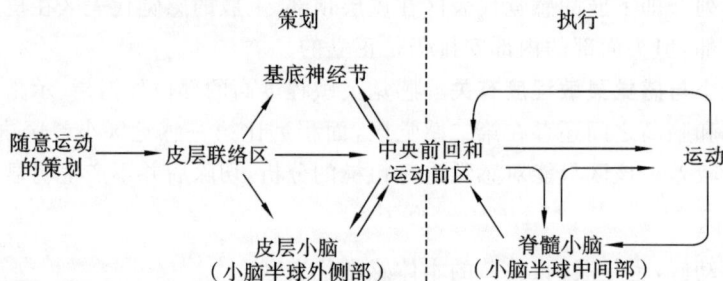

图 10-9　产生和调节随意运动的示意图

一、脊髓的调节功能

脊髓是完成躯体运动最基本的反射中枢。在脊髓灰质前角中,存在 α 和 γ 两类支配骨骼肌的运动神经元。α 运动神经元支配梭外肌纤维,兴奋时引起所支配的梭外肌收缩。由一个脊髓 α 运动神经元及其所支配的全部肌纤维构成的功能单位,称为运动单位(motor unit),是中枢神经系统各高位中枢对运动调节的最后共同通路(最后公路)。γ 运动神经元支配骨骼肌的梭内肌纤维,可调节肌梭感受装置的敏感性。脊髓对躯体运动的调节是以牵张反射实现的。

(一)牵张反射

当骨骼肌受到外力牵拉而伸长时,能反射性地引起被牵拉的同一肌肉收缩,这种反射称为牵张反射(stretch reflex)。

牵张反射的感受器是肌肉中的肌梭。肌梭是一种能感受牵拉刺激或肌肉长度变化的梭形感受装置,属于本体感受器。当肌肉受到牵拉刺激而使肌梭感受装置被拉长时,传入冲动增加,引起支配该肌肉的脊髓前角 α 运动神经元兴奋,使梭外肌收缩,从而完成牵张反射。牵张反射的反射弧的显著特点是感受器与效应器在同一块肌肉中(图 10-10)。

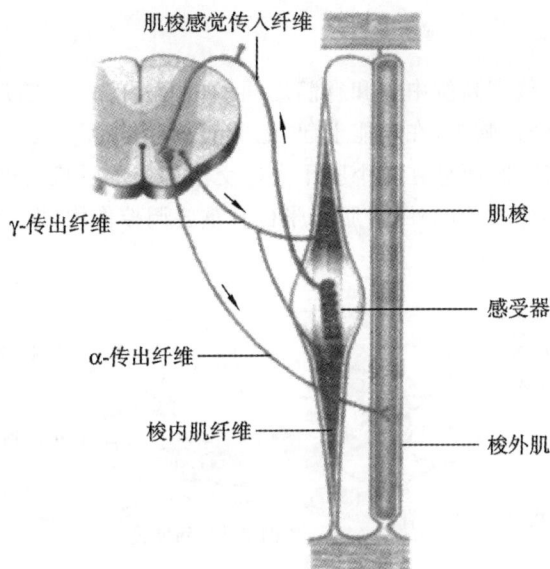

图 10-10 牵张反射示意图

牵张反射有腱反射和肌紧张两种类型。

1. 腱反射（tendon reflex） 腱反射是指快速牵拉肌腱时发生的牵张反射。如膝反射，当膝关节处于半屈曲状态时，叩击股四头肌肌腱，股四头肌可因受到牵拉而发生快速收缩。腱反射的潜伏期（从叩击到出现肌肉收缩反应所经历的时间）很短，约 0.7 ms，只够一次突触传递的时间，因此认为腱反射是单突触反射。

2. 肌紧张（muscle tonus） 肌紧张是指缓慢持续牵拉肌腱时引起的牵张反射。表现为受牵拉的肌肉发生微弱而持续性的收缩，肌肉张力增加而不出现明显的缩短，因此也称为紧张性牵张反射。例如，人体处于直立位时，抗重力肌（伸肌）为对抗重力的持续牵拉而发生的牵张反射。肌紧张是维持躯体姿势最基本的反射活动，是姿势反射的基础。肌紧张与腱反射的反射弧基本相似，感受器都是肌梭，但肌紧张反射的潜伏期较长，说明其突触传递不止一个，属于多突触反射。

临床上常通过检查腱反射和肌紧张（肌张力）来了解神经系统的功能状态。腱反射和肌紧张减弱或消失提示反射弧某一部分受到损伤；而腱反射和肌紧张亢进，则提示高位中枢有病变，因为牵张反射受高位中枢的调控。

（二）脊休克

为了观察脊髓自身的运动反射功能，实验中常将动物的脊髓与延髓的联系切断（即横断脊髓）。当动物的脊髓与高位中枢离断后，横断面以下的脊髓暂时丧失反射活动的能力而进入无反应状态，这种现象称为脊休克（spinal shock）。

脊休克的表现主要有横断面以下的脊髓所支配的躯体与内脏反射暂时减弱或消失，如腱反射和肌张力减弱甚至消失，外周血管扩张，血压下降，发汗反射不出现，粪、尿潴留等。脊休克是暂时现象，一段时间后，脊髓的反射活动可逐渐恢复。在反射活动恢复的过程中，首先是一些比较简单的反射，如屈肌反射、腱反射等先恢复，随后内脏反射也逐渐恢复，如血压逐渐回升到一定水平，排便、排尿反射也有所恢复等。但脊髓横断面水平以下的感觉和随意运动将永久丧失。

第二次切断脊髓并不能使脊休克重新出现。所以，脊休克产生的原因乃是由于离断的脊髓节段失去了高位中枢的调节，特别是失去了大脑皮层、前庭核和脑干网状结构的下行纤维对脊髓的易化作用，使脊髓处于兴奋性极低的状态，以致一段时间内对任何刺激无反应。脊休克的恢复说明脊髓具有完成某些简单的躯体和内脏反射的能力，但这些反射平时受高位中枢的控制而不易表现出来。临床上，脊休克多见于脊髓外伤、急性脊髓炎等疾病。

二、脑干的调节功能

在运动调控系统中,脑干位于高位中枢和脊髓之间的中间层次。大脑皮层与周围神经之间的所有的上行和下行神经传导束都经过脑干,在功能上起"上下沟通"的作用。脑干的神经核团不但发出12对脑神经,管理头、颈部肌肉的活动,而且在整个脑干内还交错排列着网状结构,其内"充填"着密度不均的神经元,除调控循环和呼吸等生命功能外,对肌紧张也有重要调控作用(图10-11)。

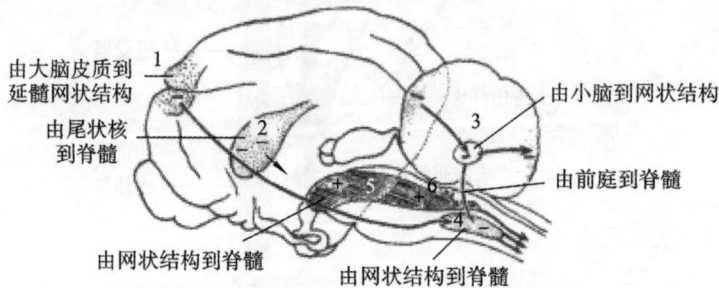

图 10-11　猫脑干网状结构下行抑制和易化系统示意图

注:+表示易化区;-表示抑制区;4 为大脑皮层;5 为尾状核;6 为小脑。

(一)脑干网状结构易化区

脑干网状结构中存在加强肌紧张及肌运动的区域,称为易化区。易化区的区域较大,包括延髓网状结构的背外侧部分、脑桥的被盖、中脑的中央灰质及被盖以及下丘脑和丘脑中线核群等部位。用电刺激动物脑干网状结构的这些区域,可使动物的肌紧张和肌运动加强。

(二)脑干网状结构抑制区

脑干网状结构还存在抑制肌紧张及肌运动的区域,称为抑制区。抑制区的区域较小,位于延髓网状结构的腹内侧部分。电刺激动物脑干网状结构的该部位,可使动物的肌紧张和肌运动减弱。此外,大脑皮层运动区、纹状体、小脑前叶蚓部等高位中枢可通过加强脑干网状结构抑制区的活动来抑制肌紧张。

正常情况下,易化区的活动较强,能自主兴奋;抑制区的活动较弱,不能发放自主冲动,虽然易化区的活动略占优势,但在高位中枢的调控下保持着一种相对平衡的状态,从而维持正常的肌紧张。一旦这种平衡被打破,就会出现肌紧张的亢进或减弱。在中脑的上、下丘之间切断麻醉动物的脑干,当麻醉药作用消失后,动物立即出现肌紧张亢进的表现,如四肢伸直、脊柱后挺、头尾昂起,呈角弓反张状态,这种现象称为去大脑僵直(decerebrate rigidity)。

去大脑僵直产生的原因是脑干失去了与高位中枢的联系,使脑干网状结构抑制区的活动大大地减弱,而脑干网状结构易化区的活动相对加强,造成牵张反射过度增强。去大脑僵直主要是抗重力肌(伸肌)的肌紧张明显加强。临床上也可见到某些脑内疾病患者有类似的去大脑僵直现象,表现为下肢伸肌僵直及上肢的半屈曲状态(上肢屈肌是抗重力肌)。

三、小脑的调节功能

小脑对维持身体平衡、协调随意运动、调节肌紧张均有重要作用。小脑是大脑皮层下与皮层构成回路的又一重要脑区,不仅与皮层形成神经回路,还与脑干和脊髓有大量的纤维联系。根据小脑的传入和传出纤维联系,通常将其分为前庭小脑、脊髓小脑和皮层小脑三个功能部分(图10-12)。

(一)前庭小脑

前庭小脑由绒球小结叶构成,其主要功能是维持身体平衡和眼球运动。

由于前庭小脑主要接受前庭传入的平衡感觉信息,而传出冲动主要影响躯干和四肢近端肌肉的活动,因而具有控制躯体平衡的作用。实验中切除猴的绒球小结叶后,或第四脑室附近肿瘤压迫绒球小结叶的患者,都表现为步基宽、站立不稳、步态困难、没有支撑不能行走等平衡失调症状。另外,犬切除绒

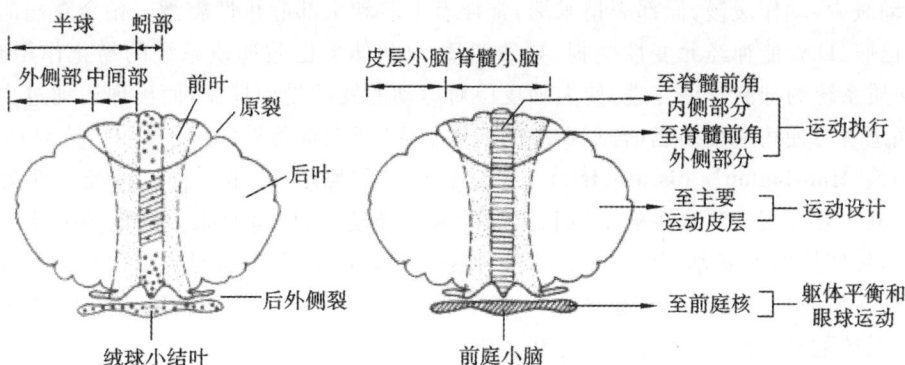

图 10-12 小脑的形态与功能分区示意图

球小结叶后,不再出现晕动症。

此外,前庭小脑也接受视觉的传入信息,并通过对眼外肌的调节而控制眼球的运动,从而协调头部运动时眼的凝视运动。猫切除绒球小结叶后,可出现位置性眼震颤。

(二)脊髓小脑

脊髓小脑由蚓部和半球中间部构成。其主要功能是协调随意运动,协助大脑皮层对随意运动进行适时的控制。此外脊髓小脑还具有调节肌紧张的功能。

目前认为,在大脑皮层向脊髓发出运动指令的同时,还向脊髓小脑传递有关运动指令的"副本";另外,运动中来自肌肉关节的本体感觉、视觉、听觉等信息也传到脊髓小脑。脊髓小脑将这两方面的信息进行整合,察觉到偏差后,一方面向大脑皮层发出矫正信号,另一方面调节肌肉的活动,使运动能按照预定的目标和轨道准确进行。

当脊髓小脑受损后,运动变得笨拙而不准确,表现为随意运动的力量、速度、方向、限度及协调上发生紊乱。例如,患者不能完成精巧的动作,肢体在完成动作时抖动而把握不住动作方向,且越接近目标时抖动越厉害,这种现象称为意向性震颤;患者行走摇晃呈酩酊蹒跚状,沿直线行走时更不平稳;不能做拮抗肌轮替快速转换动作,动作越迅速,协调障碍越明显,以上这些动作协调障碍统称为小脑性共济失调。

脊髓小脑对肌紧张的调节既有抑制作用,也有易化作用。这种双重作用是通过脑干网状结构抑制区和脑干网状结构易化区的活动实现的。在动物进化的过程中,小脑抑制肌紧张的作用逐渐减退,而易化作用逐渐增强。因此,脊髓小脑损伤后常有肌张力减退、四肢乏力的表现。

(三)皮层小脑

皮层小脑指小脑半球的外侧部。主要功能是参与随意运动的策划和运动程序的编制。

例如,在学习某种精巧运动(如打字、跳舞、弹奏乐器)的开始阶段,动作往往不甚协调,在学习过程中,大脑皮层和小脑之间不断进行联合活动,同时脊髓小脑又不断接受感觉传入冲动的信息,逐步纠正运动过程中所发生的偏差,使运动逐步协调起来。当精巧运动逐步熟练完善后,皮层小脑就储存起一整套程序。当大脑皮层再发动该精巧运动时,首先从皮层小脑中提取储存的程序,并将程序回输后,再发动运动,这样使运动变得非常快速、协调、精巧。

四、基底核的调节功能

基底核是皮层下一些神经核团的总称,与躯体运动调控有关的是纹状体。对其功能的了解主要是通过基底核受损时所产生的临床表现和治疗结果推测得来的。可能与随意运动的产生和稳定、肌紧张的调节、本体感觉传入信息的处理等有关。

基底核受损的主要临床表现可分为两大类:一类是运动过少而肌紧张过强综合征,如帕金森病;另一类是运动过多而肌紧张降低综合征,如亨廷顿病。

1. 帕金森病(Parkinson disease,PD) 帕金森病又称震颤麻痹,患者的症状是全身肌紧张增强、肌肉强直、随意运动减少、动作缓慢、面部表情呆滞,常伴有上肢和头部静止性震颤。帕金森病的病因是中脑黑质病变,多巴胺(DA)能神经元变性受损,导致黑质-纹状体多巴胺递质系统的易化作用减弱,而乙酰胆碱(ACh)递质系统的抑制作用亢进,使大脑皮层对运动的发动受到抑制,而出现运动过少等症状。临床对帕金森病患者可使用左旋多巴(合成 DA 的前体物质)或东莨菪碱(M 受体的拮抗剂)进行治疗。

2.亨廷顿病(Huntington's disease,HD)　亨廷顿病又称舞蹈病,是一种以神经变性为病理改变的遗传性疾病。其主要表现为不自主的上肢和头部的舞蹈样动作,伴有肌张力降低等症状。其主要病变部位在纹状体,纹状体内 γ-氨基丁酸(GABA)能神经元的抑制作用减弱,导致多巴胺递质系统的易化作用增强,对大脑皮层发动运动产生易化作用,从而出现运动过多的症状。临床应用利血平耗竭 DA,减弱多巴胺递质系统的易化作用,能缓解其症状。

五、大脑皮层的调节功能

大脑皮层是调节运动的最高级也最复杂的中枢。它根据机体对环境变化的反应和自身意愿,策划和发动随意运动。大脑皮层中与躯体运动调控有密切关系的区域,称为大脑皮层运动区。大脑皮层运动区的损伤将导致随意运动障碍。

(一)大脑皮层的运动区

人类大脑皮层的主要运动区位于中央前回和运动前区(图 10-13)。它们接受本体感觉冲动,感受躯体姿势和躯体各部分在空间的位置及运动状态,并根据机体需要和意愿来设计随意运动。

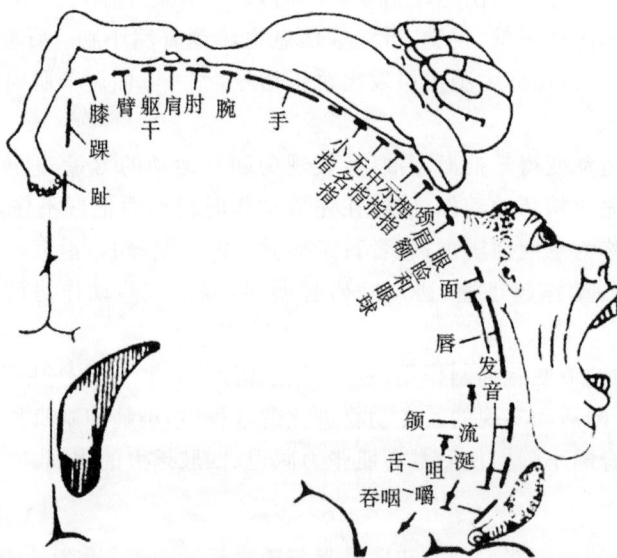

图 10-13　大脑皮层的运动区

大脑皮层的主要运动区具有以下特征。

1.交叉性支配　即一侧皮层支配对侧躯体的肌肉运动。但在头面部,除面神经支配的下部面肌及舌下神经支配的舌肌主要受对侧支配外,其余部分均为双侧性支配。

2.功能定位精细,呈倒置安排　即下肢肌肉的代表区在皮层顶部,上肢肌肉的代表区在中间部,而头面部肌肉的代表区在底部,但头面部代表区的内部安排仍是正立的。

3.皮层代表区的大小与运动的精细、复杂程度有关　即运动越精细、复杂的肌肉,其代表区的面积就越大。例如,手和五指以及发声部位所占面积很大,而躯干所占面积则很小。

(二)运动传出通路

由大脑皮质下行的运动传出通路主要包括皮质脊髓束和皮质脑干束。由皮质发出,经内囊、脑干下行到达脊髓前角运动神经元的传导束,称为皮质脊髓束;由皮质发出,经内囊到达脑干内运动神经元的传导束,称为皮质脑干束。

人类随意运动的指令起源于大脑皮质,而皮质脊髓束和皮质脑干束是执行随意运动的主要下行通路。当运动传导通路损伤后,在临床上常出现柔软性麻痹(软瘫)和痉挛性麻痹(硬瘫)两种表现。两者都有随意运动的丧失,但前者伴有牵张反射减弱或消失,后者则伴有牵张反射亢进。

第四节　神经系统对内脏活动的调节

导学案例 10-2

案例解析
10-2

刘某,女,49 岁,因为腹痛来医院就诊,医生给予阿托品等治疗措施。用药后患者出现瞳孔扩大,视物不清,畏光,口干,心跳加速,疑病情加重,第二天再次复诊。

具体任务:

1.请问刘某是否一定是病情加重?阿托品为什么会引起瞳孔扩大、口干等表现?

2.什么是 M 样作用?

神经系统内调节内脏活动的部分是内脏运动神经,因其调节内脏活动时,在很大程度上不受意识控制,不具有随意性,故常称为自主神经系统(autonomic nervous system,ANS)。所谓自主是与明显受意识控制的躯体运动相对而言。和躯体神经系统一样,自主神经系统也包括传入(感觉)神经和传出(运动)神经两个部分,但通常所说的自主神经主要指其传出部分,并将其分为交感神经和副交感神经两个部分,共同调节心肌、平滑肌和腺体的活动(图 10-14)。

一、自主神经系统的结构与功能特征

(一)自主神经系统的结构特征

自主神经由节前神经元和节后神经元组成。节前神经元位于中枢内,发出的神经纤维称为节前纤维。其纤维在到达效应器之前进入外周神经节内换元,换元后发出节后纤维支配效应器。由于交感神经节位于椎旁节和椎前节内,远离效应器,因此节前纤维短,节后纤维长;而副交感神经节离效应器较近或在效应器壁内,因此节前纤维长,节后纤维短。

交感神经起源于脊髓胸腰段灰质的侧角,几乎支配所有内脏器官。一条交感神经节前纤维往往与多个节后神经元形成突触联系,其辐散程度较高,故交感神经兴奋产生的效应较广泛。副交感神经的起源比较分散,一部分起源于脑干的脑神经核,另一部分起源于脊髓骶段灰质相当于侧角的部位。其分布比较局限,有些器官没有副交感神经支配(如肾脏、肾上腺髓质、皮肤和肌肉的血管,一般的汗腺,竖毛肌等,只接受交感神经支配)。副交感神经节前纤维与较少的节后神经元联系,其辐散程度较低,故引起的反应比较局限。

交感和副交感神经的结构特征见表 10-4。

表 10-4　交感和副交感神经的结构特征

	交感神经系统	副交感神经系统
起源位置差异	胸腰段脊髓灰质侧角	脑神经核、骶髓灰质相当于侧角的部位
神经节位置差异	远离效应器	效应器壁内
支配器官差异	分布广,几乎支配所有内脏器官	分布局限,支配部分内脏器官

(二)自主神经系统的功能特征

自主神经系统的功能主要在于调节心肌、平滑肌、腺体的活动。自主神经系统的主要功能总结见表 10-5。

Note

145

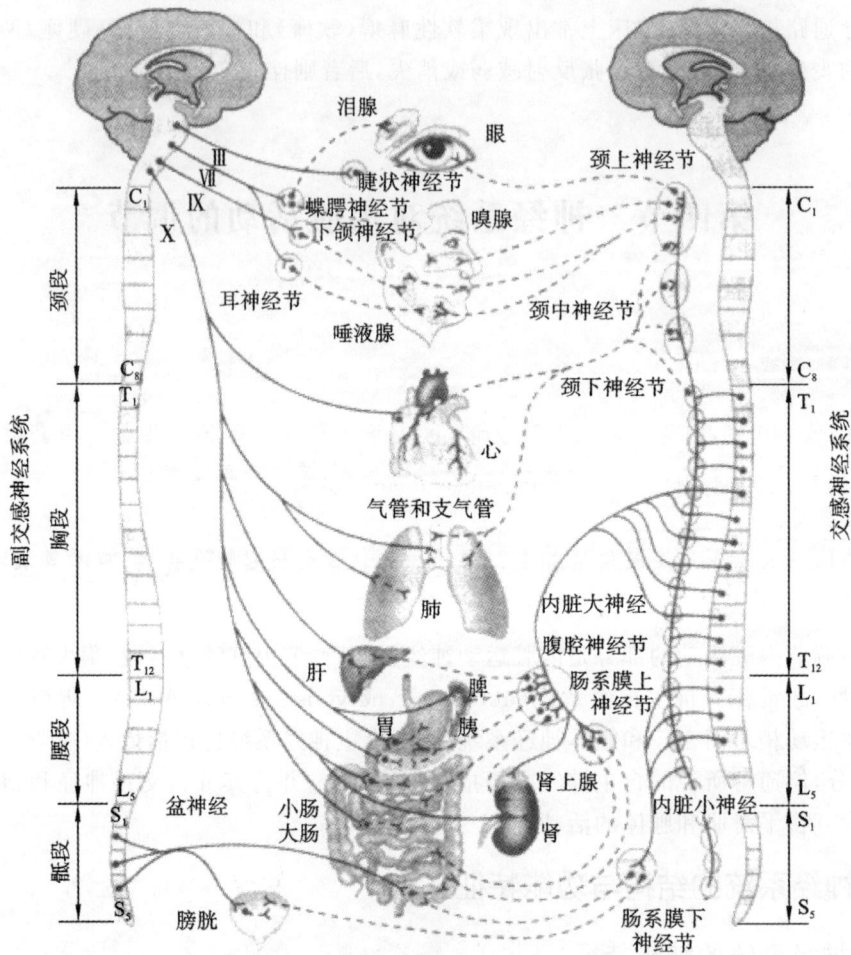

图 10-14　自主神经系统分布示意图

注：实线为节前纤维；虚线为节后纤维。

表 10-5　自主神经系统的主要功能

器官	交感神经系统	副交感神经系统
循环器官	心脏兴奋表现为心跳加快、心肌收缩力增强，心输出量增多；皮肤、黏膜、腹腔内脏血管收缩，冠状动脉、骨骼肌血管舒张（为主）或收缩	心脏抑制表现为心跳减慢，心房肌收缩力减弱，心输出量减少；部分血管舒张
呼吸器官	支气管平滑肌舒张；抑制黏膜腺体分泌（为主）	支气管平滑肌收缩；促进黏膜腺体分泌
消化器官	抑制胃肠运动和胆囊收缩；促进括约肌收缩；抑制腺体分泌，分泌少量黏稠唾液	促进胃肠运动和胆囊收缩；促进括约肌舒张；促进腺体分泌，分泌大量稀薄唾液
泌尿、生殖器官	膀胱逼尿肌舒张，输尿管平滑肌、括约肌收缩；受孕子宫平滑肌收缩，无孕子宫平滑肌舒张	膀胱逼尿肌收缩，输尿管平滑肌、括约肌舒张
眼	瞳孔扩大，睫状肌松弛	瞳孔缩小，睫状肌收缩
皮肤	促进精神性发汗，竖毛肌收缩	促进温热性发汗
代谢	促进糖原分解；促进脂肪分解	促进胰岛素分泌

护考提示
自主神经的功能和特征。

由表 10-5 可见，交感与副交感神经系统的功能活动表现有以下特征。

1. 双重支配、相互拮抗 许多组织器官都受交感和副交感神经的双重支配,两者的作用往往相互拮抗。例如:支配心脏的副交感神经又称迷走神经,其作用是抑制心脏活动,而支配心脏的交感神经则兴奋心脏;副交感神经增强小肠的运动和分泌,而交感神经则起抑制作用。这种相互拮抗的双重神经支配,有利于机体从正、反两方面迅速有效地调节组织器官的活动,以适应机体当时的需要。例如,当机体运动时,交感神经活动增强,同时副交感神经活动抑制。这种调节使机体的心输出量增多,血压升高,运动的肌肉血量增多,腹腔内脏的功能活动被抑制,从而有利于机体在运动时满足心脏、脑和运动中的肌肉对 O_2 和能量物质的需求。另外,内脏器官的功能活动在双重神经支配下,相互制约,保持着某种水平的平衡,当这种自主神经的活动平衡由于某种原因被打破时,就会导致机体发病。例如:交感神经过度兴奋,会导致心动过速;而迷走神经过度兴奋,会导致心动过缓。当然,交感与副交感神经系统对某些器官的作用也可表现为协同效应,例如,交感与副交感神经都具有促进唾液腺分泌的功能,前者使唾液分泌量少而黏稠,后者使唾液分泌量多而稀薄。

2. 紧张性作用 在安静时,自主神经经常发放低频神经冲动传至效应器,使效应器处于一种微弱的持续的活动状态,称为紧张性作用(tonic action),包括交感紧张和副交感紧张。这可通过切断神经后观察它所支配器官的活动是否发生改变加以证实。例如:切断心迷走神经后心率加快,说明心迷走神经通过紧张性传出冲动,对心脏具有持久的抑制作用;而切断心交感神经,则心率减慢,说明心交感神经有兴奋心脏的紧张性传出冲动。又如:切断支配虹膜的副交感神经,瞳孔散大;而切断其交感神经则瞳孔缩小。自主神经的紧张性来源于其中枢的紧张性活动,而中枢紧张性来源于神经反射和体液因素等多种原因。例如,来自颈动脉窦和主动脉弓压力感受器的传入冲动,对维持心交感神经和心迷走神经的紧张性起重要作用,而中枢组织内 CO_2 浓度对维持交感缩血管中枢的紧张性有重要作用。在正常生理情况下,安静时,副交感神经的紧张性作用占优势;而运动时,交感神经的紧张性作用占优势。

3. 受效应器所处功能状态的影响 交感和副交感神经对某一器官的兴奋或抑制作用不是固定不变的,而是可以受所作用器官的功能状态影响的。例如:当胃肠平滑肌本身处于极度松弛的状态时,刺激交感神经也不再表现为抑制效应,而是产生兴奋作用;反之,当胃肠平滑肌本身处于紧张性很高的状态时,刺激副交感神经也不再表现为兴奋效应,而是产生抑制作用。更有说服力的一个例子是,交感神经兴奋可使无孕的子宫舒张,但可引起受孕的子宫收缩。原因是无孕的子宫平滑肌上表达的是 β_2 受体,而受孕的子宫平滑肌上表达的是 α_1 受体。

4. 对整体生理功能调节的意义 在环境急剧变化(如肌肉剧烈运动、窒息、失血、寒冷等情况)时,交感神经系统的活动明显增强,常伴有肾上腺髓质激素分泌增加,即交感-肾上腺髓质系统作为一个整体参与反应,称为应急反应(emergency reaction)。机体的应急反应表现如下:心跳加快、加强,血压升高,血液循环加快;皮肤与腹腔内脏血管收缩、骨骼肌血管舒张、血液重新分配;支气管扩张,呼吸加深、加快,通气量增多;代谢活动增强、血糖浓度上升为肌肉活动提供充分的能量等。应急反应的生理意义在于动员机体许多器官的潜能,促使机体适应环境的急剧变化。

而当机体处于安静状态时,副交感神经系统活动增强,并常伴有胰岛素分泌增加,这一功能反应系统被称为迷走-胰岛素系统。表现如下:心脏活动受到抑制、血压平稳;瞳孔缩小、避免强光的进入;胃肠活动加强、消化液分泌增多、促进营养物质的吸收;肝糖原合成增加、血糖下降、补充能量等。故副交感神经系统活动的意义主要在于休整恢复、促进消化、积蓄能量以及加强排泄和生殖功能等,起到保护机体的作用。

二、自主神经的递质及其受体

自主神经对内脏器官的调节作用是通过不同的递质和受体系统实现的(图 10-15)。

(一)自主神经的递质

1. 乙酰胆碱 凡末梢释放乙酰胆碱作为递质的神经纤维称为胆碱能神经纤维。自主神经中全部交

护考提示
自主神经
的递质与
受体。

Note

147

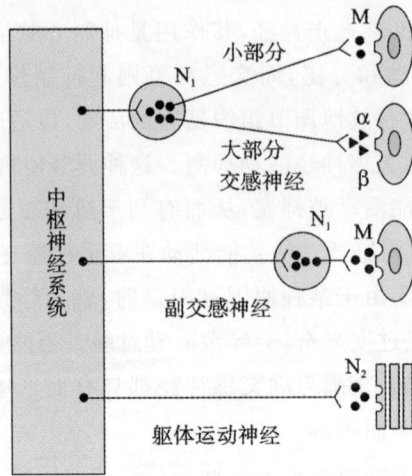

图 10-15　外周神经纤维的分类及释放的递质示意图

注:●代表乙酰胆碱;▶代表去甲肾上腺素。

感神经的节前纤维、副交感神经的节前纤维、大多数副交感神经节后纤维(除少数释放肽类物质的纤维外)、少数交感神经节后纤维(指支配汗腺的交感神经节后纤维和支配骨骼肌血管的交感神经舒血管纤维)末梢释放的递质为乙酰胆碱,这些神经纤维均属于胆碱能神经纤维。此外躯体运动神经纤维也是胆碱能神经纤维。

2. 去甲肾上腺素　凡末梢释放去甲肾上腺素作为递质的神经纤维称为肾上腺素能神经纤维。自主神经中大多数交感神经节后纤维(即除上述少数交感神经胆碱能节后纤维外)末梢释放的递质为去甲肾上腺素,该部分神经纤维属于肾上腺素能神经纤维。

除上述两类主要的外周神经递质外,在胃肠道的自主神经系统中已发现多种嘌呤类和肽类递质。

(二)自主神经的受体

1. 胆碱能受体　能与乙酰胆碱结合而产生特定的生物效应的受体称为胆碱能受体,按其分布和效应不同又可分为以下两种类型。

(1)毒蕈碱受体是指能与毒蕈碱结合产生生理效应的胆碱受体,又称 M 受体,主要分布于副交感神经节后纤维所支配的效应器细胞膜上。乙酰胆碱与 M 受体结合后产生一系列副交感神经兴奋的效应,称为毒蕈碱样作用(M 样作用)。表现为心脏活动受到抑制,骨骼肌血管舒张,腺体(消化腺、汗腺等)分泌增多,支气管、胃肠道等平滑肌收缩,瞳孔括约肌收缩使瞳孔缩小等。

(2)烟碱受体是指能与烟碱结合产生生理效应的胆碱受体,又称 N 受体。存在于自主神经节细胞膜上的烟碱受体为 N_1 受体。乙酰胆碱与 N_1 受体结合,使节后神经元兴奋。此外,烟碱受体还包括躯体运动神经所支配的骨骼肌终板膜上的 N_2 受体,乙酰胆碱与 N_2 受体结合,可引起骨骼肌收缩。乙酰胆碱与 N 受体结合所产生的效应称为烟碱样作用(N 样作用)。

2. 肾上腺素能受体　能与肾上腺素和去甲肾上腺素相结合而产生特定生物效应的受体称为肾上腺素能受体。肾上腺素能受体分布在交感神经节后纤维支配的效应器细胞膜上,分为以下两种类型。

(1)α 型肾上腺素能受体(简称 α 受体):去甲肾上腺素与 α 受体结合后产生的效应称为 α 型作用,主要是兴奋性的效应,如大部分血管收缩、瞳孔开大肌收缩使瞳孔扩大、消化道括约肌收缩等表现。但也有例外,如对小肠产生抑制效应,使小肠平滑肌舒张。

(2)β 型肾上腺素能受体(简称 β 受体):去甲肾上腺素与 β 受体结合后产生的效应称为 β 型作用,β 受体分为 β_1 和 β_2 两个亚型。去甲肾上腺素与 β_1 受体结合后,心脏兴奋,使心率加快、心输出量增加、血压升高。去甲肾上腺素与 β_2 受体结合后,以抑制效应为主,如平滑肌(如支气管、胃肠道)舒张、血管(如冠状动脉)舒张等。

受体知识的临床应用

(1)阿托品是 M 受体拮抗剂,拮抗 M 样作用,临床常用这类药物解除胃肠道平滑肌痉挛、抢救心搏骤停及解救有机磷农药(胆碱酯酶抑制剂)中毒。

(2)筒箭毒碱是 N_2 受体拮抗剂,可使骨骼肌松弛,临床常用于辅助检查及手术。

(3)肾上腺素为 α、β 受体激动剂,产生 α 型作用和 β 型作用,临床作为首选药治疗心搏骤停、过敏性休克和支气管哮喘急性发作。

(4)普萘洛尔是 β 受体拮抗剂,使心脏抑制,临床上广泛应用于高血压、心绞痛、心律失常。

三、内脏活动的中枢调节

(一)脊髓对内脏活动的调节

交感神经和部分副交感神经起源于脊髓,因此脊髓是内脏活动的初级中枢。例如,脊休克恢复后,脊髓本身可以完成血管张力反射、发汗反射、排尿反射、排便反射及勃起反射等,说明脊髓对内脏活动有一定的调节能力。但这种初级的反射活动还不能适应机体生理的需要,例如,脊髓高位离断的患者,在脊休克恢复后,排尿和排便反射虽能进行,但排空不全,而且不受意识控制,处于二便失禁状态。

(二)低位脑干对内脏活动的调节

延髓是部分副交感神经的发源地,同时,还存在心血管活动中枢、呼吸中枢以及与消化有关的中枢。例如,延髓损伤可导致立即死亡,故延髓有"生命中枢"之称。另外,延髓也是吞咽、咳嗽、喷嚏等反射活动的整合部位。脑桥有呼吸调整中枢,中脑有瞳孔对光反射中枢。

(三)下丘脑对内脏活动的调节

下丘脑不仅是调节内脏活动的较高级中枢,也是调节机体内分泌活动的高级中枢。同时,下丘脑还可通过与高位中枢、脑干和脊髓的广泛联系,把机体内脏活动、内分泌活动和躯体活动三者联系起来,以实现对机体的摄食、水平衡、体温、内分泌和情绪反应等许多重要生理功能的"全方位"调节。在对内脏活动的调节上,脊髓和低位脑干的调节比较具体和单一,下丘脑的调节有广泛、综合和多变的特点。

1.调节腺垂体的内分泌功能 下丘脑内某些神经内分泌细胞能合成、分泌 9 种调节性多肽,经垂体门脉转运至腺垂体,调节腺垂体激素的分泌(见第十一章相关内容)。

2.调节体温 视前区-下丘脑前部(PO/AH)存在体温调节的基本中枢,不但能直接感受所在部位的温度变化的刺激,而且也能接受来自外周的温度传入信息并进行整合,调节机体的产热与散热活动,维持体温的相对恒定。

3.调节摄食活动 研究表明,下丘脑外侧区存在摄食中枢,而下丘脑的腹内侧核有饱中枢,这两个中枢之间存在交互抑制作用。电刺激清醒动物的下丘脑外侧区,可引起动物的摄食活动,食量大增。而刺激下丘脑的腹内侧核,则动物停止摄食活动,表现为拒食。

4.调节水平衡 人体通过渴感引起饮水行为,通过肾脏的功能活动排出体内多余的水分。下丘脑正是通过调节水的摄入和排出两个方面来维持机体水平衡的。现认为在下丘脑外侧区摄食中枢的附近,有饮水中枢(又称渴中枢),当机体血浆晶体渗透压升高或循环血量减少时,可使机体产生渴感而引发饮水行为。另一方面,下丘脑前部还有渗透压感受器,它能按血液中渗透压的变化来调节抗利尿激素的分泌,以调节肾脏对水的排出(见第八章)。

5.调节情绪反应 人们的喜、怒、哀、乐等情绪变化,实际上是由于事件、情景或观念所引起的心理反应,并伴有一系列生理变化,包括内脏功能变化和躯体运动变化,称为情绪反应。下丘脑对于情绪反应有重要的调节作用。例如,在间脑以上水平切除猫的大脑,只保留下丘脑以下结构完整,将会引起类

Note

似于人类发怒时的一系列反应,称为"假怒"。若损伤整个下丘脑则"假怒"不再出现。

6.控制生物节律 机体内的许多生理活动常按一定的时间顺序发生变化,这种变化的节律称为生物节律(biological rhythm)。机体内许多组织细胞的功能活动都表现为以 24 h 为周期的节律性波动,即日节律或昼夜节律。如觉醒与睡眠、体温、血细胞计数、促肾上腺皮质激素的分泌等都呈现明显的日节律变化。目前认为,下丘脑的视交叉上核可能是日节律的控制中心。由于该部位与视觉感受装置发生联系,因此能使体内日节律和外环境的昼夜变化同步起来。人体的功能活动形成的生物节律并不是一成不变的,如长期上夜班或跨时区飞行时,某些生理活动的日节律将受到干扰,日节律的位相将发生位移,但是该调整需要一个时间过程。

病理情况下,发生周期超过 24 h 称超日节律,少于 24 h 则称为亚日节律。自发性癫痫大发作或癫痫样放电具有昼夜倾向性。部分癫痫发作常常出现于每天特定的时间,证明癫痫与生物节律有一定的关系。有统计表明,白天发作者占 45%,夜间发作者占 20%,随机发作者占 35%。依此分类,又把癫痫分为觉醒型(白天发作)、睡眠型(夜间发作)、弥散型(无相对固定时间)。这对于脑电图检查有重要指导意义,如睡眠型患者在白天查脑电图的阳性率较低。癫痫影响睡眠,癫痫发作的程度和范围以及发作出现的时间影响睡眠的数量和质量。通常癫痫患者夜间睡眠数量正常,但质量下降。

(四)大脑皮层对内脏活动的调节

大脑皮层对内脏活动的调节是通过新皮层和边缘系统来实现的。

1.新皮层 新皮层是指进化较新、分化程度最高的大脑半球的外侧面。电刺激动物的新皮层,除能引起躯体运动外,也能引起内脏活动的改变,如血压、呼吸、胃肠运动等变化。切除大脑新皮层,除有关感觉、躯体运动丧失外,很多内脏功能发生异常,说明大脑新皮层既是感觉和躯体运动的最高级中枢,也是调节内脏功能的高级中枢。

2.边缘系统 围绕脑干的大脑半球内侧面的一些结构(包括海马、海马回、扣带回、胼胝体回等)称为边缘叶。边缘系统包括边缘叶以及与其有密切关系的皮层和皮层下结构。边缘系统是调节内脏活动的重要中枢,参与对血压、心率、呼吸、胃肠、瞳孔、竖毛、体温、汗腺、排尿、排便等的调节,故有人称其为内脏脑。此外,边缘系统还与情绪、食欲、生殖、防御、学习和记忆等活动有密切关系。

随着生物-心理-社会医学模式的转变,人们越来越重视社会心理因素对人体功能的影响。研究表明,许多有害的社会因素与冠心病、高血压、支气管哮喘、胃肠溃疡等疾病的发生有关;良好的心理因素和积极的心理状态则可对疾病的治疗和康复起重要作用。

第五节 脑的高级功能

人类的大脑皮层高度发达,它除了能产生感觉和对躯体运动、内脏活动进行精细、完善的调节外,还有更为复杂的高级功能,如学习与记忆、觉醒与睡眠以及实现意识、思维、语言等功能活动。这些高级功能与条件反射有着密切的联系。

一、条件反射

神经系统活动的基本方式是反射,脑的高级神经活动是条件反射。

(一)条件反射的建立

条件反射是指机体通过后天的学习、训练形成的高级的反射活动。下面就以铃声刺激狗唾液分泌建立的条件反射为例来说明条件反射的建立过程。

给狗喂食物引起狗唾液分泌,这是非条件反射。食物的刺激称为非条件刺激;给狗施以铃声刺激不引起狗唾液分泌,铃声与唾液分泌无关,称无关刺激。但在每次给狗喂食前,先施以铃声刺激,然后再给食物,这样经多次重复后,每当铃声出现,即使不给狗食物,也引起狗唾液分泌,于是铃声刺激引起狗的唾液分泌的条件反射就建立起来了。这时,铃声不再是与唾液分泌无关的刺激了,而是变成了进食的信号,故把这时的铃声刺激叫作信号刺激或条件刺激。

实验表明,在非条件反射的基础上,任何无关刺激只要与非条件刺激在时间上多次结合(这个结合过程叫强化),都可能转变成条件刺激而建立起条件反射。条件反射建立后,如果只是反复给予条件刺激,不再用非条件刺激强化,条件反射效应将会逐渐减弱乃至消失,这称为条件反射的消退。

(二)条件反射的生理意义

条件反射具有重要的生理意义,因为机体在复杂多变的环境中生活,条件反射的建立可大大提高机体对外界环境的适应性。由于形成条件反射的数量是无限的,这就扩大了机体感受刺激的范围,增加了机体的预见性。

(三)人类条件反射的特征

人与动物一样,也可对环境中的各种刺激建立条件反射。但是人类的条件反射具有动物所不具备的特点。巴甫洛夫提出人类脑功能有两个信号系统,他把现实具体的信号(如光、声、嗅、味、触等)称为第一信号,而把相应的语词(语言、文字)称为第二信号,第二信号是第一信号的信号。大脑皮层对第一信号发生反应的功能系统称为第一信号系统;而对第二信号发生反应的功能系统称为第二信号系统。动物只有第一信号系统,所以第二信号系统是人类区别于动物的主要特征。因此,人类除了可以对光、声、嗅、味、触等第一信号建立条件反射外,还可利用语言、文字等第二信号形成条件反射。人类的条件反射更加高级,不仅对环境表现有很强的适应能力,而且还能进一步改造环境,大大提高了与恶劣环境斗争的能力。

二、学习与记忆

学习与记忆是脑的重要高级功能,是两个有联系的神经活动过程。学习是指人和动物依赖于经验来改变自身行为以适应环境的神经活动过程。记忆则是将学习到的信息进行"储存"和"再现"的神经活动过程。

中枢递质与学习、记忆活动有关。动物学习训练后注射拟胆碱药毒扁豆碱可加强记忆活动,而注射抗胆碱药东莨菪碱可使学习、记忆减退;用利血平耗竭脑内儿茶酚胺,则破坏学习与记忆过程;动物在训练后,在脑室内注射 γ-氨基丁酸可加强学习与记忆;将血管升压素注入海马回可增强记忆(用血管升压素治疗遗忘症亦可有满意效果);脑啡肽可破坏学习过程,而纳洛酮则可增强记忆;人参也可增强记忆过程。

知识拓展

"聪明鼠"

"聪明鼠"是通过移植 NR2B 基因,于1999年培育出来的世界上首批学习与记忆能力明显高于普通老鼠并富有表达力的转基因鼠。"聪明鼠"的意义在于第一次发现了学习与记忆的开关——NR2B。由于哺乳类动物的脑细胞很相似,在决定智商的 NR2B 基因上,人类与老鼠的相似性达98%,因此将来有可能通过三条途径来提高人类的智商:第一是将 NR2B 基因片段植入脑细胞中;第二是把 NR2B 基因表达的蛋白质注射到大脑中;第三是利用转基因技术,把 NR2B 基因植入胚胎中。

(一)学习的形式

学习有非联合型学习和联合型学习两种形式,前者比较简单,后者相对复杂。

1.非联合型学习 非联合型学习不需要在刺激和反应之间形成某种明确的联系,只要重复进行单一刺激即可产生,如突触的习惯化和敏感化。

2.联合型学习 联合型学习是两个事件在时间上很靠近地重复发生,最后在脑内逐渐形成联系,如条件反射的建立和消退。

(1)经典条件反射:在动物实验中,给狗吃食物会引起唾液分泌,这是非条件反射。食物是非条件刺激,而给狗单独以铃声刺激则不会引起唾液分泌。铃声与食物无关,属于无关刺激。但是如果每次给狗吃食物之前先进行一次铃声刺激,然后再给予食物,这样多次结合以后,当铃声一出现,狗就会出现唾液分泌,这样铃声就成为进食信号,成为条件刺激。条件反射的建立要求在时间上把某一条件刺激(无关刺激)与非条件刺激(具体的食物)结合多次,一般条件刺激要先于非条件刺激出现。

(2)操作式条件反射:操作式条件反射比较复杂,它要求动物完成一定的操作。例如,将小鼠放入实验笼内,当它在走动中偶然踩在杠杆上时,即出现食物,如此重复多次,小鼠即学会了自动踩杠杆而得食。然后,在此基础上进一步训练小鼠只有当出现某一特定的信号(如灯光)后再踩杠杆,才能得到食物。如此训练的小鼠一见到特定信号出现,就会去踩杠杆。这种动物必须通过自己完成某种运动或操作后才能得到食物所建立起来的反射,称为操作式条件反射。

(二)记忆

大脑具有储存信息的功能,进入大脑的信息仅有1%左右被较长期地储存,其余大部分被遗忘。信息的储存要经过多个步骤,但可简略地把记忆划分为两个阶段,即短时记忆和长时记忆。例如,当人刚看过一个电话号码,短时间内能记住,但很快便会遗忘,这是短时记忆;如果反复运用这个号码,则最后可形成一种非常牢固的记忆,能记忆很长一段时间。记忆过程还可以细分成四个阶段(图10-16),即感觉性记忆、第一级记忆、第二级记忆和第三级记忆。前两个阶段相当于短时记忆,后两个阶段相当于长时记忆。

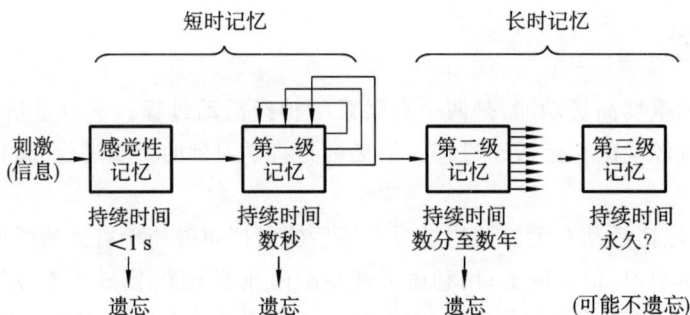

图10-16 人类记忆过程示意图

感觉性记忆是指通过感觉系统获得信息后,首先在脑的感觉区内储存,这阶段储存的时间很短,一般不超过1 s,如果没有经过注意和处理很快就会消失。如果信息在这个阶段经过加工处理,把那些不连续的、先后进来的信息整合成新的连续的印象,就可以从短暂的感觉性记忆转入第一级记忆。信息在第一级记忆中停留的时间仍很短,平均约几秒钟,如果反复运用,信息便在第一级记忆中循环,从而延长信息在第一级记忆中停留的时间,这样就使信息容易转入第二级记忆中。第二级记忆是一个大而持久的储存系统,记忆的时间从数分钟到数年。有些记忆的痕迹,如自己的名字和每天都在进行操作的手艺等,通过长年累月的运用,是不易遗忘的,这一类记忆将储存在第三级记忆中。

(三)学习与记忆的机制

1.神经解剖学机制 生活在复杂环境中的大鼠,其皮质厚度要比生活在简单环境中大鼠的皮质厚度大,这说明学习记忆活动多的大鼠,其大脑皮质发达,突触的联系多,持久的记忆可能与新的突触联系的建立有关。

2.神经生理学机制 神经元之间有许多环路联系,能产生后放现象。此外,神经元的活动还有一定的后作用,这可能就是感觉性记忆和第一级记忆的形成机制。例如,海马环路的活动就与第一级记忆的保持以及第一级记忆转入第二级记忆有关。在对突触后作用的研究中,研究者在海马等部位发现了长时程增强现象,即预先给予一串高频脉冲刺激海马的传入神经纤维,再用单个脉冲刺激,则记录到的突触后电位波幅明显增大,这一易化现象能持续10 h以上,这种现象称为长时程突触增强。许多学者认为这种交触的可塑性改变,可能是学习与记忆的神经生理学基础。

3. 神经生物化学机制 实验中,如用嘌呤霉素注入动物的脑内,抑制脑内的蛋白质合成,则动物建立条件反射困难,学习与记忆发生明显障碍,说明学习与记忆和脑内的物质代谢有关,尤其是与脑内蛋白质的合成有关。人类的第二级记忆可能与这一类机制关系较大,逆行性遗忘症可能就是由于脑内蛋白质合成代谢受到了破坏,以致前一段时间的记忆丧失。

三、脑电图

大脑皮层神经元的活动所产生的电位变化,通过大脑这个容积导体,可以反映到大脑表面。临床记录的皮层电活动有两种表现形式:一种是机体在安静状态下,借助仪器从头皮上记录到的大脑皮层未受到任何刺激时产生的一种持续和节律性电活动,称为自发脑电活动,即脑电图(electroencephalogram,EEG);另一种是人工刺激外周感受器或传入神经时,在大脑皮层一定部位引导出来的形式较为固定的电位变化,称为皮层诱发电位。如将颅骨打开,把引导电极直接放在皮层表面,所记录到的自发脑电波变化,称为脑皮层电图。脑皮层电图与脑电图电位的图形基本一致,只是振幅大小不同,脑皮层电图的记录是将电极直接安放在皮层表面,因而表现的振幅较脑电图大。这里只对脑电图的波形及脑电波形成的机制进行讨论。

(一)脑电图的正常波形

根据自发脑电波频率的不同,一般可以区分出 4 种基本波形(图 10-17,表 10-6)。

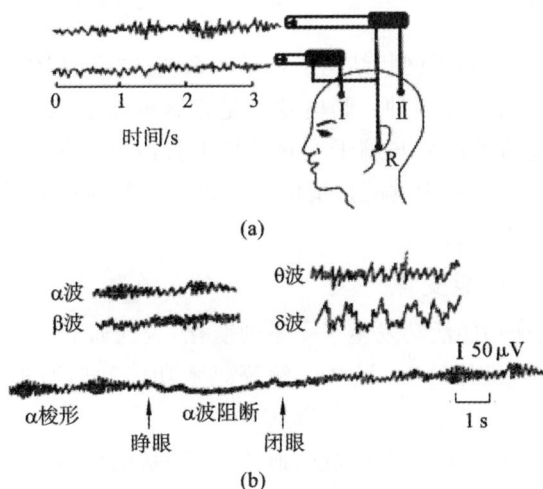

图 10-17 脑电图的记录方法及正常脑电图波形

注:(a)记录方法示意图;(b)正常脑电图波形;Ⅰ为枕叶电极;Ⅱ为额叶电极;R 为参考电极。

表 10-6 脑电图的正常波形

波形名称	频率/(次/秒)	波幅/μV	主要特征
α 波	8～13	20～100	为慢波,呈梭形,清醒、安静、闭目时出现,睁眼或进行紧张性思维或接受其他刺激时消失(α 阻断),枕叶显著
β 波	14～30	5～20	为快波,觉醒、睁眼、兴奋、激动、注意力集中时出现,额叶、顶叶较显著
δ 波	1～3	20～200	为慢波,睡眠、深度麻醉及婴儿期出现,额叶较显著
θ 波	4～7	100～150	为慢波,睡眠、困倦时出现,颞叶、顶叶较显著

一般认为,脑电波由高振幅的慢波转化为低振幅的快波时表示皮层兴奋,而由低振幅的快波转化为高振幅的慢波时表示皮层抑制。快波是一种去同步化现象,是大脑新皮层处在紧张活动状态时的主要

脑电活动;慢波是一种同步化现象,其中 α 波是安静状态时的主要脑电活动,δ 波、θ 波则是睡眠或困倦状态下的主要脑电活动。

在临床上,脑电图描记对诊断某些疾病,如癫痫、颅内占位性病变(肿瘤、血肿、脓肿)等有一定价值,CT 并不能完全代替脑电图。

(二)脑电波形成的机制

研究表明,脑电波主要是由皮层细胞的突触后电位总和形成的,即是由胞体和树突的电位变化形成的,而不是神经元所发生的动作电位的总和。因此,单个神经元的突触后电位不可能导致皮层表面的电位变化,只有大量神经元同时产生突触后电位(包括 EPSP 和 IPSP),才能引起皮层表面出现明显的电位变化。

四、觉醒与睡眠

觉醒与睡眠都是人和动物的正常生理活动所必需的。机体只有在觉醒状态下,才能从事各种活动,同时只有通过良好的睡眠才可使机体的体力和精力得到恢复。睡眠对于机体具有重要的保护意义,睡眠功能障碍将导致中枢神经系统活动的失常。大量的实验研究与临床研究资料表明,如果将睡眠剥夺,尤其是将深度睡眠剥夺后,人们就会出现注意力不集中、记忆力下降。正常人需要的睡眠时间,因年龄、工作及个体情况而不同。新生儿需要 18~20 h,儿童需要 12~14 h,成年人一般需要 7~9 h,老年人可减少为 5~7 h。

(一)觉醒状态的维持

如前所述,觉醒状态的维持与脑干网状结构上行激动系统的"唤醒"作用有关。进一步的研究发现,觉醒状态可分为脑电觉醒和行为觉醒两种。脑电觉醒是指脑电波呈现去同步化快波(β 波),而行为上不一定处于觉醒状态。脑电觉醒的维持与脑干网状结构上行激动系统(ACh 递质系统)和蓝斑上部去甲肾上腺素递质系统的活动有关。行为觉醒是指机体出现了觉醒时的各种行为表现,它的维持可能与中脑黑质多巴胺递质系统的功能有关。

(二)睡眠期间一般生理功能变化

在睡眠状态下,机体的生理功能活动发生了一系列变化,表现如下。

1.感觉与运动功能变化 机体的嗅、视、听、触等感觉功能暂时减退,骨骼肌反射活动和肌紧张减弱。

2.自主神经功能变化 心率和呼吸频率减慢,血压下降,基础代谢率降低,体温下降,瞳孔缩小,尿量减少,发汗功能增强,胃液分泌增多但唾液分泌减少。

(三)睡眠的时相及其特征

在睡眠过程中,除上述一般生理功能活动发生了一系列变化外,机体的脑电、肌电和眼电等活动也发生了特征性的变化。根据这些变化特征,将睡眠分为慢波睡眠与快波睡眠两个不同时相。不同睡眠时相的特征及生理意义如表 10-7 所示。

表 10-7　两种不同睡眠时相的特征及生理意义

特征及生理意义	睡眠类型	
	慢波睡眠(非快动眼睡眠)	快波睡眠(快动眼睡眠)
脑电图	同步化慢波	去同步化快波(类似警醒状态的脑电波)
眼电图	无快速眼动	出现快速眼动
肌反射运动及肌紧张	减弱,仍有较多的肌紧张	肌肉几乎完全松弛,部分肢体抽动
心率、呼吸频率	减慢,但不显著	加快,变化不规则
血压	降低,但较稳定	升高或降低,变化不规则
做梦	偶尔	经常

续表

特征及生理意义	睡眠类型	
	慢波睡眠（非快动眼睡眠）	快波睡眠（快动眼睡眠）
唤醒阈值	低	高
睡眠持续时间	长（80～120 min）	短（20～30 min）
觉醒与睡眠时相转换	为首先和必经的阶段，生长激素释放明显增多	继慢波睡眠之后发生，可直接转为觉醒，脑组织的蛋白质合成增加，促进幼儿神经系统的发育、成熟
生理意义	有利于消除疲劳、恢复体力和促进儿童生长	促进成人建立新的突触联系，增强记忆功能

人们的皮肤得到合理的休息是青春永驻的基础。首先，合理的皮肤休息可促进皮肤细胞的新陈代谢。一天当中，皮肤新陈代谢最旺盛的时间是在晚上，特别是晚上 10 时左右到清晨 2 时之间。如果在这个时间获得较好的睡眠，就能加快皮肤的新陈代谢，使皮肤延缓衰老。其次，充足的睡眠可以加强皮肤的血液循环，因为只有当人处于睡眠状态时，血液才能通过毛细血管充分到达皮肤。充分的血液循环，能为皮肤提供充足的营养，加快皮肤消除疲劳，起到延缓衰老的作用。

（四）睡眠产生的机制

关于睡眠产生的机制，仍不完全清楚，解释其发生目前主要有下列三种学说。

1. 被动学说（passive theory） 该学说认为，睡眠即是觉醒状态的停止，是脑干网状结构上行激动系统的感觉传入冲动减少，导致中枢紧张性活动减退的结果。

2. 主动学说（active theory） 该学说认为，睡眠的发生是中枢神经系统内发生了主动调节的过程。大量动物实验表明，在脑干中可能存在一个睡眠诱导区（sleep-inducing area），位于包括中缝核、孤束核、蓝斑核、延髓网状结构等的区域。选择性破坏中缝核上部，慢波睡眠受抑制；而选择性破坏中缝核下部或蓝斑下部，快波睡眠受抑制。另外，刺激脑干尾端，可引起脑电同步化。刺激颞叶梨状区、扣带回前部、视前区等边缘系统结构均能诱发睡眠的发生。主动学说目前逐渐被较多的人接受。

3. 体液学说（theory of body fluids） 近年来，由于生化技术的发展，已经分别在脑静脉血、脑脊液或脑干组织中发现了数种促睡眠物质，它们都属于肽类。有人认为，慢波睡眠与脑内 5-羟色胺递质系统有关，快波睡眠主要与脑内 5-羟色胺和去甲肾上腺素递质系统有关。

（杨雅迪）

直通护考在线答题

第十一章 内 分 泌

能力目标

1. 掌握：激素的概念；激素作用的一般特征；几种主要激素（生长激素、甲状腺激素、糖皮质激素、胰岛素等）的生理作用及其分泌的调节。

2. 熟悉：激素的作用方式和甲状旁腺激素的主要作用。

3. 了解：激素的分类。

4. 能够用所学生理学知识解释巨人症、侏儒症、呆小症的发病机制和长期大量使用糖皮质激素患者停药的方法。

第一节 概 述

人体内的腺体或细胞转移并释放某种化学物质的过程称为分泌（secretion），包括外分泌和内分泌。内分泌是指细胞的分泌物不经导管排出而直接进入血液或其他体液的过程。外分泌是外分泌腺通过导管将分泌物排放到体表或体腔的过程。本章主要讨论内分泌。

一、激素及其作用方式

(一)激素

内分泌系统包括内分泌腺（下丘脑、垂体、甲状腺等）、内分泌组织（如胰岛）和散在于各系统或组织内的内分泌细胞。由内分泌腺或散在的内分泌细胞所分泌的高效能的生物活性物质，经组织液或血液传递而发挥其调节作用，此种化学物质称为激素（hormone）。

(二)激素作用的方式

激素传递信息的方式有多种：大多数激素经血液运输至远距离的靶细胞或组织而发挥作用，这种方式称为远距分泌；有的激素由组织可直接弥散于邻近细胞而发挥作用，称为旁分泌；下丘脑某些核团的神经细胞，不仅具有神经元的结构与功能，而且还兼有合成与分泌激素的功能，这些神经细胞分泌的激素经神经纤维轴浆流动运送至末梢释放，这类细胞称为神经内分泌细胞，它们产生的激素称为神经激素，这种方式称为神经分泌；激素也可以作用于分泌它的细胞，这种方式称为自分泌（图11-1）。

二、激素的分类

激素的种类很多，来源复杂，按其化学性质分为以下几类。

(一)蛋白质和肽类激素

蛋白质和肽类激素属于含氮激素。

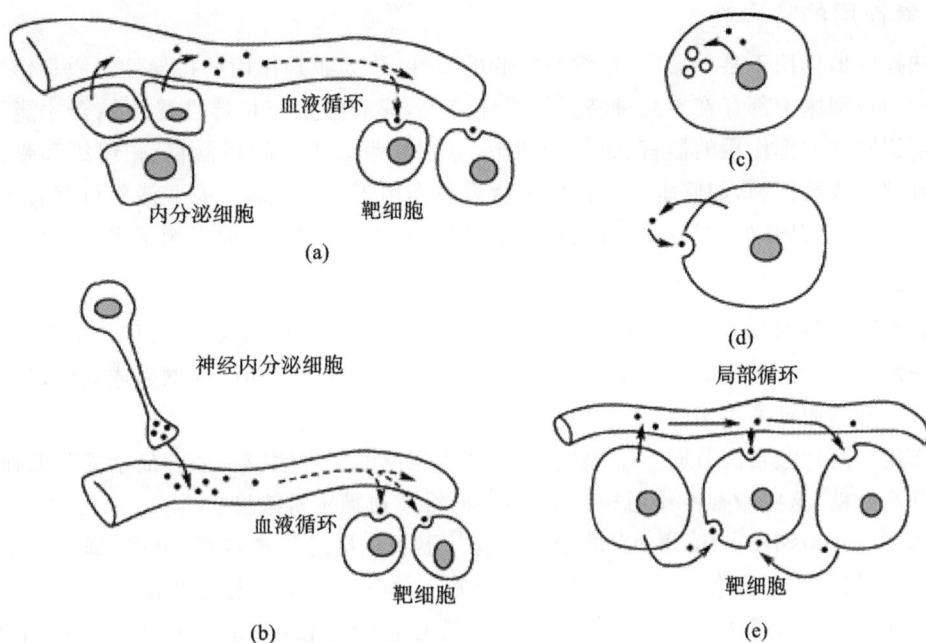

图 11-1　激素传递信息的方式

注：(a)内分泌(远距分泌)；(b)神经分泌；(c)内在分泌；(d)自分泌；(e)旁分泌。

蛋白质激素主要有胰岛素、甲状旁腺激素、腺垂体分泌的各种激素。

肽类主要有下丘脑调节肽、神经垂体激素、降钙素、胰高血糖素等。

这些激素均易被胃肠道消化酶水解,药用时不宜口服,应予以注射。

(二)胺类激素

胺类激素也属于含氮激素。

胺类激素主要有肾上腺素、去甲肾上腺素、甲状腺激素。

除甲状腺激素外,此类激素均不宜口服。

(三)类固醇激素

肾上腺皮质激素：糖皮质激素、盐皮质激素、性激素。

性激素：雌激素、孕激素、雄激素。

胆固醇的衍生物——1,25-二羟维生素 D_3 也被视为类固醇激素。

这类激素特点是可口服。

三、激素作用的一般特征

激素的化学结构各异,但它们在发挥作用过程中,却具有共同的特征。

(一)激素的信息传递作用

激素是一种化学信息物质,通过体液途径,能将生物信息由内分泌细胞传递到靶细胞,以加强或减弱细胞内原有的功能活动。激素在细胞之间起传递信息的作用,它本身并不直接参与细胞的物质和能量代谢过程,仅仅起"信使"的作用。激素在完成信息传递后便被分解失活。

(二)激素的高效能

激素在血液中含量极少,只有纳摩尔每升(nmol/L),甚至皮摩尔每升(pmol/L),含量虽少,但其作用很强。当激素与受体结合后,细胞内发生一系列酶促反应,发挥高效能生物放大作用。例如,1 分子肾上腺素可以使肝脏产生 1 亿分子以上的 1-磷酸葡萄糖。激素一旦分泌过多或过少,则表现为腺体功能亢进或不足的疾病。

(三)激素作用的特异性

激素有选择性地作用于某些器官、组织及细胞的特性,称为激素作用的特异性。激素作用的特异性与每一种激素的靶细胞上都存在着某种特异性受体有关,只有激素与特异性受体结合才能发挥其调节作用。被激素识别并发挥作用的器官、组织和细胞,分别称为该激素的靶器官、靶组织和靶细胞。有些激素只有一种靶腺或靶细胞,如腺垂体分泌的促激素只作用于相应靶腺。有些激素可有若干靶细胞,广泛作用于全身的组织细胞,如生长激素可促进骨骼、肌肉和蛋白质合成,而影响组织的生长、发育。

(四)激素间的相互作用

多种激素共同参与调节某一生理过程时,这些激素之间的作用是相互联系、相互依赖、相互影响的。

1.协同作用 多种激素调节同一生理过程时,共同引起一种生理功能的增强或减弱,如胰高血糖素与肾上腺素都有升高血糖的作用。

2.拮抗作用 两种激素调节同一生理过程,可产生相反的生理效应。如胰岛素能降低血糖,而胰高血糖素等则升高血糖,这些激素的作用相互拮抗,共同维持血糖正常浓度。

3.允许作用(permissive action) 有的激素本身并不能直接对某些器官、组织、细胞产生生理效应,但是它的存在,可使另一种激素作用明显增强,即为另一种激素的调节起支持作用,这种作用称为允许作用。如糖皮质激素对血管平滑肌无收缩作用,但是有它的存在,儿茶酚胺才能发挥对血管的生理效应。

知识拓展

"内分泌"概念的提出

法国生理学家 Claud Bernard 在 1855 年 1 月的一次演讲中首次使用了 internal secretion(内分泌)的概念。依据自己做的实验,他认为肝脏具有胆汁形式的外分泌和将所生成的糖直接分泌到血液中的内分泌功能。他提出了外分泌活动需要通过固定管道结构释放分泌物发挥作用的一种新的分泌方式。尽管他当初的内分泌概念与当今的内分泌概念不能同日而语,但却启迪了后人的研究思路。在此前的 1849 年,德国医生和教授 Berthold 基于他对阉割小公鸡成功的实验观察——没有神经联系的移植睾丸能使鸡冠正常生长等现象,得出了睾丸可能向血液释放某些物质,维持动物雄性行为和副性征的结论。在内分泌学发展史上,这是第一个最成功和明确的内分泌腺实验,后人称其"开辟了一条通向新的科学领域的道路"。

第二节 下丘脑与垂体

一、下丘脑与垂体的功能联系

下丘脑中许多核团的神经元兼有分泌细胞的功能,位于下丘脑内侧基底部促垂体区的小细胞肽能神经元分泌下丘脑调节肽,由垂体门静脉系统运送到腺垂体,调节腺垂体激素的合成与释放,构成下丘脑-腺垂体系统;而位于下丘脑视上核和室旁核的大细胞肽能神经元合成血管升压素和催产素,经下丘脑垂体束的轴浆运输到达并储存于神经垂体,构成下丘脑-神经垂体系统。它们将从大脑皮层或中枢神经系统其他部位传来的神经信息转变为激素信息,以下丘脑为枢纽,把神经调节与体液调节联系起来(图 11-2)。

(一)下丘脑调节性多肽

由下丘脑促垂体区肽能神经元分泌的、能调节腺垂体活动的肽类激素,统称为下丘脑调节性多肽

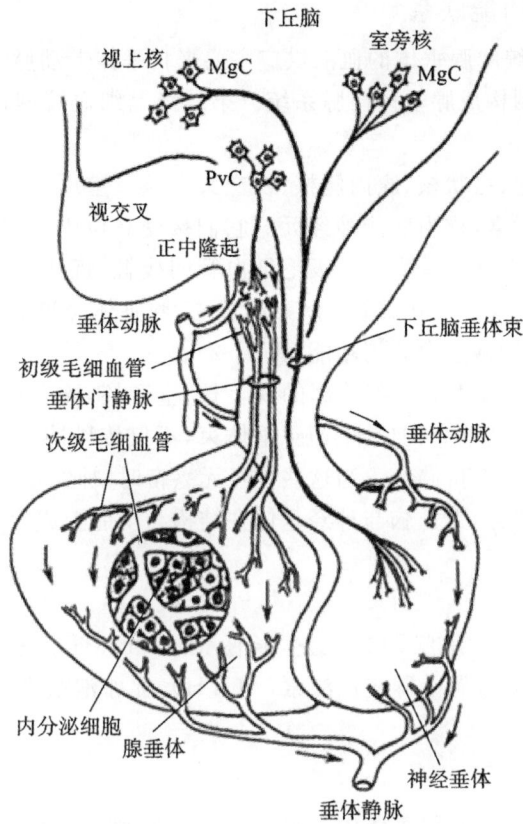

图 11-2　下丘脑-垂体功能结构联系

注：MgC 为大细胞肽能神经元；PvC 为小细胞肽能神经元。

(HRP)。迄今为止共发现 9 种下丘脑调节性多肽，其化学性质及主要作用见表 11-1。

表 11-1　下丘脑调节性多肽的化学性质及主要作用

下丘脑调节性多肽	英文缩写	化学性质	主要作用
促甲状腺激素释放激素	TRH	三肽	促进 TSH 释放，也能促进 PRL 释放
促性腺激素释放激素	GnRH	十肽	促进 LH 和 FSH 释放（以 LH 为主）
生长激素释放抑制激素（生长抑素）	GHRIH	十四肽	抑制 GH 释放，对 LH、FSH、TSH、PRL 及 ACTH 的分泌也有抑制作用
生长激素释放激素	GHRH	四十四肽	促进 GH 释放
促肾上腺皮质激素释放激素	CRH	四十一肽	促进 ACTH 释放
促黑（素细胞）激素释放因子	MRF	肽	促进 MSH 释放
促黑（素细胞）激素释放抑制因子	MIF	肽	抑制 MSH 释放
催乳素释放因子	PRF	肽	促进 PRL 释放
催乳素释放抑制因子	PIF	多巴胺（?）	抑制 PRL 释放

（二）下丘脑激素分泌的调节

各种下丘脑调节性多肽的作用机制略有不同。下丘脑调节性多肽与腺垂体靶细胞膜受体结合后，对腺垂体相应激素的释放进行调节。在机体遇到应激刺激时，CRH 分泌增多，它具有昼夜节律性，清醒时分泌增多，清晨 6～8 时达高峰，0 时最低。GHRH、ACTH 及皮质醇分泌节律均同步，因此临床上可通过 24 h 尿液或血浆皮质醇的测定，观察其昼夜曲线，来判断下丘脑-腺垂体-肾上腺皮质轴的功能。

(三)下丘脑与垂体的功能联系

1. 下丘脑-腺垂体门脉系统　腺垂体的血液供应主要来自垂体上动脉。由第一级毛细血管网、垂体门微静脉及第三级毛细血管网构成腺垂体门脉系统。第二级毛细血管网再汇合成为垂体静脉,然后出腺垂体后注入邻近的静脉。

下丘脑基底部的正中隆起、弓状核、腹内侧核、视交叉上核及室周核等处是"促垂体区"。这些核团的神经元分泌神经肽或肽类激素,称为肽能神经元。它们接受高位中枢神经系统的控制。肽能神经元的短轴突末梢与下丘脑-腺垂体门脉系统第一级毛细血管网接触,将其自身合成的神经肽释放入血液,通过下丘脑-腺垂体门脉系统运输,调节腺垂体激素的分泌,腺垂体分泌的激素也可经下丘脑-腺垂体门脉系统反向流动,影响下丘脑的神经内分泌功能(图11-2)。

2. 下丘脑-神经垂体系统　位于下丘脑前部的视上核、室旁核,既有典型神经元功能,又具有合成、分泌升压素和催产素的功能。其轴突构成下丘脑-垂体束,不仅传导冲动,而且经轴浆运输将这两种激素运至神经末梢,并在神经垂体部位储存。当这些神经元兴奋时,神经垂体激素释放入血液,因此,可将神经垂体视为下丘脑的延伸部分,下丘脑与神经垂体在结构与功能上成为一体(图11-2)。

二、腺垂体

腺垂体是体内最重要的内分泌腺,它分泌生长激素(GH)、催乳素(PRL)、促黑(素细胞)激素(MSH)、促甲状腺激素(TSH)、促肾上腺皮质激素(ACTH)、促卵泡激素(FSH)和黄体生成素(LH)七种激素。

(一)腺垂体激素及其作用

1. 生长激素(GH)　生长激素是腺垂体中含量较多的一种激素。人生长激素由191个氨基酸残基组成,相对分子质量为22000,其化学结构与人催乳素十分相似,二者除具有特定作用外,相互间还有一定的交叉作用。成人安静、空腹的情况下,血浆中生长激素的浓度,男性不超过5 $\mu g/L$(一般为2 $\mu g/L$),女性高于男性(不超过10 $\mu g/L$)。儿童血浆生长激素浓度高于成人。血浆生长激素浓度还受睡眠、锻炼、血糖及性激素水平等多种因素影响。入睡后生长激素分泌明显增加,约60 min达到高峰,以后逐渐减少。生长激素在血中的半衰期为6~20 min。

生长激素的生理作用如下。

(1)促进生长:生长激素可促进物质代谢和生长发育,对机体各器官、组织均有影响,尤其对骨骼、肌肉及内脏器官的作用更为显著。实验证明,幼年动物切除腺垂体后,生长即停滞;如能及时补充生长激素,则能使动物恢复生长发育。临床观察可见,若幼年时期生长激素分泌不足,则患儿生长停滞,身材矮小,称为侏儒症;如果幼年时期生长激素分泌过多,则引起巨人症。成人如果发生生长激素分泌过多的情况,由于骨骺已经闭合,长骨不会再生长,但肢端的短骨、颅骨及软组织可出现异常的生长,表现为手足粗大、鼻大唇厚,下颌突出及内脏器官增大等现象,称为肢端肥大症。

生长激素的促生长作用是通过诱导肝产生生长素介质(SM)发挥作用的。生长素介质是一种化学结构与胰岛素相似的多肽类物质,又称为胰岛素样生长因子(IGF)。其主要作用是促进氨基酸进入软骨细胞,加速蛋白质合成,促进软骨细胞分裂增殖及骨化,使长骨增长,机体长高。

(2)促进代谢:生长激素具有促进蛋白质合成、促进脂肪分解和升高血糖的作用。同时,它使机体的能量来源由糖代谢向脂肪代谢转变,促进生长发育和组织修复。生长激素可促进脂肪分解,增强脂肪酸的氧化,使组织脂肪量减少;生长激素还可抑制外周组织对葡萄糖的摄取和利用,减少葡萄糖的消耗,升高血糖。生长激素分泌过多,可因血糖升高而引起糖尿,称为垂体性糖尿。

2. 催乳素(PRL)　催乳素是含有199个氨基酸的蛋白质类激素,成人血浆中PRL浓度低于20 $\mu g/L$,其化学结构与人生长激素近似,故两者的生理作用有交叉。

(1)对乳腺的作用:催乳素促进乳腺生长发育,引起并维持乳腺泌乳。女性在青春期,乳腺发育主要与雌激素、孕激素、生长激素、甲状腺激素及PRL等有关,多种激素相互协同。妊娠期,PRL、雌激素和孕激素分泌较多,使乳腺进一步生长发育,但过多的雌激素、孕激素对PRL的泌乳有抑制效应,这可能是妊娠期间不泌乳的原因之一。分娩后,雌激素与孕激素水平迅速下降,催乳素才发挥其始动和维持泌乳的作用。

(2)对性腺的作用:催乳素与黄体生成素共同作用,促进黄体形成并维持孕激素的分泌。在女性,催乳素具有促进排卵、促进黄体生成及促进雌激素、孕激素分泌的作用;在男性,催乳素可促进前列腺和精囊的生长,促进睾酮的合成。

(3)在应激状态中的作用:在应激状态下,血中催乳素浓度升高,且常与促肾上腺皮质激素和生长激素浓度同时升高,刺激停止后,数小时才恢复正常。

3.促黑激素(MSH) 人类促黑激素是结构与功能均与ACTH有密切关系的多肽类激素,由腺垂体细胞分泌。其主要作用是促进黑素细胞中的酪氨酸酶的合成和激活,催化酪氨酸转变为黑色素,使皮肤、毛发、虹膜等部位颜色加深。

4.促激素 腺垂体分泌的促激素有促甲状腺激素、促肾上腺皮质激素和促性腺激素(包括促卵泡激素与黄体生成素)。

(1)促甲状腺激素(TSH):促进甲状腺增生和合成并分泌甲状腺激素。

(2)促肾上腺皮质激素(ACTH):促进肾上腺皮质增生和合成并分泌糖皮质激素。

(3)促卵泡激素(FSH):男性称精子生成素。促进卵泡生长发育成熟,并与LH协同作用,使卵泡分泌雌激素;而精子生成素促进睾丸生成精子。

(4)黄体生成素(LH):男性称间质细胞刺激素。刺激睾丸间质细胞分泌雄激素。

(二)腺垂体激素分泌的调节

1.生长激素分泌的调节

(1)下丘脑对生长激素分泌的调节:腺垂体生长激素的分泌受下丘脑GHRH与GHRIH的双重调节,前者促进生长激素分泌,后者则抑制其分泌。分泌GHRH的神经元主要位于下丘脑弓状核和腹内侧核;产生GHRIH的神经元主要分布于下丘脑室周核及弓状核等处。这些核团之间有广泛的突触联系,形成复杂的神经环路,通过多种神经肽或递质相互促进与制约,共同调节GH的分泌。一般认为,GHRH对GH的分泌起经常性的调节作用,而GHRIH则主要在应激等刺激引起GH分泌过多时才对GH分泌起抑制作用。GHRH和GHRIH二者相互配合,共同调节腺垂体GH的分泌(图11-3)。

(2)反馈调节:生长激素与其他腺垂体激素一样,也可对下丘脑和腺垂体发挥负反馈调节作用。实验表明,不仅GH能反馈抑制下丘脑GHRH的释放,而且GHRH对其自身释放也有负反馈调节作用。此外,IGF-1对GH的分泌也有负反馈调节作用。在体外培养的腺垂体细胞,IGF-1可直接抑制GH的基础分泌和GHRH刺激引起的分泌。在整体动物中,IGF-1能刺激下丘脑释放GHRIH,从而抑制垂体分泌GH。可见,IGF-1可通过下丘脑和腺垂体两个水平对GH的分泌进行负反馈调节。

(3)睡眠的影响:人在进入慢波睡眠时,GH分泌增加;转入快波睡眠后,GH分泌减少。慢波睡眠时GH的分泌增多,有利于机体的生长发育和体力的恢复。

(4)性别:性别主要影响GH的分泌模式。在实验中发现,雄鼠的GH表现为明显的脉冲式分泌,而雌鼠为持续性分泌。在人类,青年女性GH的连续分泌比青年男性明显,其机制可能与性激素的水平有关。

(5)代谢因素:能量供应缺乏或耗能增加,如饥饿、运动、低血糖及应激反应等时,均可引起GH分泌增多。血糖降低是刺激GH分泌最有效的因素,相反,血糖升高则可抑制GH的分泌。当血中氨基酸增多时,也可引起GH分泌增加,而游离脂肪酸增多时则使GH的分泌减少(图11-3)。

2.催乳素分泌的调节 催乳素的分泌受下丘脑的双重调节。下丘脑催乳素释放因子(PRL)促进其分泌,催乳素释放抑制因子(PRIF)则抑制其分泌。在妊娠期PRL分泌显著增加。在授乳时,婴儿吸吮乳头时反射性引起PRL大量分泌,这是一种典型的神经内分泌反射。当乳头受到刺激,传入冲动到下丘脑,进而促使PRF释放增多导致腺垂体分泌PRL增加。人的精神活动对泌乳有重要影响,当乳母受到各种意外刺激引发剧烈情绪反应时,泌乳量会明显减少。

3.促黑激素分泌的调节 肾上腺皮质功能不足的患者,负反馈作用减弱,促黑激素分泌增多,发生

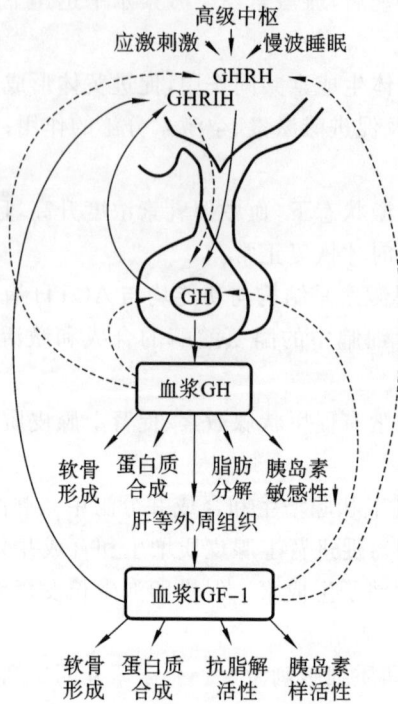

图 11-3　生长激素的作用与分泌的调节

注:GH 为生长激素;GHRIH 为生长抑素;

GHRH 为生长激素释放激素;IGF-1 为胰岛素样生长因子-1;

───→兴奋作用;-------→抑制作用。

皮肤色素沉着。促黑激素的分泌还受下丘脑促黑激素释放因子和促黑激素释放抑制因子的双重调节,前者促进促黑激素的分泌,后者则抑制其分泌。平时以促黑激素释放抑制因子作用占优势。

4. 促激素分泌的调节　促激素具有促进相应的靶腺增生和分泌的功能。它们分别作用于各自的靶腺形成下丘脑-腺垂体-靶腺轴调节方式。

三、神经垂体

神经垂体储存和释放的激素有血管升压素(抗利尿激素)和催产素两种,均为九肽,已由人工合成,并广泛应用于临床。神经垂体不含腺细胞,无分泌功能。

(一)神经垂体激素及其作用

血管升压素(VP)也称抗利尿激素(ADH),主要由下丘脑视上核合成;催产素(OXT)主要由室旁核合成,两个核团的激素与同时合成的神经垂体激素运载蛋白结合形成复合物,包装于囊泡中,呈分泌小颗粒状,经下丘脑-垂体束轴浆流,运送至神经垂体储存。机体受到适宜刺激时,下丘脑神经元兴奋,神经冲动沿轴突传导到神经末梢,发生去极化,Ca^{2+}内流入神经末梢,促使神经末梢的分泌囊泡以出胞方式将神经垂体激素与运载蛋白一同释放入血液(详见第八章肾脏的排泄功能)。

1. 血管升压素的生理作用　生理状态时 VP 浓度很低,主要是抗利尿作用,因此又称为抗利尿激素(ADH)。VP 分泌不足则尿量大增,每日可达 5~10 L,称为尿崩症(详见第八章肾脏的排泄功能)。

应激情况下,下丘脑视上核与室旁核 VP 分泌增加,可引起外周小动脉收缩,维持一定血压。因此VP 药用时,常用作肺、食管及子宫等微血管出血时的止血药。

2. 催产素的生理作用　催产素的作用是促进排乳及刺激子宫收缩。

(1)对乳腺的作用:哺乳期乳汁储存于腺泡中,催产素促进乳腺腺泡和导管周围肌上皮细胞收缩,腺泡内压升高,将乳汁由输乳管排出。

(2)对子宫的作用:催产素对非孕子宫的作用较弱,妊娠末期子宫平滑肌对催产素较敏感。雌激素可提高子宫对催产素的敏感性,而孕激素的作用则相反。催产素在临床上的作用,主要是诱导分娩和预防或减少产后出血。

(二)神经垂体激素分泌的调节

1. 血管升压素分泌的调节　在正常饮水的情况下,血浆中血管升压素的浓度很低,仅 $1\sim4$ ng/L。生理剂量的 VP 可促进肾脏远曲小管和集合管对水的重吸收,发挥抗利尿作用。在机体脱水和失血等情况下,VP 的释放量明显增加,能发挥其升高和维持血压以及保持体液的作用(详见第八章肾脏的排泄功能)。

2. 催产素分泌的调节　射乳反射:吸吮乳头的感觉信息沿传入神经传到下丘脑,反射性引起催产素分泌增加,使乳腺腺泡和导管周围肌上皮细胞收缩,腺泡内压力增高,促进乳汁排出,即射乳反射,是典型的神经内分泌反射。在性交过程中,阴道及子宫颈受到的机械性刺激也可通过神经反射途径引起催产素分泌和子宫肌收缩,有利于精子在女性生殖道内的运行。多巴胺与 β-内啡肽可抑制下丘脑 GnRH 的释放,使腺垂体促性腺激素分泌减少,导致哺乳期月经周期暂停。由于哺乳活动可反射性地引起催乳素和催产素释放,因此可促进乳汁分泌与排出,加速产后子宫收缩复原。

第三节　甲　状　腺

导学案例 11-1

　　患者,男,1 岁,表现为头大、颈短、皮肤粗糙、面色苍黄、毛发稀疏、眼睑水肿、眼距宽、鼻梁低平、唇厚,舌大而宽厚、常伸出口外。去医院查体:T 35.7 ℃,R 35 次/分,P 90 次/分,BP 70/60 mmHg,精神差,安静少动,对周围事物反应少,嗜睡,食欲不振,声音低哑,心音低钝,肌张力低,智力发育低下,表情呆滞、淡漠,神经反射迟钝;运动发育障碍,翻身、坐、立、走的时间均延迟。同时,骨化中心发育不全,骨骺愈合延迟,长骨生长停滞,导致身材矮小,门诊诊断为呆小症。

　　具体任务:用生理学的知识解释呆小症的形成原因。

案例解析
11-1

一、甲状腺激素的代谢

(一)甲状腺与甲状腺激素

甲状腺是人体内最大的内分泌腺,其重量为 $20\sim25$ g。甲状腺由许多大小不等的单层上皮细胞围成的腺泡组成。腺泡上皮细胞是甲状腺激素合成与释放的部位。腺泡腔内充满腺泡上皮细胞的分泌物——胶质,其主要成分是含有甲状腺激素的甲状腺球蛋白。因此,胶质是甲状腺激素的储存库,而甲状腺激素也是体内唯一在细胞外储存的内分泌激素。

甲状腺激素(TH)是酪氨酸的碘化物,主要有两种,即甲状腺素,也称四碘甲腺原氨酸(T_4),和三碘甲腺原氨酸(T_3)。在血液中生物活性最强的是三碘甲腺原氨酸(T_3)。甲状腺激素及酪氨酸、一碘酪氨酸(MIT)和二碘酪氨酸(DIT)的化学结构如图 11-4 所示。

此外,在甲状腺滤泡之间和滤泡上皮细胞之间有滤泡旁细胞,也称 C 细胞,可分泌降钙素。

(二)甲状腺激素的合成与代谢

甲状腺激素合成的主要原料有碘和甲状腺球蛋白,碘主要来源于食物。正常成人每天从食物中摄取碘 $100\sim200$ μg,其中有 1/3 被甲状腺摄取。其合成包括以下三个方面。

1. 甲状腺腺泡聚碘　机体由肠道吸收的碘以 I^- 的形式存在于血浆中。甲状腺内 I^- 的浓度比血液中高 $20\sim25$ 倍,因此,甲状腺上皮细胞对碘的摄取是逆电化学梯度的主动转运过程。该转运体依赖 Na^+-K^+ 泵的活动提供能量。在临床上常用注入放射性碘示踪法检查与判断甲状腺的聚碘能力及其功

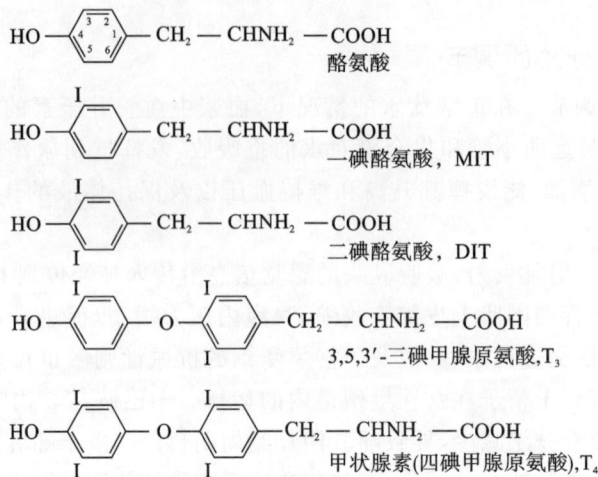

图 11-4　甲状腺激素及酪氨酸、MIT 和 DIT 的化学结构

能状态。

2. 碘的活化　机体摄入腺泡上皮的 I^- 在甲状腺过氧化酶(TPO)的催化下被活化成碘原子,若过氧化酶先天不足,I^- 的活化就发生障碍,可导致甲状腺肿大。碘的活化是碘取代酪氨酸残基上的氢原子的先决条件。

3. 酪氨酸的碘化与甲状腺激素的合成　腺泡上皮细胞合成的甲状腺球蛋白(TG)含有酪氨酸残基。活化后的碘取代酪氨酸残基上氢原子的过程称为酪氨酸的碘化。碘化后的酪氨酸先生成一碘酪氨酸(MIT)和二碘酪氨酸(DIT)。然后一个分子 MIT 与一个分子 DIT 耦联,生成 T_3;两分子 DIT 耦联,生成 T_4。

在甲状腺激素合成的过程中,甲状腺过氧化酶(TPO)直接参与碘的活化、酪氨酸的碘化等多个环节,起催化作用。TPO 在腺泡上皮细胞顶端膜的微绒毛处分布最多,其合成与活性受促甲状腺激素(TSH)调节。在实验中摘除大鼠垂体 48 h 后,TPO 的活性消失;注入促甲状腺激素后 TPO 恢复活性。硫脲类药物可抑制 TPO 的活性,使甲状腺激素合成减少,在临床上可用于甲状腺功能亢进症的治疗。

4. 甲状腺激素的代谢　T_4 和 T_3 降解的主要方式是脱碘。正常成人血浆中 T_4 的半衰期约为 7 天,T_3 的半衰期为 1.5 天。甲状腺激素降解的主要部位是肝、肾、垂体、骨骼肌。甲硫氧嘧啶等药物能抑制外周组织脱碘生成 T_3 的过程,在妊娠、饥饿及代谢紊乱等应激情况下,可促进 T_4 转化为 T_3 或 T_3 脱碘时形成二碘、一碘或不含碘的产物。脱下的碘可被再利用,成为合成甲状腺激素的原料,但大部分随尿液排出体外。

(三)甲状腺激素的储存、释放和运输

1. 储存　甲状腺球蛋白上形成的 T_3、T_4 在腺泡腔内以胶质的形式储存。其特点是储存于腺泡腔内;并且储存量大,可供机体利用 50~120 天,在体内各种激素的储存量上属第一。甲状腺球蛋白是上述酪氨酸碘化和耦联的场所。当甲状腺内碘化活动增强时,由于 DIT 含量增加,T_4 含量也相应增加;反之,碘缺乏时,MIT 的含量增加,故 T_3 的含量增加。在临床应用甲状腺药物时,需较长时间才能奏效。

2. 释放　在 TSH 的作用下,腺泡上皮细胞伸出伪足,将滤泡腔中的甲状腺球蛋白吞饮入腺泡上皮细胞,在胞质内与溶酶体融合形成吞饮小体,后者与溶酶体融合,甲状腺球蛋白被水解,释放 T_3 与 T_4 入血,也有微量的 MIT 和 DIT 释放入血。

3. 运输　进入血浆中的 T_3、T_4,99% 以上与血浆中的甲状腺素结合球蛋白、甲状腺素结合前白蛋白及白蛋白结合,其余以游离形式存在。只有游离型甲状腺激素才能进入靶组织细胞,发挥生理效应,而结合型的甲状腺激素则没有生理效应。游离型和结合型的甲状腺激素可相互转化,二者间维持动态平衡。

甲状腺激素的合成、分泌与运输见图 11-5。

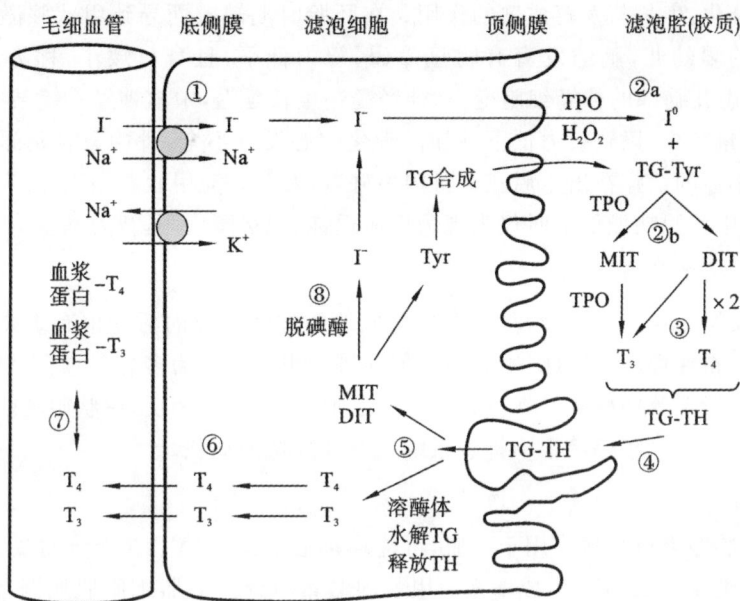

图 11-5　甲状腺激素的合成、分泌与运输

注:①滤泡细胞通过钠-碘转运体主动捕获碘(聚碘);②a 甲状腺过氧化物酶(TPO)催化无机碘迅即氧化为有机活化碘(I^0);②b 同时将甲状腺球蛋白(TG)中酪氨酸残基(Tyr)碘化为 MIT、DIT;③MIT、DIT 经 TPO 作用缩合为 T_3、T_4,并储存在滤泡腔内;④在 TSH 刺激下,滤泡上皮细胞伸出伪足吞饮胶质中的 TG;⑤溶酶体水解吞噬泡内的 TG,释放出包括 T_3、T_4 在内的碘化酪氨酸;⑥T_3、T_4 扩散入血;⑦血液中的 TH 几乎全部与血浆蛋白结合进行运输;⑧MIT 和 DIT 在脱碘酶作用下释放出的碘和酪氨酸可供合成激素再利用。

二、甲状腺激素的生理作用

甲状腺激素作用十分广泛,其主要的作用是促进物质与能量代谢,促进生长及发育过程。

(一)对体温的影响

主要是产热效应,可提高机体绝大多数组织的耗氧量和产热量,尤其以心、肝、骨骼肌和肾脏最为显著。研究表明,T_4 可使机体增加产热量约 4200 kJ,基础代谢率提高 28%。T_3 的产热作用比 T_4 强 3～5 倍。因此,患甲状腺功能亢进症的患者,激素分泌过多,会出现产热量增加,体温偏高,怕热,容易出汗,基础代谢率可升高 60%～80%。由于基础代谢率增高,体内的脂肪和蛋白质分解都增加,如果进食量没有相应增加,患者就会消瘦,体重降低。反之,甲状腺功能低下的患者,激素分泌过少,会出现产热量减少,体温偏低,喜热怕冷,基础代谢率可降低 30%～50%。

(二)对物质代谢的影响

1. 蛋白质代谢　生理剂量的 T_3、T_4 可加速蛋白质的合成,表现为正氮平衡。但是,甲状腺激素对蛋白质代谢的影响是双向的,T_3 和 T_4 过多时又可促进蛋白质的分解,特别是加速骨骼肌的蛋白质分解,导致血钙升高和骨质疏松。甲状腺功能低下的患者,蛋白质合成减少,肌肉乏力,组织间隙中黏蛋白增多,并结合大量离子和水分子,形成水肿,称为黏液性水肿(myxedema)。

2. 糖代谢　甲状腺激素能促进小肠黏膜对糖的吸收,增强糖原分解,使血糖升高;同时又能增强外周组织对糖的利用,使血糖降低。甲状腺激素还能促进小肠对糖的吸收。甲状腺功能亢进患者血糖升高,甚至出现糖尿。

3. 脂肪代谢　甲状腺激素促进脂肪酸氧化,加速胆固醇降解,并增强儿茶酚胺与胰高血糖素对脂肪的分解作用。甲状腺激素也可促进胆固醇的合成,但分解的速度超过合成,因此,甲状腺功能亢进时,患者血中胆固醇的含量常低于正常值;反之,甲状腺功能低下时,患者血中胆固醇的含量常高于正常值,易引起动脉硬化。

(三)对生长发育的影响

甲状腺激素是维持机体正常生长发育不可缺少的激素,特别是对骨和脑的发育尤为重要。甲状腺

护考提示
甲状腺激素的生理作用。

激素具有促进组织分化、生长与发育成熟的作用。在胚胎时期缺碘而导致甲状腺激素合成不足或出生后甲状腺功能低下的婴幼儿,脑的发育有明显障碍,智力低下,且身材矮小,称为呆小症(即克汀病,cretinism)。表现为患儿脑部的神经细胞变小,神经髓鞘生长延迟,中枢神经系统某些酶合成障碍,蛋白质、磷脂和递质的含量减少,以致智力低下;同时,骨化中心发育不全,骨骺愈合延迟,长骨生长停滞,导致身材矮小。对呆小症的治疗在出生后三个月内最好,应及时补充甲状腺激素,过迟则难以奏效。成人因脑已经发育成熟,甲状腺功能低下时仅表现为反应迟钝、记忆障碍等,智力基本不受影响。

（四）对神经系统的影响

甲状腺激素不仅影响神经系统发育,对已分化成熟的神经系统的活动也有重要作用。甲状腺激素能使交感神经系统兴奋性提高。因此,甲状腺功能亢进的患者表现为多愁善感、喜怒无常、失眠多梦、注意力不易集中及肌肉颤动等中枢神经系统兴奋性明显增高的症状;相反,甲状腺功能低下的患者表现为记忆力减退、行动迟缓、终日嗜睡等中枢神经系统兴奋性降低的症状。

（五）其他作用

目前认为,甲状腺激素可直接作用于心肌,可能增加心肌细胞膜上 β 受体的数量,促进肾上腺素对心肌细胞的作用,使细胞内 cAMP 生成增多。甲状腺激素可促进心肌细胞肌质网释放 Ca^{2+},激活与心肌收缩有关的蛋白质,提高心肌收缩力使心率加快,心输出量增加,收缩压升高,舒张压稍降低或正常,脉压增大。甲状腺功能亢进的患者可因此出现心肌肥大或心力衰竭。

此外,甲状腺激素还可促进食欲,所以甲状腺功能亢进时,三大营养物质的分解代谢增强,患者常感到饥饿,食欲旺盛,但机体却明显消瘦。

三、甲状腺功能的调节

甲状腺激素的合成和分泌主要受下丘脑-腺垂体-甲状腺轴调节(图 11-6),包括下丘脑-腺垂体对甲状腺的调节及甲状腺激素对下丘脑和腺垂体的反馈调节。此外,甲状腺还存在一定程度的自身调节和受自主神经活动的影响。

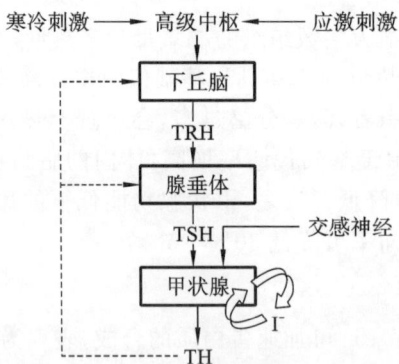

图 11-6 下丘脑-腺垂体-甲状腺轴的活动

注:TH 表示甲状腺激素;TSH 表示促甲状腺激素;TRH 表示促甲状腺激素释放激素;
——表示促进作用或分泌活动;--------表示抑制作用。

（一）下丘脑-腺垂体-甲状腺轴

1. 促甲状腺激素(TSH)的调节 腺垂体分泌的 TSH 是调节甲状腺功能的主要激素,它呈脉冲式释放,每 $2\sim4$ h 出现一次波动,在此基础上呈日周期变化。血中 TSH 浓度清晨高、午后低。患甲状腺功能亢进症的患者血中的 T_3 与 T_4 明显增多,但 TSH 未增多,原因在于血中存在一种人类刺激甲状腺免疫球蛋白,其化学结构和功能与 TSH 相似,能与 TSH 竞争甲状腺细胞膜上的受体,使 T_3 和 T_4 合成与释放增加,腺体细胞增生肥大。

2. 促甲状腺激素释放激素(TRH)的调节 下丘脑合成的 TRH 经垂体门脉系统运送到腺垂体,它与腺垂体促甲状腺激素细胞膜上特异性受体结合后,激活腺苷酸环化酶使 cAMP 生成,通过 cAMP 促进 TSH 分泌。下丘脑 TRH 神经元接受大脑及其他部位神经元的传入信息的调控,如寒冷、紧张、缺氧等刺激可通过中枢神经系统刺激下丘脑,引起 TRH 分泌。

3. 反馈调节 血液中 T_3 和 T_4 浓度升降变化对腺垂体 TSH 分泌活动起负反馈作用。当血液中游离的 T_3 和 T_4 浓度升高时,可诱导腺垂体促甲状腺激素细胞合成抑制性蛋白质,它使 TSH 合成与释放减少,同时还可降低腺垂体对 TRH 的反应性。T_3 与 T_4 对腺垂体 TSH 分泌活动的负反馈作用,是一个经常持续的调节因素。

地方性甲状腺肿,主要是由于食物及饮水中缺碘,甲状腺激素的合成与分泌减少,对腺垂体的负反馈作用减弱,在 TRH 作用下腺垂体分泌 TSH 增加,致使甲状腺代偿性增生和肥大。

(二)甲状腺自身调节

在无神经和体液因素影响的情况下,甲状腺可根据碘的水平,调节自身对碘的摄取及合成甲状腺激素的能力,称为甲状腺的自身调节。

(三)自主神经系统对甲状腺活动的调节

交感神经肾上腺素能神经纤维与副交感神经胆碱能神经纤维直接支配甲状腺腺泡,电刺激交感神经使甲状腺激素合成与释放增加,副交感神经兴奋则相反。

第四节 肾 上 腺

导学案例 11-2

张某,女,30 岁,面部出现红斑,经日晒后加重,伴发热、关节疼痛 2 年。2 年后患者自觉日晒后症状较之前加重,直至面部红斑呈现蝶状、红褐色。5 个月后全身关节疼痛明显加重,且乏力。于当地医院按风湿性关节炎治疗 1 个月无效。此后关节疼痛、发热、口干等症状反复发作,伴口腔糜烂。曾经因持续性高热、关节疼痛于当地第四次入院治疗,经抗炎对症治疗无效。查体:舌质红、脉细沉、心肺无异常,颜面蝶状红褐色斑,两颊明显,可见毛细血管扩张。实验室检查:抗核抗体(+)、滴度 1:160、C3 补体 45 mg/dL、抗 DNA 抗体(+)、放射免疫结合率(+)、蛋白尿(++),诊断为系统性红斑狼疮。

具体任务:

用生理学的知识解释为什么系统性红斑狼疮患者长期大量应用糖皮质激素,不能突然停药。

案例解析
11-2

人体的肾上腺位于两侧肾脏的内上方,包括皮质和髓质两个部分,总重量为 8~10 g。肾上腺的皮质和髓质在形态、结构和功能上都是两个全然不同的内分泌腺体。肾上腺皮质分泌类固醇激素,其作用广泛,对维持机体的基本生命活动起重要作用;肾上腺髓质分泌儿茶酚胺类激素,主要在机体应急反应中起作用。

一、肾上腺皮质

肾上腺皮质由外向内可分为球状带、束状带和网状带。球状带主要合成和分泌盐皮质激素,如醛固酮;束状带主要合成和分泌糖皮质激素,如皮质醇;网状带主要合成和分泌性激素。这些激素都属于类固醇的衍生物,统称为类固醇激素(steroid hormones)。

正常情况下,成人清晨血清皮质醇浓度为 110~520 nmol/L,醛固酮浓度为 220~430 pmol/L。在血浆中皮质醇的半衰期为 70 min,醛固酮半衰期为 20 min。皮质激素主要在肝内降解。首先皮质醇被加氢还原,形成双氢皮质醇,随后产生无生物活性的四氢皮质醇,再与葡萄糖醛酸或硫酸结合,随尿排出

Note

体外。因此尿中皮质醇的含量可反映肾上腺皮质激素分泌的水平。

人们发现摘除动物的肾上腺后,动物很快就衰竭死亡,如能及时给予肾上腺皮质的提取物,则可以维持动物的生命。可见肾上腺皮质对于生命活动的维持极为重要。

关于醛固酮在第八章已有介绍,有关性激素将在第十二章介绍,这里着重讨论糖皮质激素。

(一)糖皮质激素的生理作用

糖皮质激素的作用广泛而复杂,对多种器官、组织都有影响,其作用主要有以下几个方面。

1.对物质代谢的影响

(1)糖代谢:糖皮质激素是体内调节糖代谢的重要激素之一。它既可促进糖异生,加强蛋白质的分解,又可降低外周组织对氨基酸的利用,使糖原异生的原料增多,并增强肝内与糖原异生有关的酶的活性。另一方面,糖皮质激素又可降低肌肉和脂肪等组织对胰岛素的反应性,使葡萄糖的利用减少,导致血糖升高。因此,糖皮质激素分泌过多,会出现高血糖,甚至出现糖尿;相反,肾上腺皮质功能低下的患者,可出现低血糖。

(2)蛋白质代谢:糖皮质激素可促进肝外组织特别是肌蛋白分解,并加速氨基酸进入肝脏,合成肝糖原。当糖皮质激素分泌过多时,蛋白质分解增强,合成减少,会出现消瘦、骨质疏松、皮肤变薄的症状,婴幼儿则可表现为生长迟缓。

(3)脂肪代谢:糖皮质激素可促进脂肪分解,增强脂肪酸在肝内的氧化过程,有利于糖异生作用。当肾上腺皮质功能亢进时,由于全身不同部位脂肪组织对糖皮质激素的敏感性不同,体内脂肪发生重新分布,会出现面圆、背厚、躯干部发胖而四肢消瘦的向心性肥胖的特殊体形。

2.对水、盐代谢的影响 糖皮质激素可降低肾小球入球小动脉的阻力,增加肾血流量,使肾小球滤过率增加,有利于水的排出。肾上腺皮质功能不全者,肾脏排水能力降低,严重时可出现水中毒。若此时补充适量糖皮质激素,可使病情缓解,而补充盐皮质激素则无效。糖皮质激素还有较弱的保钠排钾作用。

3.对血液系统的影响 糖皮质激素能增强骨髓的造血功能,使血液中红细胞和血小板的数量增加;同时可动员附着在血管边缘的中性粒细胞进入血液循环,故血液中的中性粒细胞增加。糖皮质激素可抑制胸腺和淋巴细胞的有丝分裂,使淋巴细胞减少;并能抑制 T 淋巴细胞产生白细胞介素 2。此外,糖皮质激素还可使嗜酸性粒细胞数目减少。

4.对循环系统的影响 糖皮质激素对血管没有直接的收缩效应,但它能提高平滑肌对儿茶酚胺的敏感性(允许作用),有利于提高血管的张力和血压的维持。另外,糖皮质激素可降低毛细血管壁的通透性,有利于维持血容量。实验证实,糖皮质激素可增强心肌的收缩力;但在整体条件下糖皮质激素对心脏的作用有待进一步的研究。

5.在应激反应中的作用 当机体受到多种有害刺激(如感染、缺氧、饥饿、创伤、手术、疼痛、寒冷及精神紧张等)时,腺垂体释放的促肾上腺皮质激素的浓度急剧增加,几分钟内血液中糖皮质激素的浓度也大大增加,并产生一系列反应,称为应激(stress)。在应激反应中,下丘脑-腺垂体-肾上腺皮质轴的功能增强,提高机体生存能力和对有害刺激的耐受力;同时,交感-肾上腺髓质系统的活动也加强,血液中儿茶酚胺的含量增加。生长激素、催乳素、胰高血糖素、血管升压素及醛固酮的分泌也增加。说明应激反应是一种以 ACTH 和糖皮质激素分泌增加为主,多种激素共同参与,使机体抵抗力增强的非特异性全身反应。

6.其他作用 糖皮质激素可促进胎儿肺泡的发育及肺泡表面活性物质的生成;抑制骨的生成;提高中枢系统兴奋性;提高胃腺细胞对迷走神经及胃泌素的反应性,增加胃酸及胃蛋白酶原的分泌等多种作用。临床上大剂量糖皮质激素可诱发或加剧胃、十二直肠溃疡,使用时应注意病情变化。此外,大剂量的糖皮质激素还具有抗炎、抗病毒、抗过敏和抗休克等药理作用。

(二)糖皮质激素分泌的调节

糖皮质激素的分泌可分为基础分泌和应激分泌两种形式。基础分泌是指在正常生理状态下的分泌,应激分泌是指应激刺激时机体发生适应性反应时的分泌。二者均由下丘脑-腺垂体-肾上腺皮质轴进行调控(图 11-7)。

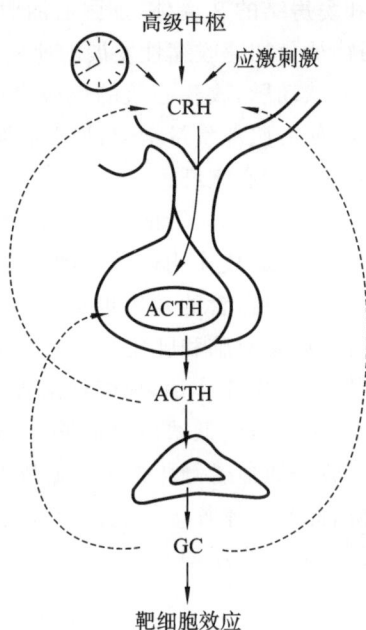

图 11-7 下丘脑-腺垂体-肾上腺轴皮质系及糖皮质激素分泌的调节
注:ACTH 为促肾上腺皮质激素;CRH 为促肾上腺皮质激素释放激素;GC 为糖皮质激素;
——→表示促进作用或分泌活动;------→表示抑制作用。

1. 下丘脑-腺垂体对肾上腺皮质功能的调节 下丘脑室旁核及促垂体区的肽能神经元可合成和释放促肾上腺皮质激素释放激素(CRH)。CRH 通过垂体门脉系统被运送到腺垂体促肾上腺皮质激素细胞中,通过 cAMP-PKA 途径使 ACTH 分泌增多,进而刺激肾上腺皮质对糖皮质激素的合成与释放。下丘脑 CRH 的释放呈日周期性节律和脉冲式释放,一般在清晨 6—8 时分泌达高峰,午夜则分泌最少。

2. 糖皮质激素对下丘脑和腺垂体的反馈调节 当血中糖皮质激素浓度增大时,ACTH 既可反馈性地抑制下丘脑 CRH 神经元和腺垂体 ACTH 神经元的活动,使 CRH 释放减少,ACTH 合成和分泌减少,此反馈称为长反馈。ACTH 还可反馈性地抑制 CRH 神经元的活动,此反馈称为短反馈。当机体在应激时,上述负反馈调节被抑制甚至消失,血中 ACTH 和糖皮质激素的浓度升高,从而提高机体对有害刺激的耐受力。

长期大量应用糖皮质激素的患者,外源性糖皮质激素可通过长反馈抑制 ACTH 的合成与分泌,甚至造成肾上腺皮质萎缩,分泌功能停止。如果突然停药,由于 ACTH 水平很低和肾上腺皮质萎缩,血中糖皮质激素水平低下,可引起肾上腺皮质危象,甚至危及生命。因此,在临床上必须采取逐渐减量的停药方法或间断给予 ACTH 的方法,不可骤然停药,以防止肾上腺皮质萎缩。

二、肾上腺髓质

肾上腺髓质嗜铬细胞分泌肾上腺素(Ad)和去甲肾上腺素(NA),它们均属于儿茶酚胺类化合物。肾上腺髓质释放的肾上腺素与去甲肾上腺素的比例大约为 4:1,即以肾上腺素为主。在血液循环中的去甲肾上腺素主要来自交感神经末梢的释放,其次是肾上腺髓质;而血液循环中的肾上腺素则主要来自肾上腺髓质。体内的肾上腺素和去甲肾上腺素通过单胺氧化酶及儿茶酚-O-甲基转移酶的作用降解,其降解产物香草扁桃酸可从尿中排出。

体内最重要的儿茶酚胺有肾上腺素、去甲肾上腺素及多巴胺(dopamine,DA)三种,我们重点讨论前两者。

(一)肾上腺素和去甲肾上腺素的生理作用

肾上腺素与去甲肾上腺素对心脏、血管、内脏平滑肌作用相似,但也有差别,主要作用如下。

1. 肾上腺素　肾上腺素能刺激 α 和 β 两类受体,产生较强的 α 型和 β 型作用。

(1)心脏:作用于心肌、传导系统和窦房结的 β_1 受体,加强心肌收缩性,加速传导,加快心率,提高心肌的兴奋性。对离体心肌的 β 型作用特征是加速收缩性发展的速率。由于心肌收缩性增加,心率加快,故心输出量增加。肾上腺素又能舒张冠状动脉,改善心肌的血液供应,且作用迅速,是一个强效的心脏兴奋药。同时,肾上腺素提高心肌代谢,使心肌耗氧量增加,加上心肌兴奋性提高,如剂量大或静脉注射快,可引起心律失常,出现期前收缩,甚至引起心室纤颤。

(2)血管:肾上腺素主要作用于小动脉及毛细血管前括约肌,因为这些小血管壁的肾上腺素受体密度高;而静脉和大动脉的肾上腺素受体密度低,故作用较弱。此外,体内各部位血管的肾上腺素受体的种类和密度各不相同,所以肾上腺素对各部位血管的效应也不一致,以皮肤黏膜血管收缩为最强烈;内脏血管,尤其是肾血管,也显著收缩;肾上腺素对脑和肺血管收缩作用十分微弱,有时由于血压升高而被动地舒张;骨骼肌血管的 β_2 受体占优势,故呈舒张作用;也能舒张冠状动脉。

(3)血压:在皮下注射治疗量(0.5～1 mg)或低浓度静脉滴注(每分钟滴入 10 μg)时,由于心脏兴奋,心输出量增加,故收缩压升高;由于骨骼肌血管舒张作用对血压的影响,抵消或超过了皮肤黏膜血管收缩作用的影响,故舒张压不变或下降;此时身体各部位血液重新分配,更适合紧急状态下机体能量供应的需要。较大剂量静脉注射时,收缩压和舒张压均升高。此外,肾上腺素尚能作用于肾小球旁细胞的 β_1 受体,促进肾素的分泌。

(4)支气管:能激动支气管平滑肌的 β_2 受体,发挥强大的舒张作用。同时,肾上腺素能抑制肥大细胞释放过敏性物质如组胺等,还可使支气管黏膜血管收缩,降低毛细血管的通透性,有利于消除支气管黏膜水肿。

(5)代谢:肾上腺素与去甲肾上腺素对代谢的作用为肾上腺素强于去甲肾上腺素。肾上腺素可促进肝糖原分解和糖异生,使血糖升高;促进脂肪分解,增加组织耗氧量和产热量;提高神经系统的兴奋性,使机体警觉,反应敏捷。

药用时,肾上腺素在心脏停止时用来刺激心脏,或是哮喘时扩张气管。由于它能直接作用于冠状动脉引起血管扩张,改善心脏供血,因此是一种作用快而强的强心药。肾上腺素还可松弛支气管平滑肌及解除支气管平滑肌痉挛。利用其兴奋心脏、收缩血管及松弛支气管平滑肌的作用,可以缓解心跳微弱、血压下降、呼吸困难等症状。

2. 去甲肾上腺素　去甲肾上腺素对 α 受体具有强大激动作用,对心脏 β_1 受体作用较弱,对 β_2 受体几乎无作用。

(1)血管:去甲肾上腺素可以激动血管的 α_1 受体使血管收缩。其中,皮肤黏膜血管收缩最明显,其次是肾脏血管。此外,脑、肝、肠系膜甚至骨骼肌的血管也都有收缩效应。

(2)心脏:去甲肾上腺素有较弱激动心肌 β_1 受体的作用,使心肌收缩性加强,心率加快,传导加速,心输出量增加。剂量过大时,心脏自动节律性增加,也会出现心律失常,但较肾上腺素少见。

(3)血压:去甲肾上腺素小剂量静脉滴注,血管收缩作用尚不十分剧烈时,舒张压升高不明显,由于心脏兴奋使收缩压升高,故脉压加大。较大剂量时,因血管强烈收缩,使外周阻力明显增高,故舒张压也明显升高,同时收缩压升高,但脉压变小。

(二)交感神经-肾上腺髓质系统

肾上腺髓质受交感神经节前纤维的支配,交感神经兴奋时,促进肾上腺髓质激素的分泌,构成交感神经-肾上腺髓质系统。

当机体遭遇紧急情况,受到伤害性刺激(如剧痛、焦虑、失血、缺氧、创伤及剧烈运动、窒息等)时,体内发生以交感神经-肾上腺髓质系统活动,交感神经兴奋,体内肾上腺素与去甲肾上腺素水平增高的反应为主的适应性变化就叫应急反应(emergency reaction)。表现如下:肾上腺髓质激素分泌明显增多,中枢神经系统的兴奋性提高,使机体反应灵敏;同时心率加快,心肌收缩力加强,心输出量增加,血压升高;呼吸频率和每分通气量增加;全身血液重新分布,保证重要器官的血液供应;血糖升高,脂肪分解加速,葡萄糖与脂肪酸氧化过程增强,以适应在应急情况下机体对能量的需要。实际上,应急与前文述及的应激是两个不同但又相关的概念。引起应急反应的刺激,往往也可以引起应激反应,两者既有区别,又相辅相成,共同提高机体的适应能力。

(三)肾上腺髓质激素分泌的调节

1. 交感神经的调节 肾上腺髓质受交感神经胆碱能节前纤维支配。交感神经兴奋时,其节前纤维的末梢释放乙酰胆碱,作用于嗜铬细胞上的 N 受体,引起肾上腺素和去甲肾上腺素的分泌。较长时间的交感神经兴奋,还可使合成儿茶酚胺所需的酶活性增强。

2. 促肾上腺皮质激素(ACTH)与糖皮质激素的调节 ACTH 和糖皮质激素对合成儿茶酚胺具有重要作用,摘除动物垂体后,肾上腺髓质的酪氨酸羟化酶、多巴胺 β-羟化酶与苯乙胺-N-甲基转移酶(PNMT)的活性降低,而补充 ACTH 可使这三种酶的活性恢复,但如果给予糖皮质激素,则后两种酶的活性恢复,而对酪氨酸羟化酶则无明显影响。ACTH 除可通过糖皮质激素发挥作用外,还能直接影响酪氨酸羟化酶的活性;糖皮质激素可直接影响多巴胺 β-羟化酶和 PNMT 的含量。

3. 反馈性调节 当去甲肾上腺素浓度增加到一定量时,可反馈抑制酪氨酸羟化酶的含量和活性,使合成减少;当肾上腺素浓度过高时,可反馈抑制 PNMT 的活性,使肾上腺素合成减少;反之,当胞质中肾上腺素与去甲肾上腺素减少时,则可解除上述负反馈作用,使肾上腺素与去甲肾上腺素合成增多。

第五节 胰 岛

胰岛是位于胰腺中的内分泌组织,分布于胰腺腺泡之间,形成大小不等的分泌细胞团,像海洋中的一个个小岛,故称胰岛。胰岛细胞至少可分为五种功能不同的细胞类型:A 细胞约占 20%,分泌胰高血糖素;B 细胞约占 75%,分泌胰岛素;D 细胞约占 5%,分泌生长抑素;D1 细胞可能分泌血管活性肠肽;而 PP 细胞数量很少,分泌胰多肽。本节主要讨论胰岛素和胰高血糖素。

一、胰岛素

胰岛素是含有 51 个氨基酸的小分子蛋白质,相对分子质量为 5808。由含有 21 个氨基酸残基的 A 链和含有 30 个氨基酸残基的 B 链组成,两链之间借两个二硫键相连。正常人在空腹状态下,血清胰岛素浓度为 35~145 pmol/L。血液中的胰岛素以与血浆蛋白结合及游离的两种形式存在,二者间保持动态平衡。只有游离形式的胰岛素才具有生物活性。我国科学工作者在 1965 年首先用化学方法合成了胰岛素,这是人类合成蛋白质的重大进展。

(一)胰岛素的生理作用

胰岛素是调节糖、脂肪、蛋白质代谢的重要激素之一,是维持血糖浓度稳态的主要激素。

1. 对糖代谢的影响 胰岛素能促进组织细胞对糖的摄取,储存和利用并抑制糖原分解和糖异生,从而增加血糖的去路,减少血糖的来源,使血糖降低。当胰岛素缺乏时,血糖浓度升高,大量糖从尿中排出,称糖尿病。

2. 对脂肪代谢的影响 胰岛素能促进脂肪酸和脂肪的合成与储存。胰岛素分泌不足,糖的分解受阻,脂肪分解增加,大量脂肪酸在肝内氧化,以致生成大量酮体,引起酮血症、酸中毒,同时造成血脂升高,引起动脉硬化。

3. 对蛋白质代谢的影响 胰岛素一方面能促进蛋白质的合成,另一方面能抑制蛋白质的分解,故对机体的生长发育有促进作用。但胰岛素单独作用时,其促进生长的作用并不强,在与生长激素共同作用时,能发挥明显的协同效应。胰岛素可在蛋白质合成的各个环节发挥作用,如使氨基酸跨膜转运进入细胞的过程加速;加快细胞核 DNA 的复制和转录过程,增加 DNA 和 RNA 的生成;加速核糖体的翻译过程,使蛋白质合成增加。此外,胰岛素还可抑制蛋白质分解和肝糖异生。

4. 对电解质代谢的作用 胰岛素可促进 K^+、Mg^{2+} 及磷酸根离子进入细胞,使血钾降低。

护考提示 胰岛素的生理作用和胰岛素分泌的调节。

总之,胰岛素是促进合成代谢的重要激素。其最明显的效应是降低血糖,是体内唯一降血糖的激素。

(二)胰岛素分泌的调节

1.血糖的作用 血糖浓度是调节胰岛素分泌的最重要的因素。血糖浓度升高时,胰岛素分泌增加,使血糖回降;反之,血糖浓度降低时,胰岛素分泌减少,使血糖回升。

2.氨基酸和脂肪的作用 血中许多氨基酸都有刺激胰岛素分泌的作用,精氨酸和赖氨酸的作用较强。氨基酸和血糖对刺激胰岛素分泌有协同作用,两者同时升高时,可使胰岛素分泌量成倍增长。长时间的高血糖、高氨基酸和高脂血症可持续刺激胰岛素分泌,使胰岛 B 细胞衰竭,引起糖尿病。

3.激素的作用 胃肠激素如胃泌素、促胰液素、胆囊收缩素、抑胃肽等可刺激胰岛素分泌,可使食物尚在肠道中,胰岛素分泌便增多,为即将从食物中吸收糖、脂肪酸和氨基酸做好准备。另外,生长激素、雌激素、孕酮、糖皮质激素、胰高血糖素均可刺激胰岛素分泌;肾上腺素则抑制其分泌。

4.神经调节 胰岛受迷走神经和交感神经双重支配。迷走神经可直接刺激或通过促进胃肠激素的释放间接刺激胰岛素的分泌。交感神经抑制胰岛素分泌。

二、胰高血糖素

胰高血糖素是胰岛 A 细胞分泌的,由 29 个氨基酸残基组成的直链多肽,相对分子质量为 3485。正常成人胰高血糖素在血清中的浓度为 $50\sim100$ ng/L,血浆中的半衰期为 $5\sim10$ min,它主要在肝脏内灭活。

(一)胰高血糖素的生理作用

胰高血糖素的作用与胰岛素相反,是促进分解代谢的主要激素,动员体内功能物质的重要激素之一。其作用如下:胰高血糖素具有很强的促进肝糖原分解和糖异生的作用,使血糖明显升高;促进脂肪分解,酮体生成增多;促进蛋白质的分解并抑制其合成,使氨基酸迅速进入肝细胞,经糖异生转变为肝糖原。另外大剂量胰高血糖素可使心肌收缩力增强。

(二)胰高血糖素分泌的调节

血糖是影响胰高血糖素分泌的最重要的因素。当血糖水平降低时,可促进胰高血糖素的分泌;反之则分泌减少。氨基酸、迷走神经、胰岛素及某些胃肠激素均可影响胰高血糖素的分泌。口服氨基酸引起的胰高血糖素的分泌比静脉注射的效果更明显,这与胃肠激素的参与有关。饥饿可促进胰高血糖素的分泌,这对维持血糖水平,保证脑的代谢和能量供应具有重要的意义。血中氨基酸的作用,一方面通过促进胰岛素分泌来降低血糖,另一方面又刺激胰高血糖素分泌而使血糖升高,因此可以避免发生低血糖。

此外,胰高血糖素的分泌还受神经的调节,交感神经兴奋可通过 β 受体促进胰高血糖素的分泌,而迷走神经则通过 M 受体抑制胰高血糖素的分泌。

知识拓展

什么是胰岛素抵抗?

胰岛素抵抗主要是胰岛素受体发生功能障碍,以致胰岛素不能正常发挥作用的一类现象。患者可表现为高胰岛素血症,胰岛素较正常水平甚至高出数十倍,而胰岛素的生物活性却降低,这都表明机体出现了受体结合与受体后反应缺陷。胰岛素受体基因的缺失、错位和无义突变等可致胰岛素抵抗。编码胰岛素受体、葡萄糖转运体及糖原合成酶系等的基因突变,致使胰岛素敏感器官、组织,如肝脏、肌肉、脂肪组织等对一定量胰岛素的生物学反应性低于正常水平,最终将导致糖尿病和代谢、生长紊乱。胰岛素作用削弱和受体后缺陷可能是导致血糖升高和非胰岛素依赖型糖尿病即 2 型糖尿病发生的主要原因。

第六节　甲状旁腺激素、降钙素和维生素 D_3

一、甲状旁腺激素

甲状旁腺激素(PTH)是由甲状旁腺主细胞合成和分泌的激素。正常人血浆中 PTH 的浓度呈昼夜节律波动,清晨 6 时最高,以后逐渐降低,至下午 4 时达最低,以后又逐渐升高,其血浆浓度波动范围为 $10\sim50$ ng/L。PTH 的半衰期为 $20\sim30$ min,主要在肝内水解灭活,其代谢产物经肾脏排出体外。

(一)甲状旁腺激素的生理作用

甲状旁腺激素的作用主要是升高血钙和降低血磷,是调节血钙和血磷水平的最重要的激素。实验中将动物的甲状旁腺切除后,其血钙水平逐渐下降,出现低钙抽搐,并可导致死亡;而血磷则逐渐升高。临床上进行甲状腺手术时,如误将甲状旁腺摘除,可造成患者严重的低血钙,发生手足抽搐,如不及时治疗,可因喉部肌肉痉挛而窒息死亡。所以,甲状旁腺激素对生命活动有十分重要的作用。

1. PTH 对骨的作用　PTH 可促进破骨细胞活动,抑制成骨细胞活动,增加骨盐溶解、动员骨钙入血,使血钙升高。PTH 可促进骨钙入血,其作用包括快速效应与延迟效应两个时相。快速效应在 PTH 作用后数分钟即可出现,使骨细胞膜对 Ca^{2+} 的通透性迅速增高,骨液中的 Ca^{2+} 进入细胞,然后钙泵活动增强,将 Ca^{2+} 转运至细胞外液中,引起血钙升高。延迟效应在 PTH 作用后 $12\sim14$ h 出现,一般需几天或几周才达高峰,其效应是刺激破骨细胞的活动,加速骨组织的溶解,使钙、磷进入血液。

2. PTH 对肾的作用　PTH 可抑制肾小管对磷的重吸收,使尿磷增加,降低血磷;促进远曲小管对 Ca^{2+} 的重吸收,使尿钙减少。主要是 PTH 与肾远曲小管细胞膜上特异性受体结合,通过 G 蛋白介导,激活腺苷酸环化酶,生成 cAMP,再激活蛋白激酶 A,进而催化蛋白质与酶的磷酸化,促进对钙的重吸收,使尿钙减少,血钙升高。

3. PTH 对小肠吸收钙的作用　PTH 可激活肾内的 1α-羟化酶,后者可促使 25-羟维生素 D_3 转变为有高度活性的 1,25-二羟维生素 D_3。1,25-二羟维生素 D_3 进入小肠黏膜,可促进对钙和磷的吸收。

(二)甲状旁腺激素分泌的调节

1. 血钙浓度对甲状旁腺激素分泌的调节　甲状旁腺激素的分泌主要受血浆 Ca^{2+} 浓度的调节,血钙浓度的轻微下降,即可引起 PTH 分泌增加,从而促进骨钙释放和肾小管对钙的重吸收,使血钙浓度迅速回升。这是一个负反馈调节方式,是调节甲状旁腺分泌的最主要的因素。

长时间低血钙,可使甲状旁腺增生;相反,长时间高血钙则可使甲状旁腺发生萎缩。

2. 其他因素对甲状旁腺激素分泌的调节　血磷浓度升高可使血钙降低,从而刺激甲状旁腺激素的分泌;血镁浓度降至较低时,可使甲状旁腺激素分泌减少。

二、降钙素

降钙素(CT)是由甲状腺 C 细胞分泌的肽类物质。C 细胞位于滤泡之间和滤泡上皮细胞之间,又称为滤泡旁细胞。在正常人血清中降钙素浓度为 $10\sim20$ ng/L。血中降钙素的半衰期小于 1 h,主要由肾脏降解排出体外。

(一)降钙素的生理作用

降钙素的主要作用是降低血钙和血磷,其靶器官主要是骨,对肾也有一定的作用。

1. 对骨的作用　降钙素能抑制破骨细胞的活动,减弱溶骨过程,同时还能使成骨细胞活动增强,成骨过程加强,造成骨组织中钙、磷沉积增加,血中钙、磷水平降低。对于成人,降钙素对血钙浓度的调节作用较小。对于儿童,由于骨的更新速度快,降钙素对儿童血钙的调节作用更为明显。

2.对肾的作用 降钙素能抑制肾小管对钙、磷、钠及氯等离子的重吸收,使这些离子在尿中的排出量增加。此外,降钙素还能抑制小肠对钙、磷的吸收。

（二）降钙素分泌的调节

降钙素的分泌主要受血钙浓度反馈性调节。

1.血钙浓度 当血钙浓度增加时,降钙素分泌增多,反之则分泌减少。当血钙浓度升高10%时,血中降钙素的浓度可增加一倍。降钙素与甲状旁腺激素对血钙的作用相反,两者共同调节血钙浓度,维持血钙的稳态。和甲状旁腺激素相比,降钙素对血钙的调节作用快速而短暂,故对高钙饮食引起血钙浓度升高后血钙水平的恢复起重要的作用。

2.其他因素调节 进食可刺激降钙素分泌,可能是与一些胃肠激素(如促胃液素、促胰液素、缩胆囊素)的分泌有关。这些胃肠激素均可促进降钙素的分泌,其中以促胃液素的作用为最强。此外,血中Mg^{2+}浓度升高也可使降钙素分泌增多。

三、维生素 D_3

维生素 D_3 又称胆钙化醇,是胆固醇的衍生物。正常人体维生素 D_3 有两个来源:一是由皮肤中 7-脱氢胆固醇经紫外线照射转化而来;二是从动物食品(如肝、乳、鱼肝油等)中获得。

维生素 D_3 无生物活性。在紫外线照射下,皮肤中的 7-脱氢胆固醇迅速转化成维生素 D_3 原,然后再转化为维生素 D_3,维生素 D_3 需要经过羟化酶的催化才具有生物活性。维生素 D_3 在肝内 25-羟化酶的作用下形成 25-羟维生素 D_3,然后又在肾近曲小管 1α-羟化酶的催化下成为 1,25-二羟维生素 D_3,后者活性更高。血浆中 1,25-二羟维生素 D_3 的含量为 100 pmol/L,半衰期为 12～15 h,主要灭活的方式是在靶细胞内发生侧链氧化或羟化,形成钙化酸等代谢产物。维生素 D_3 及其衍生物在肝脏与葡萄糖醛酸结合后,随胆汁排入小肠,其中一部分被吸收入血,形成维生素 D_3 的肝肠循环,另一部分随粪便排出体外。

（一）维生素 D_3 的生理作用

维生素 D_3 的主要作用是升高血钙、升高血磷。它与靶细胞内的核受体结合后,通过基因调节方式发挥作用。

1.对小肠的作用 维生素 D_3 可促进小肠黏膜上皮细胞对钙的吸收。维生素 D_3 进入小肠黏膜上皮细胞后,与特异性受体结合,促进 DNA 的转录过程,生成与钙亲和力很高的钙结合蛋白,参与小肠对钙的吸收。同时,维生素 D_3 也能促进小肠黏膜细胞对磷的吸收,导致血钙升高,血磷也升高。

2.对骨的作用 维生素 D_3 可动员骨钙入血和骨中钙的沉积。维生素 D_3 可通过增加破骨细胞的数量,增强骨的溶解,使骨钙、骨磷释放入血,从而使血钙和血磷升高;另外,维生素 D_3 又能刺激成骨细胞的活动,促进骨钙沉积和骨的形成。但总的效应是血钙浓度升高。此外,维生素 D_3 还可增强甲状旁腺激素对骨的作用,如缺乏 1,25-二羟维生素 D_3,则甲状旁腺激素对骨的作用明显减弱。

3.对肾脏的作用 维生素 D_3 可促进肾小管对钙和磷的重吸收,使尿中钙、磷的排出量减少。

（二）维生素 D_3 分泌的调节

血钙浓度降低、血磷浓度降低是促进维生素 D_3 生成的主要因素。1,25-二羟维生素 D_3 具有自身负反馈调节作用,甲状旁腺激素、催乳素、生长激素能促进 1,25-二羟维生素 D_3 生成,而糖皮质激素则抑制其生成。

（杨爱娟）

直通护考在线答题

第十二章 生 殖

✚ 能力目标

1. 掌握：雄激素、雌激素和孕激素的生理作用，月经周期。
2. 熟悉：睾丸的生精功能，卵巢的生卵功能，卵巢功能的调节。
3. 了解：睾丸功能的调节，妊娠和分娩。
4. 会用本章所学知识解释临床上常用避孕方法的机制。

生殖（reproduction）是指生物体生长发育成熟后，能够产生与自己相似的子代个体的生理过程。生殖是生命活动的基本特征之一，具有维持生命延续和种族繁衍的重要意义。高等动物生殖过程是通过两性生殖系统的活动实现的。包括生殖细胞（精子和卵子）的生成、结合与受精、受精卵着床与胚胎发育以及胎儿分娩等重要环节。生殖的过程是在以下丘脑-腺垂体-性腺轴为主的内分泌系统的调控下完成的。本章主要讨论生殖细胞的生长和发育、妊娠与分娩等生理过程及调节因素。

导学案例12-1

小美，女，29 岁，停经 50 天，晨起恶心呕吐，到医院就诊。尿检人绒毛膜促性腺激素（HCG）阳性，子宫附件彩超显示宫内可见胚囊。临床诊断为早孕。

具体任务：

用生殖生理的知识解释孕期停经的机制。

第一节 男 性 生 殖

生殖器官包括主性器官和附性器官。能够产生生殖细胞的器官称为主性器官，其余的生殖器官为附性器官。男性的主性器官是睾丸，附性器官包括输精管、附睾、精囊腺、前列腺、尿道球腺和阴茎等。

一、睾丸的功能

睾丸位于阴囊内，左右各一。睾丸实质由 200～300 个睾丸小叶组成，睾丸小叶内有曲细精管和间质细胞，前者是生成精子的部位，后者则具有合成和分泌雄激素的功能。

（一）睾丸的生精功能

睾丸的生精功能是指精原细胞发育为成熟精子的过程。精原细胞发育成为精子的整个连续过程称为一个生精周期。人类的生精周期平均约两个半月时间。

1. 精子的生成过程　睾丸的曲细精管是生成精子的部位，曲细精管由生精细胞和支持细胞构成。

Note

精子的生成过程是从紧贴在曲细精管基膜上的原始生精细胞(精原细胞)开始的。青春期开始后,在睾丸分泌的雄激素和腺垂体分泌的促性腺激素的作用下,精原细胞分阶段发育成精子,出现生精周期。精子的生成是一个连续的过程:精原细胞→初级精母细胞→次级精母细胞→精子细胞→精子。首先,精原细胞进入增殖期,通过多次有丝分裂产生初级精母细胞。然后,初级精母细胞经第一次成熟分裂(减数分裂)形成两个次级精母细胞,染色体数目减少一半,为 22 条常染色体和 1 条 X 或 Y 性染色体。随即进行第二次成熟分裂,此时染色体不再减半,形成四个精子细胞。最后,靠近管腔的精子细胞经过一系列复杂的形态变化形成精子,精子发育成熟后,脱离支持细胞释放入曲细精管腔内(图 12-1)。

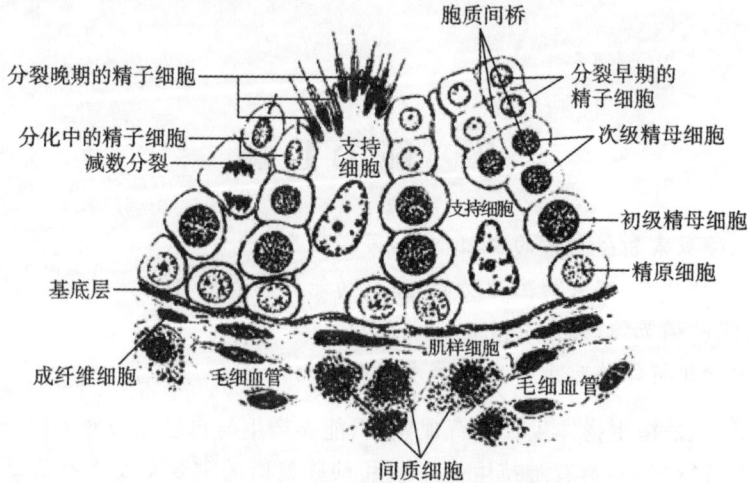

图 12-1 睾丸曲细精管生精过程示意图

精子形成时,大部分的细胞器包括核糖体、粗面内质网及高尔基复合体丢失了,而细胞核高度浓缩后变长。在显微镜下观察,精子形状如蝌蚪,全长约 $60~\mu m$,分为头、尾两个部分,头部主要由核、顶体及后顶体鞘组成,尾部又称鞭毛。新生成的精子没有运动能力,需要被输送至附睾进一步发育,需停留 $18\sim24~h$ 后成熟,才获得运动能力。一个精原细胞经过大概 7 次分裂可产生近百个精子,成年人每克睾丸组织能产生约 10^7 个精子,每天双侧睾丸可产生上亿个精子。在 45 岁以后,随着曲细精管的萎缩,生精能力将逐渐减弱。正常男性每次射精可射出精液 $3\sim6~mL$,每毫升精液含 $(0.2\sim4)\times10^8$ 个精子。如果每毫升精液的精子数目少于 0.2×10^8 个,则不易使卵子受精。

正常情况下,精子生成和存活的适宜温度需低于体温 $1\sim2~℃$。阴囊内的温度比腹腔内低 $2~℃$ 左右,适合精子的生成和存活。由于某种原因,睾丸滞留于腹腔,未能下降到阴囊内,称为隐睾症,是引起男性不育的原因之一。长期吸烟、酗酒、放射线照射以及某些药物等因素,也可导致精子成活率降低、畸形率增高,亦引起不育。

2.支持细胞的作用   支持细胞位于曲细精管的管壁中,其体积较大,从曲细精管基膜一直伸达腔面,在精子的生成和发育过程中具有重要的作用。主要包括以下几个方面。

(1)支持细胞对生精细胞起着机械支持、保护和营养作用。

(2)支持细胞之间的紧密连接是构成血睾屏障的主要结构基础。

(3)支持细胞可分泌雄激素结合蛋白(androgen binding protein,ABP),有利于精子生成。

(二)睾丸的内分泌功能

睾丸的间质细胞分泌雄激素,支持细胞分泌抑制素。

1.雄激素   雄激素(androgen)主要包括睾酮、脱氢表雄酮、雄烯二酮和雄酮等。以上这些雄激素中,睾酮的生物活性最强,其余几种的生物活性不及睾酮的 1/5,但睾酮在进入靶组织后可转变为活性更强的双氢睾酮。

(1)雄激素的合成、运输与代谢:在睾丸间质细胞内储存着合成雄激素所需要的多种羟化酶、裂解酶和脱氢酶等。在间质细胞内,线粒体内的胆固醇首先经羟化作用裂解侧链形成孕烯醇酮。孕烯醇酮可通过两条途径合成雄烯二酮,生成的雄烯二酮经脱氢酶的催化转化为睾酮。在部分靶细胞内,睾酮可形成双氢睾酮后发挥作用。正常男性血中的睾酮以 20～50 岁含量为最高,50 岁以后随年龄的增长,睾酮的分泌量逐渐减少。

血浆中仅约 2％的睾酮以游离的形式存在,游离的睾酮是具有生物活性的。结合形式的睾酮可作为血浆中的储存库,结合与游离形式的睾酮维持动态平衡。其余约 98％的睾酮与血浆蛋白结合,其中,约 65％的睾酮与血浆中的性激素结合球蛋白(sex hormone binding globulin,SHBG)结合,SHBG 是存在于血浆中与睾酮亲和力很高的一种蛋白质;其余约 33％的睾酮与血浆白蛋白或其他血浆蛋白质结合。睾酮主要在肝内降解、灭活,最终转变为 17-酮类固醇,包括雄酮、异雄酮及胆烷醇酮等代谢产物,随尿液排出,少数经粪便排出。循环中有少量的雄激素在芳香化酶的作用下还可转变为雌激素。

(2)睾酮的生理作用:睾酮的生理作用比较广泛,主要有以下几个方面。

①影响胚胎性分化:在雄激素的诱导下,含有 Y 染色体的胚胎分化出男性的内、外生殖器。如果睾酮在胚胎时期含量过低,则可能导致男性假两性畸形。

②影响附性器官和第二性征发育:睾酮能刺激附性器官的生长发育,也能促进男性第二性征的出现并维持其正常状态。如果青春期前切除睾丸,成年后生殖器呈幼稚状态,体貌特征近似女性。如成年后切除睾丸,其附性器官和第二性征也会逐渐退化。

③影响生精过程:睾酮进入曲细精管可直接与生精细胞的雄激素受体结合,或转化为活性更强的双氢睾酮再与雄激素受体结合,促进生精细胞的分化和精子的生成。

④影响性行为和性欲:睾酮与男性的性行为以及正常性欲的维持有关。睾丸功能低下的患者,血中雄激素水平较低,常出现阳痿和性欲降低,补充雄激素治疗效果较好。

⑤影响代谢:睾酮能促进蛋白质的合成并抑制其分解,这种促进作用不仅表现在促进附性器官组织的蛋白质合成,还表现为促进肌肉、骨骼、肾脏和其他组织的蛋白质合成,因而能加速机体生长;睾酮还参与调节机体水和电解质的代谢,有类似于肾上腺皮质激素的作用,可使体内钠、水潴留。此外,睾酮还能通过促进肾合成促红细胞生成素,刺激红细胞的生成。

2. 抑制素(inhibin) 抑制素是由睾丸支持细胞分泌的一种糖蛋白激素,主要作用是抑制腺垂体促卵泡激素的合成和分泌。此外,在性腺还存在与抑制素结构近似但作用相反的物质,称为激活素(activin)。

二、睾丸功能的调节

睾丸的生精功能和内分泌功能均受下丘脑-腺垂体的调节。下丘脑、腺垂体和睾丸在功能上紧密联系,构成下丘脑-腺垂体-睾丸轴。睾丸分泌的激素又对下丘脑-腺垂体进行反馈调节,从而维持生精过程和各种激素水平的稳态。此外,在睾丸内,生精细胞、支持细胞和间质细胞之间还存在复杂的局部调节机制。

(一)下丘脑-腺垂体对睾丸活动的调节

下丘脑合成和分泌的促性腺激素释放激素(GnRH)经垂体门脉系统直接作用于腺垂体,促进腺垂体促性腺细胞合成和分泌促卵泡激素(FSH)和黄体生成素(LH)。FSH 主要作用于曲细精管,影响精子生成,而 LH 主要作用于睾丸间质细胞,调节睾酮的分泌,这两种促性腺激素协同作用,共同调节睾丸的生精作用及内分泌活动。

1.腺垂体对生精作用的影响 腺垂体分泌的 FSH 和 LH 对生精过程有调节作用。研究发现,曲细精管生精细胞膜中没有 FSH 受体,FSH 受体主要存在于支持细胞膜中,因而推测 FSH 对生精过程的调节作用可能是通过支持细胞实现的。FSH 与支持细胞 FSH 受体结合后,促进支持细胞分泌雄激素结合蛋白(ABP)。ABP 与睾酮结合转运至曲细精管内,提高睾丸微环境中雄激素的局部浓度,有利于生精过程。FSH 起着始动生精的作用,而睾酮则有维持生精的效应。LH 对生精过程也有调节作用,但并非直接影响生精细胞,而是通过刺激睾丸间质细胞分泌睾酮,通过睾酮的作用间接地发挥作用。

2.腺垂体对睾酮分泌的调节 睾丸间质细胞合成和分泌睾酮主要受 LH 的调节。LH 经血液循环到达睾丸后,可直接与间质细胞膜中的 LH 受体相结合,通过 G 蛋白介导,促进胆固醇进入线粒体内合成睾酮。另外,LH 还可增强间质细胞中与睾酮合成有关的酶活性,从而加速睾酮的合成。如果垂体分泌 LH 不足,将引起睾丸间质细胞萎缩,睾酮合成减少。FSH 也可促进睾酮的分泌,但 FSH 的这种作用并非直接作用于间质细胞促进睾酮合成,而是通过诱导 LH 受体间接实现的,说明 FSH 和 LH 对间质细胞分泌睾酮具有协同作用。

(二)睾丸激素对下丘脑-腺垂体的反馈调节

睾丸分泌的雄激素和抑制素在血液中的浓度变化可对下丘脑-腺垂体进行反馈调节,从而维持生精过程和各种激素水平的稳态(图 12-2)。

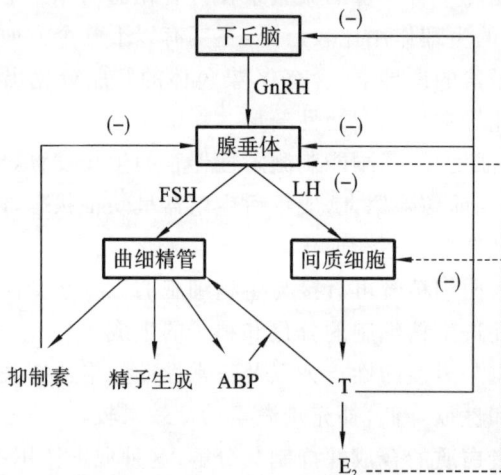

图 12-2　睾丸功能的调节示意图

1. 雄激素　当血中睾酮浓度达到一定水平后,可作用于下丘脑和腺垂体,通过负反馈机制抑制 GnRH 和 LH 的分泌,而对 FSH 的分泌却无影响。切除实验动物的睾丸后,垂体门静脉血中 GnRH 的含量增加;在去势大鼠垂体细胞培养系统中加入睾酮,可对 LH 的分泌有抑制作用。研究表明,下丘脑与垂体都存在雄激素受体,提示睾酮的负反馈作用可发生在下丘脑与垂体两个水平。

2. 抑制素　在离体培养的成年大鼠睾丸支持细胞,给予 FSH 可刺激抑制素分泌,两者之间呈剂量-效应关系。给大鼠注射抑制素后,可使血液中 FSH 含量明显下降,而对 LH 浓度无显著影响。这些观察提示 FSH 可促进抑制素的分泌,而抑制素又可对腺垂体 FSH 的合成和分泌发挥选择性抑制作用。机体通过这一负反馈环路可调节腺垂体 FSH 的分泌。

(三)睾丸内的局部调节

睾丸的功能除受到下丘脑-腺垂体-睾丸轴的调控外,睾丸内部还存在局部调节系统,对睾丸的功能具有一定的调节作用。睾丸间质细胞可产生多种肽类物质,如胰岛素样生长因子(IGF)、转化生长因子(TGF)、表皮生长因子(EGF)等生长因子。睾丸间质中的巨噬细胞能分泌肿瘤坏死因子、白细胞介素等细胞因子。这些生长因子或细胞因子可通过旁分泌或自分泌的方式,参与睾丸功能的局部调节。此外,睾丸支持细胞能合成一些转运蛋白,如雄激素结合蛋白(ABP)、转铁蛋白(TF)和细胞内视黄醇结合蛋白(CRBP)等,这些转运蛋白所转运的雄激素、铁、维生素 A 等物质在精子发生和成熟中也发挥着重要的作用。

第二节　女 性 生 殖

女性生殖系统的主性器官是卵巢,附性器官包括输卵管、子宫、阴道和外阴等。女性的生殖功能主要包括卵巢产生成熟卵子的生卵功能和分泌激素的内分泌功能。下丘脑-腺垂体系统可以调节卵巢的活动,使成熟女性的卵巢发生周期性的变化;而卵巢分泌的激素除可使子宫内膜发生周期性变化,产生月经周期外,还可对下丘脑、腺垂体分泌激素进行反馈性调节。

一、卵巢的功能

(一)卵巢的生卵功能

卵巢的生卵作用是成熟女性最基本的生殖功能(图 12-3)。卵巢主要由卵泡和结缔组织构成。在卵巢内有许多处于不同发育阶段的卵泡(ovarian follicle)。青春期开始后,卵巢在腺垂体促性腺激素的作用下,生卵功能出现周期性变化,一般分为三个阶段,即卵泡期、排卵期、黄体期。

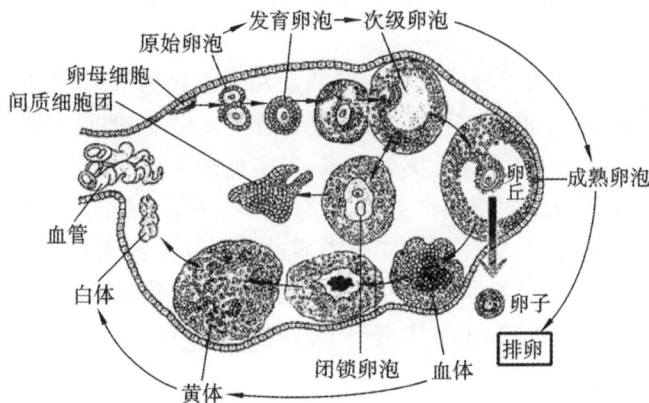

图 12-3 卵巢的生卵作用示意图

1. 卵泡期 卵泡期(follicular phase)是原始卵泡逐渐发育成熟的阶段。原始卵泡需要经历初级卵泡、次级卵泡,最终形成成熟卵泡。原始卵泡由一个卵母细胞和周围的单层卵泡细胞组成。随着卵泡的发育,卵母细胞逐渐增大,卵泡细胞也不断增殖,由梭形或扁平的单层细胞变成单层的颗粒细胞,并分泌糖蛋白包绕卵母细胞,形成透明带。同时卵泡周围的间质细胞环绕在颗粒细胞外,分化增殖为内膜细胞和外膜细胞,形成初级卵泡。继而颗粒细胞合成分泌的黏多糖及血浆成分进入卵泡,形成卵泡液和卵泡腔,将覆盖有多层颗粒细胞的卵细胞推向一侧,形成卵丘,发育成次级卵泡,并最终转变为成熟卵泡。此时的初级卵母细胞分裂为次级卵母细胞和第一极体。同时,颗粒细胞不断增殖并向卵泡腔分泌含有雌激素的卵泡液。从青春期开始,在每个月经周期中有 15~20 个原始卵泡陆续发育,在卵巢内形成处于不同发育阶段的卵泡。通常每个月只有 1 个可发育成优势卵泡,并排出卵细胞。

2. 排卵期 卵泡发育成熟后,在黄体生成素等多种激素的作用下,向卵巢表面移动,卵泡壁破裂,出现排卵孔,卵细胞与其周围的放射冠、透明带及卵泡液等一起排出卵巢的过程称为排卵(ovulation)。排出的卵细胞被输卵管伞捕捉送入输卵管。正常女性一生平均有 400~500 个成熟卵细胞被排出,其他大部分卵细胞在发育的各个阶段退化并形成闭锁卵泡。

3. 黄体期 排卵后,残留的卵泡壁塌陷,血液进入卵泡腔,凝固,形成血体。随着血液被吸收,颗粒细胞与内膜细胞黄体化,形成外观为黄色的黄体,此为黄体。若排出的卵子受精,在胚胎分泌的人绒毛膜促性腺激素(human chorionic gonadotropin,HCG)的作用下,黄体继续发育成为妊娠黄体,一直持续到妊娠 3~4 个月后,开始退化为白体。若排出的卵子未能受精,则在排卵后 9~10 天黄体便开始退化,并逐渐被结缔组织所取代,转变为白体后萎缩溶解。

(二)卵巢的内分泌功能

卵巢分泌的激素主要是雌激素(estrogen,E)和孕激素(progestogen,P),此外还分泌抑制素和少量的雄激素及多种肽类激素。卵泡期主要由颗粒细胞和内膜细胞分泌雌激素,而黄体期则由黄体细胞分泌孕激素和雌激素。

1. 雌激素 卵巢分泌的雌激素主要为雌二醇、雌酮和雌三醇,前两者在体内可相互转化,最终代谢

护考提示
雌激素和孕激素的生理作用。

产物为雌三醇,三者中以雌二醇活性为最强,雌酮的活性仅为雌二醇的10%,雌三醇活性最低。

雌激素的主要生理作用有以下几个方面。

(1)促进女性生殖器官的发育:雌激素协同FSH促进卵泡发育并诱发排卵;促进子宫内膜发生周期性变化,增加子宫颈黏液的分泌,促进输卵管上皮细胞增生、分泌及运动,以利于精子与卵子的运行;雌激素还可使阴道黏膜上皮细胞增生、角化、糖原含量增加,使阴道内呈酸性,防止细菌感染。

(2)对乳腺和女性第二性征的影响:雌激素可刺激乳腺导管和结缔组织的增生,促进乳房发育,乳头的着色。雌激素也可促进脂肪沉积于乳房、臀部等部位,毛发呈女性分布,音调较高,出现并维持女性第二性征。

(3)对代谢的影响:雌激素可加速蛋白质合成,影响钙、磷代谢,促进生长发育,降低血浆低密度脂蛋白而增加高密度脂蛋白含量,改善血脂成分,有一定抗动脉硬化的作用。高浓度的雌激素可使醛固酮分泌增加,易导致钠、水在体内潴留。

(4)对其他器官的作用:雌激素可增强成骨细胞活动和骨中钙的沉积,促进青春期骨的成熟及骨骺愈合,雌激素对心血管系统有一定的保护作用,可促进血管内皮修复,抑制血管平滑肌增殖,雌激素还可促进神经细胞生长、分化、存活和再生,促进突触形成,对中枢神经系统有一定的保护作用。

2. 孕激素 卵巢黄体细胞分泌的孕激素主要为孕酮和羟孕酮,其中以孕酮的生物活性为最强。排卵前,卵泡可分泌少量孕酮,排卵后,黄体在分泌雌激素的同时还分泌大量孕酮。在排卵后的5~10天达到高峰,随后分泌量逐渐减少。妊娠两个月左右,胎盘开始合成并分泌大量孕酮。孕激素的绝大部分作用是在雌激素作用的基础上发挥的,主要作用于子宫内膜和子宫肌,为受精卵着床做准备。孕酮的生理作用主要包括以下几个方面。

(1)影响女性生殖器官的发育:孕激素可促进子宫内膜进一步增厚,并进入分泌期,从而为受精卵的生存和着床提供适宜的环境。孕激素能使子宫平滑肌的兴奋性降低,活动能力减弱,降低妊娠子宫肌对缩宫素的敏感性,抑制母体对胎儿的排斥反应,有利于安宫保胎。

(2)促进乳腺的发育:在雌激素作用的基础上,孕酮促进乳腺腺泡的发育和成熟,为分娩后泌乳做准备。

(3)升高女性基础体温:女性的基础体温在卵泡期较低,排卵日最低,排卵后升高0.5℃左右,直至下次月经来临。临床上常将基础体温的变化作为判断有无排卵以及确定排卵日期的指标之一。

(4)其他作用:雌激素与孕激素有相互拮抗的作用,能促进钠、水的排泄。孕激素还可使血管和消化道平滑肌松弛,故女性在妊娠期易发生静脉曲张、便秘、输卵管积液及痔疮等。

3. 雄激素 女性卵泡内膜细胞和肾上腺皮质网状带细胞可产生少量雄激素,适量的雄激素用于刺激阴毛与腋毛的生长,如果女性体内雄激素分泌过多,可出现阴蒂肥大、多毛症等男性化体征。

4. 抑制素 抑制素是最早发现的一种卵巢糖蛋白激素。在妊娠期,抑制素的主要来源是胎盘,抑制素一方面可抑制FSH的合成与释放,但在卵泡期,其抑制作用不如雌二醇强,到黄体期,抑制素的浓度增高,可明显抑制FSH的合成;另一方面通过诱导FSH受体的表达,促进卵泡内膜细胞分泌雄激素,抑制颗粒细胞分泌孕激素等多种方式,调控卵泡的生长发育。

二、卵巢功能的调节

(一)月经周期

女性青春期后,在整个生育期内,在卵巢激素的影响下子宫内膜发生周期性剥脱出血,经阴道流出的现象,称为月经。月经具有周期性特征,故称为月经周期(子宫周期)。人类的月经周期一般为28天左右,在20~40天范围内均属正常。根据子宫内膜周期性的变化可将月经周期分为三个阶段(图12-4):月经期持续3~5天,第6~14天为增生期,第15~28天为分泌期。

1. 月经期 月经周期的第1~5天,相当于卵泡期的早期。本期的主要特点是子宫内膜脱落、阴道流血。由于排出的卵子未受孕,雌激素和孕激素的分泌骤然减少,子宫内膜失去两种激素的支持,引起子宫内膜功能层的螺旋小动脉持续收缩、痉挛,导致子宫内膜缺血缺氧而坏死、脱落、出血,经阴道流出,

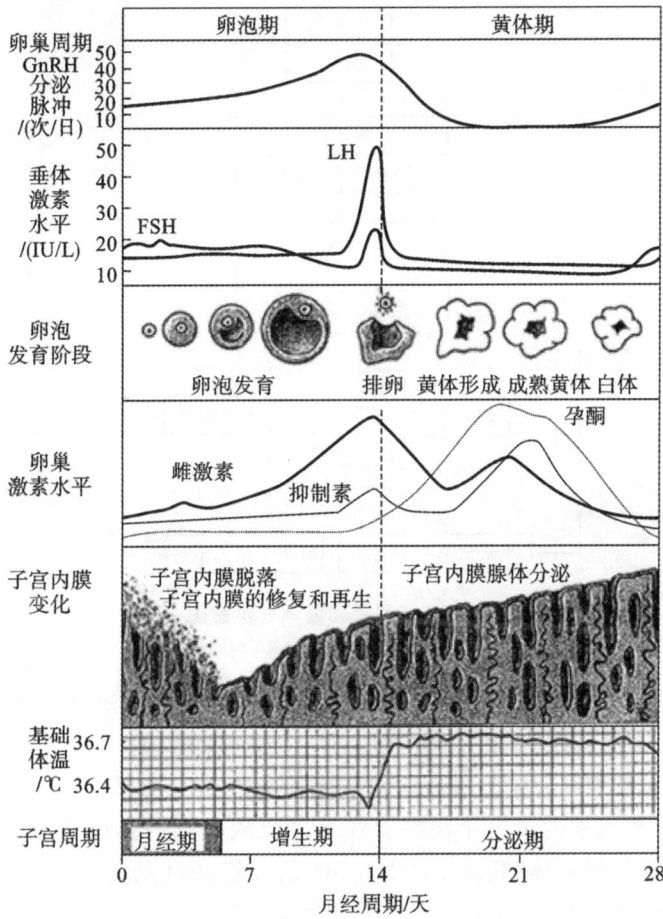

图 12-4　月经周期相关激素变化

形成月经。月经期出血量为 $50 \sim 100$ mL。月经期内,子宫内膜脱落形成的创面容易感染,应注意保持外阴清洁及避免剧烈运动。

2. 增生期　从月经结束起到排卵结束为止,也就是月经周期的第 $6 \sim 14$ 天,称为增生期。本期的特点是子宫内膜显著增殖。在发育中的卵泡不断地分泌雌激素,雌激素使子宫内膜修复、增殖,血管、腺体增生,但腺体不分泌。卵泡要到此期末才能发育成熟并排卵。

3. 分泌期　分泌期为月经周期的第 $15 \sim 28$ 天,历时 14 天左右。本期特点是子宫内膜的腺体出现分泌现象。成熟卵泡排卵后形成黄体,分泌大量的雌激素和孕激素。子宫内膜在雌激素、孕激素的共同作用下,进一步增生变厚,血管扩张充血,腺体迂曲并开始分泌含糖原的黏液,为受精卵着床和发育做好准备。在此期内,如果未受精,则黄体萎缩,进入月经期;如果受孕,黄体则发育为妊娠黄体,继续分泌孕激素和雌激素。

(二)卵巢周期与月经周期的激素调节

卵巢的周期性变化是在下丘脑-腺垂体-卵巢轴的调控下完成的(图 12-5)。女性在青春期前,下丘脑的促性腺激素释放激素(GnRH)神经元尚未发育成熟,对卵巢激素的反馈抑制作用敏感性较高,因此 GnRH 的分泌很少,使腺垂体促卵泡激素(FSH)和黄体生成素(LH)的分泌及卵巢的功能处于低水平状态。至青春期,下丘脑 GnRH 神经元发育成熟,对卵巢激素的反馈抑制作用的敏感性逐渐下降,GnRH 的分泌增加,FSH 和 LH 分泌也随之增加,卵巢功能开始呈现周期性变化,表现为卵泡的生长发育、排卵与黄体形成,每月一次,周而复始。

1. 卵泡期　在卵泡早期(月经周期第 $1 \sim 5$ 天),由于卵泡未发育成熟,雌激素与孕激素分泌量少,对垂体 FSH 和 LH 分泌的反馈抑制作用较弱,血中 FSH 和 LH 表现出逐渐增多的趋势。FSH 促进颗粒细胞增殖,提高颗粒细胞中的芳香化酶活性使雌激素分泌量逐渐增加,FSH 还刺激颗粒细胞产生抑制

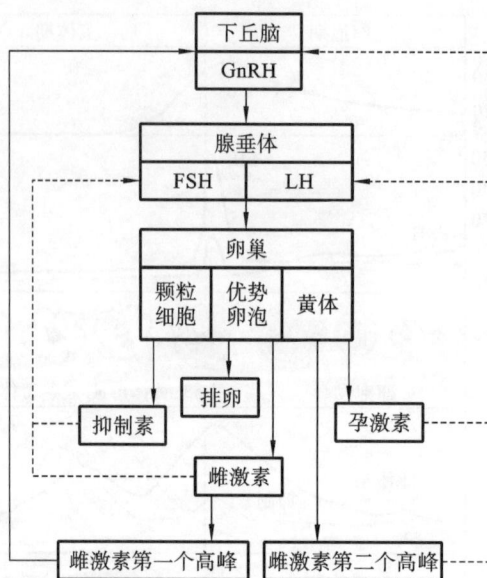

图 12-5　卵巢功能调节示意图

注：——→表示促进；------→表示抑制。

素。当雌激素和抑制素分泌达到一定水平时,反馈抑制腺垂体 FSH 分泌,使血中 FSH 的水平有所下降(雌激素和抑制素可选择性地抑制 FSH 而不抑制 LH)。在增生期(月经周期第 6～14 天),卵泡逐渐发育成熟,形成优势卵泡,颗粒细胞分泌的雌激素水平持续升高,在排卵前一天左右,血中雌激素浓度达到最高值,形成月经周期中雌激素的第一个高峰。在这一雌激素峰的作用下,下丘脑 GnRH 分泌增强,GnRH 经垂体门静脉运送至腺垂体,刺激 LH 与 FSH 的分泌,LH 的分泌明显增加而形成 LH 峰。雌激素这种促进 LH 大量分泌的作用,称为雌激素的正反馈效应。

2. 排卵期　LH 峰是引发排卵的关键因素。在 LH 峰出现之前,由于初级卵母细胞周围的颗粒细胞分泌一种卵母细胞成熟抑制因子(OMI),使卵母细胞的成熟分裂停止于初级卵母细胞阶段。当 LH 峰出现时,高浓度的 LH 可抵消 OMI 的抑制作用,使初级卵母细胞恢复分裂,形成次级卵母细胞和第一极体。随即次级卵母细胞开始第二次成熟分裂,最后,次级卵泡逐渐发育为成熟卵泡并突出于卵巢表面,形成透明的卵泡小斑(排卵孔)。LH 峰的出现还能促进卵泡细胞分泌孕激素和前列腺素,孕激素可激活纤溶酶、胶原酶、蛋白水解酶及透明质酸酶等,使卵泡壁溶解破裂,前列腺素可促使卵泡壁上皮细胞收缩,这些作用都有助于卵细胞从排卵孔排出。

3. 黄体期　排卵后,卵巢周期进入黄体期,卵泡颗粒细胞和内膜细胞分别转化为颗粒黄体细胞和膜黄体细胞。黄体细胞在 LH 的作用下分泌孕激素和雌激素,血中孕激素和雌激素水平逐渐升高,一般在排卵后 7～8 天形成雌激素的第二个高峰及孕激素分泌峰。与在卵泡期形成的雌激素第一个高峰相比,雌激素第二个高峰升高的程度略低。由于高浓度的雌激素与孕酮对下丘脑和腺垂体的分泌的负反馈调节作用,抑制下丘脑 GnRH 和腺垂体 LH 与 FSH 的分泌,使黄体期 LH 和 FSH 一直处于低水平。如果未能受精,在排卵后 9～10 天,黄体开始退化,雌激素、孕激素分泌量逐渐减少,对腺垂体的负反馈调节作用减弱,FSH 和 LH 分泌又开始增加,于是进入下一个卵巢周期。

第三节　妊娠与分娩

妊娠(pregnancy)是指子代新个体的产生和孕育的过程,包括受精、着床、妊娠的维持及胎儿的生长。分娩(parturition)是指成熟胎儿及其附属物自母体排出的过程。

一、妊娠

（一）受精

受精（fertilization）是指成熟生殖细胞（精子和卵子）相互融合的过程。正常情况下，受精部位在输卵管壶腹部。只有精子和卵子都适时地到达该部位，受精过程才能顺利进行。

1. 精子的运行　精子在女性生殖道内运行的过程较为复杂，射入阴道的精子需要经过子宫颈、子宫腔及输卵管等几道生理屏障才能到达受精部位。正常男性每次射出上亿个精子，但由于受到宫颈黏液、阴道内酸性液体环境的影响，最终只有极少数的精子（不足 200 个）能到达受精部位。而最终一般只有一个精子可使卵子受精。

2. 精子获能　正常情况下，精子必须在子宫或输卵管中停留几个小时，才能获得使卵子受精的能力，称为精子获能（sperm capacitation）。人精子获能的主要部位是子宫腔和输卵管。精子在附睾中已经发育成熟，具备了受精能力，但由于在附睾和精液中存在一种称为去获能因子的物质，使精子的受精能力受到抑制，而在女性生殖道内，特别是在子宫腔和输卵管内含有解除去获能因子作用的活性物质，可使精子获得真正的受精能力。

3. 顶体反应　卵子由卵泡排出后，被输卵管的伞部抓取并运送到输卵管壶腹部，在此与获能的精子相遇。随后，精子顶体外膜与精子头部细胞膜融合、破裂，形成很多小孔，释放出含有多种蛋白的顶体酶，使卵子外围的放射冠及透明带溶解，这一过程称为顶体反应。进入卵细胞的精子尾部迅速退化，细胞核膨大，雄性原核与雌性原核融合，形成一个具有 23 对染色体的受精卵。当精子进入卵细胞后，卵细胞表面的性质随即发生改变，使其他精子难以进入卵细胞。因此，到达受精部位的精子虽有数十个，但一般只有一个精子能与卵子成功结合。

（二）着床

胚泡植入子宫内膜的过程称为着床（nidation）。包括定位、黏着和穿透三个阶段。

受精卵形成后，不断进行细胞分裂。在排卵后的第 4～5 天抵达子宫底，并继续分裂而变为胚泡。胚泡在子宫腔内先是处于漂浮状态，之后黏附于子宫壁并通过与子宫壁的相互作用逐渐进入子宫内膜，于受精后第 11～12 天，几乎全部植入子宫内膜中，并形成胎盘。

知识拓展

异位妊娠

异位妊娠指孕卵在子宫腔外着床发育的异常妊娠过程，也称宫外孕。以输卵管妊娠为最常见。病因常是由于输卵管管腔或周围的炎症，引起管腔通畅不佳，阻碍孕卵正常运行，使之在输卵管内停留、着床、发育，导致输卵管妊娠流产或破裂。在流产或破裂前往往无明显症状，也可有停经、腹痛、少量阴道出血症状。破裂后表现为急性剧烈腹痛，反复发作，阴道出血，以至休克。检查常见腹腔内出血体征，子宫旁有包块，超声检查可帮助确诊。治疗以手术为主，纠正休克的同时开腹探查，切除病侧输卵管。若为保留生育功能，也可切开输卵管取出孕卵。

（三）妊娠的维持及激素调节

正常妊娠的维持主要依赖于垂体、卵巢及胎盘分泌的多种激素的相互配合。受精与着床之前，在腺垂体促性腺激素的作用下，卵巢黄体分泌大量孕激素和雌激素，使子宫内膜进入分泌期，为妊娠做好准备。如果受孕，那么在受精后第 6 天左右，胎盘绒毛组织的合体滋养层细胞开始分泌人绒毛膜促性腺激素（human chorionic gonadotropin，HCG），可刺激卵巢黄体转化为妊娠黄体，使其继续分泌孕激素和雌激素，以适应妊娠的需要。胎盘形成后，通过胎盘既可以实现母体与胎儿之间的物质交换，又可以起到屏障作用。胎盘是妊娠期间重要的内分泌器官，主要有人绒毛膜促性腺激素、雌激素、孕激素等。由于 HCG 在妊娠早期即出现，故临床上常用测定母体血中或尿中 HCG 浓度的方法诊断早期妊娠。此外胎盘还可分泌人绒毛膜生长催乳素（human chorionic somatomammotrophin, HCS），它是由合体滋养层细胞所分泌的，与人生长激素的氨基酸残基序列相似度达96％，故有生长激素的作用。可调节母体与胎儿的糖、脂肪和蛋白质代谢，促进胎儿生长。

二、分娩

妊娠满28周（196日）及以上，胎儿及其附属物从临产开始到完全娩出的过程称为分娩（parturition）。自然分娩的机制极其复杂。自然分娩的主要动力来源于子宫的节律性收缩，其过程可分为三期，也称为三个产程。第一产程又称宫颈扩张期，是指从临产开始到宫口完全扩张为止，此阶段初产妇可长达11～12 h，经产妇需要6～8 h。第二产程又称胎儿娩出期，是指从宫口完全扩张到胎儿娩出的过程，初产妇需1～2 h，经产妇可于数分钟内完成。第三产程又称胎盘娩出期，是指从胎儿娩出后到胎盘胎膜娩出的过程，需5～15 min，不应超过30 min。目前已知分娩是一个正反馈过程。但分娩发动的原因及确切机制尚不清楚。

（杨雅迪）

直通护考在线答题

实 训 部 分

实验一　反射弧分析

【实验目的】

分析反射弧的组成部分并探讨各部分的作用。

【实验原理】

在中枢神经系统的参与下,机体对体内、外刺激可产生相应的反应过程称为反射。反射活动的结构基础是反射弧。反射弧包括感受器、传入神经、反射中枢、传出神经和效应器五个部分。要引起反射,首先必须有完整的反射弧。反射弧的任何一个部分有缺损,都会使反射不能实现。

【实验对象】

蟾蜍。

【实验器材和用品】

蛙手术器械、探针、铁架台、双凹夹、肌夹、烧杯、培养皿、棉花、纱布、棉线、滤纸片、1‰硫酸溶液。

【实验步骤】

(1)用探针从蟾蜍枕骨大孔刺入颅腔,捣毁脑组织,但不破坏脊髓。

(2)用蛙足钉将蟾蜍俯卧位固定在蛙板上,背侧剪开右大腿皮肤,在股二头肌和半膜肌间分离坐骨神经,并穿两根棉线备用。

(3)用肌夹夹住蟾蜍的下颌(避免夹到舌根部位),悬挂在铁架台上(实验图 1-1)。

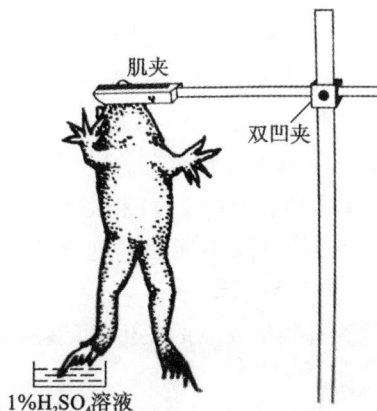

实验图 1-1　反射弧分析实验装置

【观察项目】

(1)用培养皿盛 1‰ 硫酸溶液,将蟾蜍左后肢的中趾(最长的脚趾)趾端浸于硫酸溶液中,观察其反应。然后立即用装有清水的烧杯洗净脚趾上的残余硫酸,并用纱布轻轻揩干。

（2）在左后肢踝关节上方，将皮肤做一环形切口，剥去切口以下皮肤（趾尖皮肤应除净），重复前项实验。

（3）用上述方法以硫酸溶液刺激右后肢的中趾趾端，观察有无反应。然后，将该侧坐骨神经做双结扎，在两结扎线中间将神经剪断。再以硫酸溶液刺激右后肢的中趾趾端，观察其反应。

（4）将浸有1％硫酸溶液的滤纸片贴于蟾蜍的腹部观察有无反应。

（5）用探针破坏脊髓，将浸有1％硫酸溶液的滤纸片再贴于蟾蜍的腹部观察有无反应。

【注意事项】

（1）每次硫酸刺激后，均应迅速用清水洗去蟾蜍趾端或皮肤上的硫酸，洗后应擦干蟾蜍趾端的水渍，以免皮肤受伤。

（2）夹住蟾蜍下颌时应避免夹在舌根部位，以免蟾蜍四肢过度挣扎。

【思考题】

比较反应和反射这两个概念的联系和区别。

实验二 ABO血型鉴定

【实验目的】

(1)学习鉴定ABO血型的基本方法。

(2)观察红细胞的凝集现象。

【实验原理】

$$A抗原＋抗A血清→红细胞凝集$$
$$B抗原＋抗B血清→红细胞凝集$$

根据这一原理，用已知的标准血清抗A与抗B检测未知的抗原。

【实验准备】

标准血清(抗A、抗B)、一次性采血针、双凹玻片、消毒牙签、75％酒精、消毒棉球。

【实验学时】

2学时。

【实验方法及结果】

1.方法

(1)取干净双凹玻片一张，用玻璃蜡笔在玻片两端分别标明A、B字样。

(2)在玻片A、B两端分别滴加标准抗A和抗B血清各一滴，注意切不可混淆。

(3)用75％酒精棉球消毒受试者左手无名指指腹，用采血针刺破消毒处皮肤，待血液自然流出。用牙签两端各沾一小滴血，分别和抗A、抗B标准血清混匀。

(4)放置10～15 min后肉眼观察有无凝集反应。如果发生凝集反应，可见红细胞集聚成大小不等的团块，其余液体无色透明。摇动玻片或搅拌均不能使细胞分散。如果无凝集反应，则液体呈均匀粉红色。

2.结果 根据双侧标准血清内是否有凝集反应的发生，可鉴别受试者的血型(实验图2-1)。

【实验评价】

(1)若玻片上红细胞在含抗A、抗B标准血清中都不发生凝集，说明红细胞上A、B两种凝集原都没有，则血型为O型。

(2)若玻片上红细胞在含抗B标准血清中不凝集，抗A标准血清中发生凝集，说明红细胞上有A抗原，则血型为A型。

(3)若玻片上红细胞在含抗A标准血清中不凝集，抗B标准血清中发生凝集，说明红细胞上有B抗

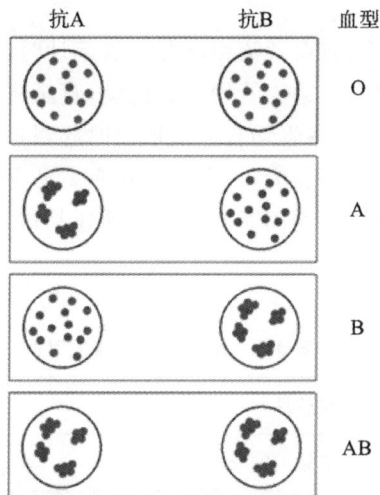

实验图 2-1　ABO 血型检查结果判断

原,则血型为 B 型。

(4)若玻片上红细胞在含抗 A、抗 B 两种标准血清中都发生凝集,说明红细胞上 A、B 两种抗原都有,则血型为 AB 型。

【注意事项】

(1)采血针及皮肤必须严格消毒。

(2)用牙签两端取血分别与抗 A 标准血清和抗 B 标准血清混合时,严防两种血清混合。

(3)标准血清必须置于 2~8 ℃温度下保存,使用时不能超过有效期。

(4)注意区别凝集现象,肉眼分辨不清时使用低倍显微镜进行辨别。

实验三　影响血液凝固的因素

【实验目的】

了解血液凝固的基本过程及加速或延缓血液凝固的一些因素。学习一种测定血液凝固时间的方法。

【实验对象】

家兔。

【实验器材】

兔手术台、手术器械、玻璃分针、气管插管、动脉插管、动脉夹、缝线、5 mL 小试管及试管架、40 ℃水浴箱、10 ℃水浴箱。脑组织浸出液 5 mL、细玻璃粉少许、竹签、0.1%肝素溶液、1%草酸钾溶液。

【实验步骤】

(1)用 20%氨基甲酸乙酯按每千克体重 1 g 的剂量从耳缘静脉缓慢注入以麻醉家兔。将家兔背位固定在手术台上,打开手术台底面保温灯。剪去颈部手术野的毛以便手术。

在颈部沿正中线切开皮肤 5~7 cm,分离皮下组织,暴露胸舌骨肌,用止血钳于正中线分开肌肉,即可暴露出气管,再将气管上方的肌肉拉开,可见气管两侧与气管平行的左、右颈总动脉。将一侧动脉分离,穿线备用。

(2)取 8 个试管(5 mL)按实验表 3-1 顺序标号,放置在试管架上,并准备好各试管中所要求的不同条件和药品。结扎一侧颈总动脉头端,用动脉夹距离结扎约 1.5 cm 处夹闭颈总动脉,做颈总动脉插管。

(3)打开兔颈总动脉夹,兔动脉血很快由动脉插管流出,弃去第一份 1 mL 的血后,向每个试管注入

1 mL 兔血。

各试管血液凝固的记录方法如下:自血液流出动脉插管起计时,将装血的试管分别用拇指堵住管口倒转一次,使试管内容物与血液相混合。第 4 管用竹签搅动,直至将纤维蛋白缠绕在竹签上为止。该管去纤维蛋白的血将不会发生凝固。其他各管均自血液取出时起,每半分钟将试管倾斜一次,观察血液是否流动,直至管中血液不再流动(即已凝固)为止,并记录时间。以第 1 管血液的凝固时间为对照,其他各管凝固所需的时间与之相比,判断血液凝固时间是被加速还是被延缓。

【观察项目】

影响血液凝固的因素。

实验表 3-1　各试管血液凝固时间

试管号	实验条件	血液凝固时间/min
1	室温	
2	脑组织浸出液 0.1 mL	
3	细玻璃粉少许	
4	用竹签搅拌	
5	加温(置于 40 ℃水浴)	
6	降温(置于 10 ℃水浴)	
7	加入 0.1%肝素溶液 0.1 mL	
8	加入 1%草酸钾溶液 0.1 mL	

【注意事项】

(1)拿试管时用拇指、示指捏住试管上端,不要握住试管的底部,以免手的温度影响结果。

(2)实验前做好分工,严格控制各试管的条件。

实验四　人体动脉血压的测定

【实验目的】

理解动脉血压的间接测定原理,掌握人体动脉血压的测定方法、正常值及生理波动,并测定人体肱动脉的收缩压和舒张压。

【实验原理】

在每个心动周期中,随着心脏的收缩与舒张,动脉血压也出现周期性的高低变化。而这种血压变化可用血压计和听诊器间接测出其最高值和最低值,测量部位通常为肱动脉,这是最常用的方法(袖带法),它是使用血压计的袖带在动脉外加压,根据血管音的变化来测量动脉血压的。通常血液在血管内顺畅流动时并没有声音。但是如给血管施加压力,使血管变窄形成血液涡流,则可发出声音(血管音)。用袖带在上臂给肱动脉加压,当外加压力超过动脉的收缩压时,动脉血流完全被阻断,此时用听诊器在肱动脉处听不到任何声音,也触不到桡动脉的搏动。如慢慢降低袖带内压,当外加压力稍低于动脉内的收缩压而高于舒张压,则当心脏收缩时就有血流通过动脉而在舒张时则无血流通过,这样血液断续地通过受压的血管狭窄处,便形成涡流而发出声音,也可触到桡动脉的搏动。如果继续降压,使袖带内压等于或小于舒张压,则血管内血流由断续变为连续,血管音突然由强变弱或消失。因此,刚能听到声音时的袖带内压相当于收缩压;而声音突变或消失时的袖带内压则相当于舒张压。

【实验器材】

听诊器、血压计。

【实验对象】

人。

【实验方法和步骤】

1. 熟悉血压计的结构　血压计由检压计、袖带和打气球三个部分组成。检压计是一个标有 mmHg 或 kPa 刻度的玻璃管,上端通大气,下端和水银储槽相通。袖带是一个外包布套的长方形橡皮囊,借橡皮管分别和检压计的水银槽及打气球相通。打气球是一个带有螺丝帽的球状橡皮囊,供充气和放气用。

2. 测量动脉血压的方法

(1)受试者脱去一侧衣袖,静坐桌旁 5 min 以上。

(2)松开打气球上的螺丝帽,将袖带内的残余空气完全排出,然后再将螺丝帽旋紧。

(3)让受试者前臂平放于桌上,掌心向上,使前臂高度与心脏位置在同一水平,将袖带缠于该侧上臂,松紧适度,袖带下缘应在肘弯横纹上 2～3 cm 处。

(4)检查者戴好听诊器(耳器弯曲方向与外耳道一致),在肘窝内侧触及肱动脉脉搏所在,将听诊器胸件置于其上。

3. 观察项目

(1)测量收缩压:右手持打气球,向袖带内打气加压,使血压表上水银柱逐渐上升到听诊器内听不到脉搏音为止,继续打气使水银柱再上升 20～30 mmHg(2.6～4.0 kPa),随即松开打气球螺丝帽,徐徐放气,以降低袖带内压,在水银柱缓慢下降的同时仔细听诊,在开始听到第一声"崩"样的动脉音时,此时检压计上所示水银柱刻度即代表收缩压。

(2)测量舒张压:使袖带继续缓慢放气减压,这时声音有一系列变化,先由低而高,再由高突然变低,最后则完全消失。在声音由强变弱的这一瞬间,检压计上所示水银柱刻度即代表舒张压,亦可以声音突然消失时检压计所示水银柱刻度加上 5～10 mmHg(0.67～1.3 kPa)计算。

(3)血压记录法:血压的记录方法常用收缩压/舒张压 mmHg(或 kPa)表示(1 mmHg＝0.133 kPa)。如收缩压为 120 mmHg(16 kPa),舒张压为 76 mmHg(10.1 kPa)时,则记为 120/76 mmHg(或 16/10.1 kPa)。

(4)触诊法:按触桡动脉脉搏来测定肱动脉的收缩压。操作与听诊法基本相同,所不同之处在于以手指先按触桡动脉脉搏,再用打气球打气使袖带充气,压迫肱动脉,直至桡动脉脉搏消失为止,再缓慢放气至开始出现脉搏时检压计上所示的刻度即代表收缩压。按触桡动脉脉搏测得的收缩压值比听诊法稍低,且此法仅能测出收缩压,不能测出舒张压。

【注意事项】

(1)保持室内安静,以利听取声音。受试者尽量安静放松。

(2)受试者右心房、上臂、血压计的零点必须与心脏保持同一水平。听诊器胸件放在肱动脉搏动位置上面不能压得太重,更不能压在袖带底下测量。袖带缠缚应松紧适宜。

(3)发现血压超出正常范围时,应让受试者休息 10 min 后复测。

【思考题】

(1)测量动脉血压的原理是什么?

(2)试述人体动脉血压的组成、正常值和生理波动范围。

(3)动脉血压是如何形成的? 影响因素有哪些?

实验五　人体心音的听诊

【实验目的】

学习心音听诊的方法,识别第一心音与第二心音。

【实验原理】

心音是由心脏瓣膜关闭和心肌收缩引起的振动所产生的声音。用听诊器在胸壁前听诊,在每一心动周期内可以听到两个心音。第一心音:音调较低(音频为 25~40 次/秒)而历时较长(0.12 s),声音较响,是由房室瓣关闭和心室肌收缩振动所产生的。由于房室瓣的关闭与心室肌收缩开始几乎同时发生,因此第一心音是心室肌收缩的标志,其响度和性质变化,常可反映心室肌收缩强、弱和房室瓣膜的机能状态。第二心音:音调较高(音频为 50 次/秒)而历时较短(0.08 s),较清脆,主要是由半月瓣关闭产生振动造成的。由于半月瓣关闭与心室舒张开始几乎同时发生。因此第二心音是心室舒张的标志,其响度常可反映动脉压的高低。

【实验器材】

听诊器或心音放大器。

【实验对象】

人。

【方法与步骤】

(1)受试者安静端坐,胸部裸露。

(2)检查者带好听诊器,注意听诊器的耳具应与外耳道开口方向一致(向前)。以右手的示指、拇指和中指轻持听诊器胸件紧贴于受试者胸部皮肤上,按二尖瓣听诊区→三尖瓣听诊区→主动脉瓣听诊区→肺动脉瓣听诊区顺序听诊(实验图 5-1),仔细听取心音,注意区分两个心音。

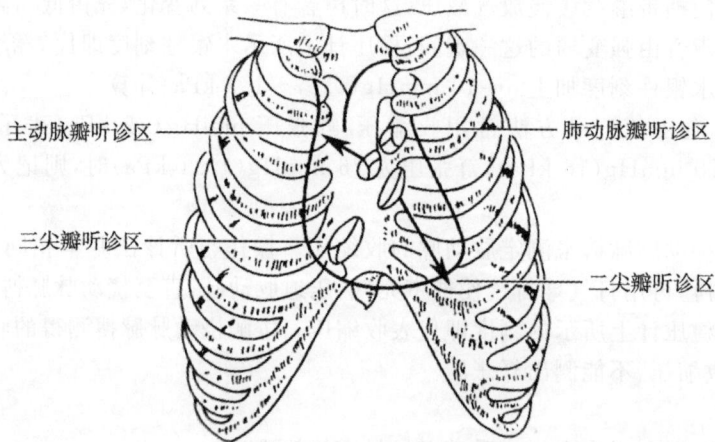

实验图 5-1　心音听诊部位

(3)如难以区分两个心音,可同时用手指触诊心尖搏动或颈动脉脉搏,此时出现的心音即为第一心音。然后再从心音音调高低、历时长短认真鉴别两个心音的不同,直至准确识别为止。

【注意事项】

(1)实验室内必须保持安静,以利听诊。

(2)听诊器耳具应与外耳道方向一致。橡皮管不得交叉、扭结,管切勿与他物摩擦,以免发生摩擦音影响听诊。

(3)如呼吸音影响听诊,可令受试者暂停呼吸片刻。

【思考题】

第一心音和第二心音是怎样形成的?它们有何临床意义?

实验六　肺功能的测定

【实验目的】

学会简单肺量计的使用及肺活量的测定方法。

【实验器材】

FJD-80 型单筒肺量计、75% 酒精棉球、一次性吹咀。

【实验步骤】

1.肺活量的测定(记录速度选择Ⅲ)　肺活量是指最大深吸气后,再做最大呼气时所呼出的气量。

(1)记录纸速选用Ⅲ(30 秒/格,0.83 mm/s)。

(2)立位,接好三通开关及吹咀,橡皮管与肺量计相连,肺量计外筒盛水,水量约为外筒容积的80%。调节描记笔到零位。

(3)受试者口对吹咀,夹好鼻夹,开启电源,待记录纸等速转动,令受试者做最大深吸气后,立即由吹咀向筒内做最大限度地呼气,此时所呼出的气量即为肺活量(记录纸上已描记下来,每横格=10 mL)。

(4)休息片刻后,重复步骤(3),做三次取最大值。正常成人肺活量的平均值:男性约为 3500 mL,女性约为 2500 mL,高水平运动员可达 7000 mL 之多。

2.时间肺活量的测定(记录速度选择Ⅰ)　在最大吸气之后,以最快速度进行最大呼气,记录一定时间内所能呼出的气量,称时间肺活量(即最大吸气后,立即迅速做最快的一口气呼出,直到不能再呼出为止)。

(1)记录纸速选择Ⅰ(1 秒/格,25 mm/s)。

(2)同肺活量的测定的步骤(2)。

(3)受试者口对吹咀,三通开关与大气相通,夹好鼻夹,使受试者习惯片刻,开启电源(暂不开记录开关),静息呼吸 3~4 次,待描记笔降至潮气量位置,令受试者做最大深吸气(在令受试者做最大呼气前,应立即启动记录开关),屏住气,待 1~2 s 后,立即令其迅速做最快的一口气呼出,直到不能再呼出,描图出现平段位置为止。

(4)休息片刻,重复一次,取最大值。

(5)计算:纸速Ⅰ(纸的纵线条:1 秒/格,25 mm/s。横线条:10 毫升/格)。时间肺活量的正常值,用呼出气量占肺活量的百分比表示(即各秒时间肺活量占总的时间肺活量百分比):时间肺活量=呼出气量/肺活量×100%。计算出各秒时间肺活量占总的时间肺活量百分比。正常成人最大呼气时,第 1 s、第 2 s 和第 3 s 呼出的气量分别占总肺活量的83%、96%和99%,在 3 s 内人体基本上可呼出全部肺活量的气量,其中第 1 s 的时间肺活量最有意义,其数值大小反映通气舒畅程度及肺的弹性回缩能力。

【注意事项】

(1)每次使用肺量计前,应预先检查仪器是否完好。

(2)肺量计中的水装得不能太少或太多。

【思考题】

(1)测定肺活量和时间肺活量各有何意义?

(2)结果分析:被测者姓名 _____,性别 _____,年龄 _____,肺活量（mL）_____,潮气量（mL）_____,补吸气量（mL）_____,补呼气量（mL）_____。

实验七　蛙心搏动观察及心搏起源分析

【实验目的】

利用结扎的方法来观察蛙心起搏点和蛙心不同部位的自律性高低。

【实验原理】

两栖类动物的心脏起搏点是静脉窦。用丝线结扎，就是用机械的方法阻断兴奋向下传导，以验证正常起搏点的部位、兴奋传导并比较不同部位自律性的高低。

【实验用品】

蛙、蛙解剖器械、蛙心夹、滴管、丝线及任氏液等。

【实验方法】

（1）取蛙一只，用探针破坏脑和脊髓后，将蛙仰卧位固定在蛙板上。用剪刀将胸骨表面皮肤剪除，并沿中线剪开胸骨，可见心脏在心包中跳动。剪开心包暴露出心脏。

（2）参照实验图 7-1，识别静脉窦、心房和心室。观察它们的跳动顺序和跳动频率。

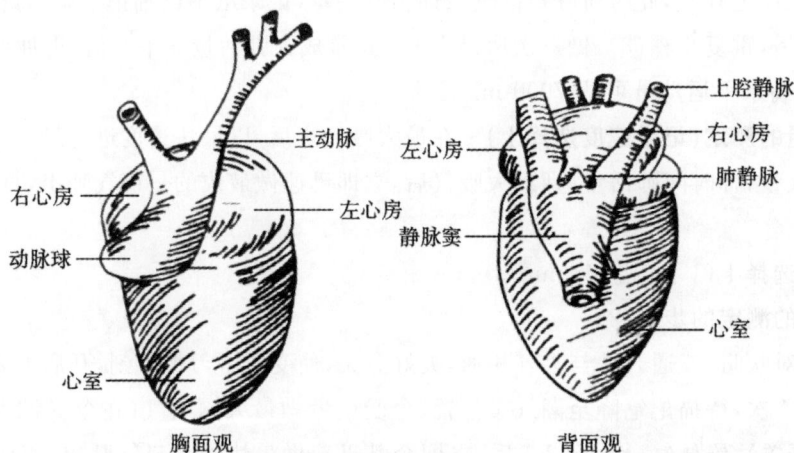

实验图 7-1　蛙心解剖图

（3）用细镊子在主动脉干下穿一线备用。用玻璃针穿过主动脉干下面，将心尖翻向头端，暴露心脏背面，在静脉窦和心房交界的半月形白线（窦房沟）处用线进行结扎，以阻断静脉窦和心房之间的传导。观察静脉窦是否在继续跳动，心房和心室的跳动是否停止。

（4）待心房、心室恢复跳动后，分别计数单位时间内静脉窦和心房、心室的跳动次数，观察两者是否一致。

（5）在心脏的背面沿着房室沟放一条丝线，再在心脏的前面沿房室沟进行结扎，以阻断心房和心室之间的传导。

（6）待心房、心室分别恢复跳动后，观察心房和心室两者的跳动频率是否一致。

【注意事项】

（1）破坏蛙脑和脊髓等时，要注意止血，防止出血过多。

（2）剪心包时要小心，不要剪破心脏。

（3）翻看静脉窦，用蛙心夹夹心尖部（在心室收缩时夹），注意不要夹破心脏。

（4）认清窦房沟后进行结扎。

（5）辨认清楚房室沟后再进行结扎。

实验八　影响兔尿生成的因素

【实验目的】

学习用急性实验方法观察影响尿生成的一些因素。

【实验对象】

家兔。

【实验器材】

兔手术台,手术器械,动脉插管,气管插管,动脉夹,水银检压计,膀胱插管,25％氨基甲酸乙酯,肝素(1000 U/mL),20％葡萄糖,生理盐水,垂体后叶素,保护电极,刺激器,注射器,计时器,记滴装置,速尿(呋塞米),记纹鼓或二道生理记录仪。

【实验过程】

1. 准备工作

(1)麻醉动物:用25％氨基甲酸乙酯按每公斤体重1 g的剂量,由耳缘静脉缓慢注入以麻醉动物。皮下注射生理盐水约50 mL。

(2)颈部手术:将兔背位固定在手术台上,按实验三的方法分离左侧颈总动脉、右侧颈部迷走神经,分别套双线。结扎迷走神经,在结扎线头端剪断迷走神经。做左侧颈总动脉插管,并与水银检压计或通过血压换能器与二道生理记录仪相连接。

(3)腹部手术:自耻骨联合前做一长为2～4 cm的皮肤切口,切开肌层即可见膀胱。用止血钳将膀胱轻轻拉出创口外。在膀胱外壁两侧可见输尿管及其入口。在输尿管入口的下方约1.5 cm处剪破膀胱前壁,插入膀胱插管。用粗线结扎切口并固定膀胱插管。向膀胱插管内注入一定量生理盐水,以免膀胱壁紧贴插管内口阻止尿液流出。用橡皮管连接膀胱插管到记滴装置。

(4)安装描记装置:按时间、尿滴、血压、刺激记号的顺序由上至下安装好各描记笔,并使各描记笔在记纹鼓或二道生理记录仪的同一垂直线上。

2. 实验观察项目

(1)开动慢鼓,先观察一段正常情况下尿液的滴数和血压水平。

(2)由静脉缓慢注射38 ℃生理盐水15～20 mL,观察尿量的改变。

(3)刺激迷走神经外周端。此项实验最好能使血压的改变维持15～20 s。

(4)静脉注射38 ℃ 20％的葡萄糖溶液5 mL。

(5)静脉注射垂体后叶素3 U(0.3 mL)。

(6)静脉注射速尿10 mg(1 mL)。

【注意事项】

(1)每项实验之前,均应有对照实验,待尿滴稳定后再开始刺激或注射药物。

(2)本实验需多次静脉注射,故进行静脉注射时应保护耳缘静脉,应先从耳端的边缘静脉部位开始注射,或采用固定静脉插管进行注射。

【实验报告要求】

(1)用表格(实验表8-1)记录各项实验结果。

(2)对各项结果进行简要讨论。

实验表 8-1　实验结果

实验项目	血压/kPa	尿量/(滴/分)
正常对照		

实验项目	血压/kPa	尿量/(滴/分)
静脉注射生理盐水(20 mL)		
刺激迷走神经外周端		
静脉注射 20%葡萄糖溶液(5 mL)		
静脉注射垂体后叶素(3 U)		
静脉注射速尿(10 mg)		

实验九 感官生理

一、视调节反射和瞳孔对光反射

【实验目的】

观察视调节反射和瞳孔对光反射现象,学会瞳孔对光反射和近反射的检查方法。

【基本原理】

双眼视物,物体和眼球距离变化时,晶状体的曲率、瞳孔的直径和两眼视轴的交角,通过眼调节反射发生相应变化,以保证物体在双眼视网膜相对称的位置上清晰成像。当光线强度发生变化时,通过瞳孔对光反射亦使瞳孔直径发生相应变化,从而控制进入眼球光线的量,保证物像亮度适宜。

【实验用品】

人、手电筒。

【实验准备】

布置一暗室,实验最好在暗室中进行。

【实验步骤】

1. 瞳孔对光反射

(1)受检者坐在较暗处,检查者先观察受检者两眼瞳孔的大小,后用手电筒照射受检者一眼,立即可见受照眼瞳孔缩小(直接对光反射);停止照射,瞳孔恢复原状。

(2)用手沿鼻梁将两眼视野分开,再用手电筒照射一侧眼睛,可见另一眼瞳孔也缩小,此称间接对光反射,又称互感性对光反射。

2. 近调节反射 受检者注视正前方5 m外某一物体(但不要注视灯光),检查者观察其瞳孔大小。告诉受检者,当物体移近时必须目不转睛地注视物体。然后将物体迅速地移向受检者眼前,观察其瞳孔有何变化,并注意两眼球会聚现象。

正常成人瞳孔直径为 2.5~4.0 mm(可变动于 1.5~8.0 mm)。

【注意事项】

做视调节反射,当目标由远移近时,受视者眼睛必须始终注视目标。

二、视力的测定

【实验目的】

学习视力测定的方法,理解视力测定的原理。

【基本原理】

视力即视敏度,指眼分辨物体微细结构的最大能力。通常以能辨别两点之间的最小距离来衡量。

国际上规定能够分辨离眼球 5 m 远处相距 1.5 mm 两点的视力为 1.0,作为正常视力的标准。此时来自这两点的光线进入眼球所形成的视角为 1/60 度(一分角),在视网膜上两点物像之间正好隔一个视锥细胞。

【实验用品】

人、远视力表、指示棒、米尺。

【实验准备】

(1)将视力表挂在光线充足、照明均匀的墙上,使表上的第 10 行符号与受试者眼睛处于同一水平高度。

(2)在距视力表 5 m 处画一横线,受试者面对视力表,站在横线处。

【实验步骤】

(1)遮住受试者一只眼,测试另一只眼。检查者用指示棒从上往下逐行指示表上符号,每指一符号,令受试者说出表上"E"或"C"缺口的方向,直至不能辨认为止。受试者能分辨的最后一行符号的表旁数值,代表受试者的视力。

(2)用同法检查另一只眼的视力。

三、色盲检查

【实验目的】

学会检查色盲的方法。

【实验原理】

色盲是由视网膜中缺乏某种视锥细胞引起,可分为全色盲和部分色盲。全色盲只能辨别物体的明暗,临床上极少见。部分色盲中的蓝色盲也罕见,红绿色盲较常见。患者可用色盲检查图查出。

【实验用品】

人、色盲检查图。

【实验步骤】

(1)色盲检查图种类多,在使用前,应详细阅读说明书。

(2)在充足均匀的自然光线下,检查者逐页翻开检查图,让受检者尽快回答所见的数字或图形,注意回答正确与否,时间是否超过 30 s。倘若有误,应按色盲检查图的说明进行判定。

四、视野测定

【实验目的】

学习利用视野计测定视野的方法,测定正常人的白、红、黄、绿各色视野。

【实验原理】

单眼固定地注视前方一点时,该眼所能看到的范围,称为视野。由于受面部结构和各类感光细胞在视网膜中的分布情况的影响,在同一光照条件下,正常人的鼻侧视野和上方视野较小,颞侧与下方视野较大。各种颜色的视野也不一致,白色视野最大,黄色、蓝色次之,红色再次之,绿色视野最小。

【实验器材】

视野计,各色(白、红、黄、绿)视标,视野图纸,彩色铅笔。

【实验对象】

人。

【实验方法和步骤】

1.熟悉视野计的构造　视野计是一个安装在支架上的半圆形的金属弧,可绕水平轴做 360°旋转。在弧上标有角度(即半圆弧形各点与圆心连线同半圆弧中心点与圆心连线的夹角),半圆弧中心的后部有标志半圆弧旋转角度的指针和分度盘,在半圆弧的对面支架上设有下颌托,圆心处有眼眶托。

2.测试准备　将视野计放在光线充足的桌台上,受试者背光而坐,把下颌放在托颌架上,眼眶下缘靠在眼眶托上。调整下颌托高度,使眼的位置处于圆心,并恰好与弧架的中心点位于同一水平面上。单眼凝视圆弧中心的小镜,另一眼遮住,光线从受试者后上方均匀射到视野计。

3. 测试步骤

(1)先将弧架摆在水平位置,用手或遮眼板遮住一眼,而另一眼注视弧架的中心点。检查者持白色视标,沿弧架内面从外周边向中央慢慢移动,随时询问受检者是否看见了白色视标。当回答看到时记下度数;再将白色视标从中央向外周边移动,当看不到时再记下度数。计算两次度数的平均值,并在视野图纸相应的方位和度数上点出。用同法,测对侧白色视标视野界限,记在视野图纸相应点上。

(2)将弧架转动45°,重复上述操作,共4次,得出8个点。将视野图纸上的这8个点依次连接起来,就得出大致的白色视野图。

(3)按同法,测出红、绿、蓝各色视野,并用色笔绘出轮廓。

(4)依同法,测定另一眼的视野。

【注意事项】

(1)熟悉视野计的构造和使用,学会测定视野的方法。

(2)检查时一般不戴眼镜,否则会因镜框的遮挡而影响视野。

(3)测定时头位要正,且被测者眼睛始终凝视弧中心的小镜,否则不能准确测定。

(4)测定一种颜色的视野后,应休息5 min后再继续测另一颜色的视野测定,以免因眼睛疲劳造成误差。

【思考题】

(1)何谓视野?

(2)正常人视野的特点。

五、声波的传导途径

【实验目的】

比较声波气传导和骨传导两条途径的听觉效果;学习临床上常用的鉴别神经性耳聋和传导性耳聋的检查方法。

【实验原理】

声波经过外耳道引起鼓膜振动,再经听骨链和前庭窗传入耳蜗,这是声音传导的主要途径,称为气传导。声波也可以直接引起颅骨的振动,再引起颞骨内的淋巴振动,这种传导称为骨传导。骨传导的效果远较气传导差,但当气传导明显受损时,骨传导则相对增强。

【实验用品】

人、音叉(频率为256次/秒或512次/秒)、棉球。

【实验步骤】

1. 比较同侧耳的气传导和骨传导(任内试验)

(1)受试者背对检查者而坐,检查者敲响音叉后,立即将音叉置于受试者一侧颞骨乳突处(骨传导)。当受试者表示听不见声音时,立即将音叉移至同侧的外耳道处(气传导),询问受试者能否听到声音。然后,先将敲响的音叉置于外耳道口处,当受试者听不见声音时,立即将音叉移至同侧乳突部,询问受试者能否听到声音。如气传导时间>骨传导时间,称为任内试验阳性。

(2)用棉球塞住受试者一侧耳孔(模拟气传导障碍),重复上述实验,如气传导时间≤骨传导时间,称为任内试验阴性。

2. 比较两耳骨传导(魏伯试验)

(1)将敲响的音叉柄置于受试者前额正中发际处,正常时两耳感受的声音强度应相同。

(2)用棉球塞住受试者一侧耳孔,重复上述试验,此时塞棉球一侧感受到的声音强度高于对侧。

【注意事项】

(1)室内必须保持安静,以免影响听觉效果。

(2)敲击音叉不可用力过猛,更不可在坚硬物体上敲击。

(3)音叉置于外耳道时,不要触及耳廓和头发,且应将音叉振动方向对准外耳道。

注:实验根据各学院情况选做。

（杨爱娟　吴春生）

Note

参考文献
REFERENCES

[1] 白波,高明灿.生理学[M].6 版.北京:人民卫生出版社,2009.

[2] 姚泰.生理学[M].2 版.北京:人民卫生出版社,2010.

[3] 彭波.生理学[M].北京:人民卫生出版社,2014.

[4] 刘玲爱.生理学[M].5 版.北京:人民卫生出版社,2006.

[5] 任传忠,朱崇先.生理学[M].北京:人民卫生出版社,2016.

[6] 朱大年,王庭槐.生理学[M].8 版.北京:人民卫生出版社,2013.

[7] 白波,王福青.生理学[M].7 版.北京:人民卫生出版社,2014.

[8] 徐芳,徐莉,艾力·肉孜.正常人体功能[M].武汉:华中科技大学出版社,2012.

[9] 王庭槐.生理学[M].9 版.北京:人民卫生出版社,2018.

[10] 朱文玉.人体解剖生理学[M].北京:北京大学医学出版社,2002.

[11] 朱大年.生理学[M].7 版.北京:人民卫生出版社,2008.

[12] 姚泰.生理学[M].9 版.北京:人民卫生出版社,2005.

[13] 刘英林.正常人体学基础[M].北京:人民卫生出版社,2001.

[14] 高明灿.人体解剖生理学基础[M].北京:人民卫生出版社,2003.

[15] 朱艳平,卢爱青.生理学基础[M].3 版.北京:人民卫生出版社,2015.

[16] 赵凤臣.人体结构与功能[M].上海:同济大学出版社,2007.

[17] 许红,叶绍贵.生理学[M].北京:中医古籍出版社,2007.

[18] 彭波,李茂松.生理学[M].2 版.北京:人民卫生出版社,2008.

[19] 郭争鸣.生理学[M].3 版.北京:人民卫生出版社,2014.

[20] 李红伟,王爱梅,韩玉霞.生理学[M].大连:大连理工大学出版社,2013.

[21] 王庭槐.生理学[M].3 版.北京:人民卫生出版社,2016.

[22] 杜友爱.生理学[M].3 版.北京:人民卫生出版社,2013.

[23] 高明灿.生理学[M].3 版.北京:科学出版社,2012.

[24] 白波.正常人体功能[M].2 版.北京:人民卫生出版社,2006.

[25] 胡崎.生理学[M].6 版.合肥:安徽科学技术出版社,2008.

[26] 李淑贞.生理学[M].北京:中国科学技术出版社,2014.

[27] 李文忠,蒋淑君,韩丽华.生理学[M].武汉:华中科技大学出版社,2014.

[28] 陈宝琅,倪月秋.生理学[M].北京:北京大学医学出版社,2013.

[29] 王光亮,孙玉锦,张敏.生理学[M].武汉:华中科技大学出版社,2012.